ANATOMIAS

ANATOMIAS

Uma história cultural do corpo humano

HUGH ALDERSEY-WILLIAMS

TRADUÇÃO DE
Waldéa Barcellos

2ª edição

EDITORA RECORD
RIO DE JANEIRO • SÃO PAULO

2018

CIP-BRASIL. CATALOGAÇÃO NA FONTE
SINDICATO NACIONAL DOS EDITORES DE LIVROS, RJ

A335a
2ª ed.
　　　Aldersey-Williams, Hugh
　　　Anatomias / Hugh Aldersey-Williams; tradução de Waldéa Barcellos.
　　　– 2. ed. – Rio de Janeiro: Record, 2018.
　　　il.

　　　Tradução de: Anatomies
　　　Inclui bibliografia e índice
　　　ISBN 978-85-01-10375-8

　　　1. Fisiologia humana. 2. Anatomia humana. 3. Anatomia.
　　　4. Fisiologia. I. Título.

15-22725
　　　　　　　　　　　　　　　　　　CDD: 612
　　　　　　　　　　　　　　　　　　CDU: 612

Título original em inglês:
ANATOMIES: THE HUMAN BODY, ITS PARTS, AND THE STORIES THEY TELL

Copyright® Hugh Aldersey-Williams, 2013

Todos os direitos reservados. Proibida a reprodução, armazenamento ou transmissão de partes deste livro através de quaisquer meios, sem prévia autorização por escrito.

Texto revisado segundo o novo Acordo Ortográfico da Língua Portuguesa.

Editoração eletrônica: FA Studio

Direitos exclusivos de publicação em língua portuguesa para o Brasil adquiridos pela
EDITORA RECORD LTDA.
Rua Argentina, 171 – 20921-380 – Rio de Janeiro, RJ – Tel.: (21) 2585-2000, que se reserva a propriedade literária desta tradução.

Impresso no Brasil

ISBN 978-85-01-10375-8

Seja um leitor preferencial Record.
Cadastre-se www.record.com.br e receba informações sobre nossos lançamentos e nossas promoções.

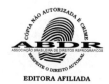

Atendimento direto ao leitor:
mdireto@record.com.br ou (21) 2585-2002.

Para Moira

SUMÁRIO

Agradecimentos   9

Introdução   13

Prólogo: A lição de anatomia   27

PRIMEIRA PARTE: O TODO
   Mapeando o território   45
   A carne   67
   Os ossos   81

SEGUNDA PARTE: AS PARTES
   Retalhando o território   101
   A cabeça   121
   O rosto   137
   O cérebro   155
   O coração   171
   O sangue   187
   A orelha   201
   O olho   215
   O estômago   229
   A mão   241
   O sexo   257
   O pé   273
   A pele   287

TERCEIRA PARTE: O FUTURO
   Expandindo o território   307

Epílogo: A volta ao lar   331

Referências e bibliografia selecionada   335

Índice   351

AGRADECIMENTOS

Nossas atitudes em relação ao corpo humano são tão confusas e conflituosas que, em muitas ocasiões durante a pesquisa para este livro, tive meu acesso barrado àquilo que eu achava que precisava ver e experimentar — barrado ostensivamente por regulamentos, mas na realidade por guardiões tímidos que não queriam ter o trabalho de expor suas riquezas ao olhar de alguém de fora. Sou, portanto, ainda mais grato àqueles poucos que se dispuseram, a despeito dessas restrições lamentáveis, a me conceder uma visão privilegiada do que de fato é nosso próprio mundo corpóreo. Acima de tudo, sou grato a Sarah Simblet da Ruskin School of Drawing and Fine Art, que me permitiu participar de suas aulas de desenho de anatomia, e a John Morris, catedrático de anatomia humana na Universidade de Oxford, em cujo departamento se realiza essa atividade singularmente informativa.

Ken Arnold encarregou-se de minha apresentação a Sarah, sem a qual este livro não teria tido por onde começar. Mais uma vez, tenho uma enorme dívida de gratidão para com ele e seus colegas na Wellcome Collection, James Peto, Lisa Jamieson, Rosie Tooby e Elayne Hodgson, por seu auxílio e *expertise*. Em 2009, eles fizeram a gentileza de me convidar para ser o curador de uma mostra intitulada "Identity: Eight Rooms, Nine Lives" [Identidade: Oito salas, nove vidas]. Tirei grande proveito de algumas das vidas que foram ali apresentadas. Sou imensamente grato a April Ashley, que nos permitiu naquele evento contar a história extraordinária de sua cirurgia de redesignação de gênero, que reconto resumidamente neste livro. Sou grato também a Ruth Garde, que mergulhou na literatura frenológica e lá encontrou muitos tesouros, a alguns dos quais também recorri; bem como aos vários neurocientistas cujas imagens de ressonância magnética funcional foram apresentadas naquela exposição. Uma pequena parte de meu capítulo que trata do cérebro foi adaptada de um ensaio que escrevi para o catálogo daquela mostra, *Identity and Identification* [Identidade e identificação] (Londres: Black Dog Publishing, 2009).

Este é o primeiro livro que escrevo sobre as ciências biológicas, e um dos principais prazeres a ele associados foi a descoberta da Wellcome Library. Ali recebi a orientação imaginativa de William Schupbach, Simon Chaplin, Ross Macfarlane, Christopher Hilton e Lesley Hall. Diana Wood, da biblioteca do Fitzwilliam Museum, e a equipe da Biblioteca da Universidade de Cambridge também me ajudaram.

Gostaria ainda de agradecer a Fay Bound Alberti, Sam Alberti e seus colaboradores Carina Phillips, Tony Lander e Martyn Cooke do Royal College of Surgeons, Santiago Alvarez, Vittorio e Enrica Norzi, Andrea Sella, Erik Spiekermann, Luba Vikhanski, Barbora Koláčková e Jana Vokacova, que responderam com entusiasmo a meu pedido por expressões idiomáticas ligadas ao corpo em outras línguas que não o inglês; a Derek Batty, Sarah-Jayne Blakemore, Barry Bogin, Serena Box, Vicki Bruce e Edwin Buijsen da Mauritshuis, Deborah Bull e Molly Rosenberg da Royal Opera House, Chris Burgoyne, Gemma Calvert, Emily Campbell, Emma Chambers, Alex Clarke, Jody Cundy, Chris Furber e Iga Kowalska-Owen da equipe britânica para-olímpica de ciclismo; Andrew Douds, Alan Eaton, William Edwards do Gordon Museum; Pascal Ennaert do Museu Groeninge; Mattie Faint, Chris Frith, David Gault, Roderick Gordon, Michael John Gorman e Brigid Lanigan da Science Gallery, Dublin; Daniel Green, Gary Green e Sam Johnson do York Neuroimaging Centre; Aubrey de Grey, Annabel Huxley, Karen Ingham, Jim Kennedy, Tobie Kerridge, Vivienne Lo, Natasha McEnroe, James Neuberger, Helen O'Connell, Deborah Padfield, James Partridge, David Perrett, Wolfgang Pirsig,

AGRADECIMENTOS

Emma Redding e seus colaboradores Mary Ann Hushlak, Sarah Chin e Luke Pell do Laban Centre; Keith Roberts, Laura Bowater, Hope Gangata e David Heylings da Universidade de East Anglia; Nichola Rumsey, Volker Scheid, Don Shelton, Jim Smith, Charles Spence, Lindsay e Justin Stead, Viren Swami, Julian Vincent, Crawford White, Fiona Wollocombe, Duncan X e Blue da Into You.

Tenho o prazer de agradecer a meu agente Antony Topping, meu editor Will Hammond, meu revisor David Watson e a minha mulher Moira e meu filho Sam, que mais uma vez me apoiaram enquanto eu lutava para aprender alguma coisa sobre um tópico sobre o qual, como a maioria de nós, eu sabia e ainda sei tão pouco.

Hugh Aldersey-Williams
Norfolk, julho de 2012

Estes pequenos membros,
Estes olhos e mãos que aqui encontro,
Estas bochechas rosadas com que começo minha vida;
Onde estivestes? Por trás
De que cortina ficastes tanto tempo escondidos de mim?
Onde estava, naquele caos, minha língua recém-criada?

De "A saudação", Thomas Traherne, 1637-74

INTRODUÇÃO

Chega um momento na vida em que você percebe que provavelmente, afinal de contas, não será a primeira pessoa a viver para sempre.

Essa conscientização é normal, ou pelo menos suponho que seja, mas é totalmente contrária à nossa expectativa de direito adquirido. Ela é um choque.

Sejamos francos. Sua mente não tem problema nenhum com a ideia de viver para sempre. O que há de errado em simplesmente continuar como está agora? Ela não vê motivo para parar. Não. Seu corpo é que é o problema. Ele começa a não funcionar tão bem. E começa a se queixar, enviando-lhe mensagens cada vez mais frequentes, mensagens carentes, irritantes: "E eu? Ninguém está me ouvindo? Pare com isso, está me machucando." Ou: "Quero ir ao banheiro." "Como assim, agora?", responde a mente, sonolenta. "São três da manhã." "É, agora."

Na escola, fui obrigado a parar de estudar biologia aos 13 anos de idade, muito embora estivesse começando a me inclinar para o lado das ciências. Uma aula de quinze em quinze dias passou a ser absolutamente nenhuma aula. Agora me parece espantoso que se permita que uma coisa dessas aconteça, não só porque já naquela época estava claro que a biologia era a especialidade científica que oferecia o maior espaço para descobertas, mas também porque cada um de nós é o proprietário-operador de seu próprio corpo humano, e esse sem dúvida teria sido o período certo para aprender alguma coisa a respeito dele. Em vez disso, fui deixado no comando de um complexo organismo biológico sobre o qual não sabia quase nada, e, no entanto, se tivesse sorte, eu o habitaria e lhe daria instruções por mais uns setenta anos.

Uma consequência dessa omissão na educação e de minha própria preguiça intelectual é que não tenho uma resposta para o problema do banheiro às três da manhã. Não faço ideia de como minha bexiga funciona, nem da razão pela qual ela agora parece funcionar de um jeito diferente daquele de quando eu era mais novo. E é muito provável que você também não saiba nada a respeito.

Tenho só uma vaga imagem de algum tipo de balão impermeável que se enche e se esvazia, localizado em algum lugar no meu abdome. Para uma informação mais precisa, descubro que vai ser necessário consultar um livro didático escolar. O livro é como uma laje de calçamento e cheio de desenhos coloridos, mas sem qualidade artística. Procuro "bexiga" no índice. Ela não está lá. Vejo que vou ser forçado a traduzir minha indagação simples para um jargão estranho. Penso um pouco no assunto e vou para a letra U, onde descubro um item que diz "urinário, sistema".

Aprendo que a bexiga é uma bolsa elástica composta de finas camadas de músculos. Ela é forrada internamente com muco, que a torna impermeável. Quando cheia, ela se distende até o tamanho e o formato de um abacate grande e contém cerca de meio litro de urina (ou um litro, segundo outro livro didático, praticamente o dobro). Uma imagem de raios X que ilustra o texto, identificada como um pielograma, como se eu devesse conhecer o significado da palavra, mostra a disposição do sistema urinário no corpo, realçado por um contraste que foi injetado no paciente humano. Vejo um reservatório bojudo aninhado entre os ossos da pelve junto da base da coluna. Dele saem as duas linhas finas dos ureteres, que abraçam a coluna em sua subida rumo aos rins, onde cada um se ramifica em dois, depois em cinco e então em muitos outros tubos mais finos que terminam nas profundezas de cada rim, em algum ponto mais ou menos à altura da última costela da caixa torácica. A imagem é bastante bonita, como dois íris de hastes longas num vaso feito de uma lâmpada.

INTRODUÇÃO 15

Os ureteres são tubos musculares que fazem descer até a bexiga a urina produzida pelos rins. Quando a bexiga atinge sua capacidade, receptores de estiramento na parede muscular são acionados, enviando sinais para seu cérebro, que o levam a concluir que você deve se levantar para urinar.

Só que não é exatamente assim. Na realidade, o sistema é mais inteligente. A bexiga envia seus primeiros sinais simplesmente para testar seu estado de alerta. Nessa ocasião, o cérebro reage à notícia enviando uma mensagem de volta à bexiga que faz com que seus músculos se contraiam um pouco, aumentando a pressão sobre o líquido no interior. O objetivo é avaliar se outro conjunto de músculos, os que permitem que a bexiga se esgote quando estão em posição relaxada, vai aguentar mais um pouco. O cérebro está procurando ganhar tempo, perguntando de fato à bexiga: "Está falando sério?" Quando a bexiga manda de volta sinais de que tinha sido só um blefe, seu cérebro responde com uma instrução para que os músculos da parede da bexiga voltem a relaxar e permitam que mais urina se acumule. Tudo isso acontece enquanto você dorme e o poupa de ser acordado até que de fato seja necessário. É como o botão "soneca" no despertador.

Os livros didáticos passam por cima da deterioração desse sistema admirável a partir da meia-idade. Procuro raciocinar. Pode ser que sua bexiga se contraia, o que acarreta a necessidade de ser esvaziada com maior frequência. Ou talvez ela se expanda, acionando mais cedo os receptores de estiramento. Talvez os receptores de estiramento em si fiquem mais sensíveis. Talvez o telégrafo neural entre seu cérebro e sua bexiga fique um pouco amalucado e comece a mandar mensagens incorretas. Talvez seu cérebro em envelhecimento apenas entre em pânico e ache que é melhor prevenir do que remediar. São tantas as possibilidades. Submeto minhas teorias a um amigo que trabalha como consultor hospitalar. "Eu mesmo venho tentando descobrir isso", ele me diz depois de um tempo, mas o processo o deixou tão às escuras quanto a mim. Finalmente, ele passa minhas perguntas a um colega urologista. Então fico sabendo que, na verdade, produzimos mais urina durante o sono à medida que envelhecemos. É uma verdade inconveniente, no mínimo.

Parece absurdo que encontrar uma explicação para essa função corporal corriqueiríssima tenha exigido consulta a um especialista. Mas eu tenho outras perguntas esquisitas. A bexiga é apenas uma "bolsa" ou é algo mais que isso? Será que ela é um órgão? O que caracteriza um órgão? Onde os órgãos começam e terminam? Estudantes de medicina costumam comprar um esqueleto de plástico e um modelo de plástico do corpo humano, no qual órgãos pintados de cores vivas se encaixam perfeitamente no lugar ao lado uns dos outros. É de fato assim que o corpo é? Ou será que os órgãos não são invenções culturais, devendo ser encarados não como repositórios para várias ideias que formamos acerca da vida mas como entidades isoladas na realidade biológica? Será que sequer faz sentido falar do corpo em partes? Para quem isso faz sentido? E, se for esse o caso, o corpo humano é meramente a soma de suas partes ou é algo mais? Pois Aristóteles estava mesmo pensando no corpo humano quando cunhou essa frase agora tão batida — "mais do que a soma de suas partes" — em sua *Metafísica*. E, se o corpo humano *é* mais do que a soma de suas partes, então, em que consiste esse "mais"?

Anatomias é minha tentativa de compensar a instrução que me faltou em biologia humana e descobrir respostas para essas perguntas. Como ocorre com a maioria de nós, é vergonhosa minha carência de conhecimentos sobre como meu corpo realmente funciona, e às vezes não funciona. Os que de fato sabem — nossos médicos — parecem empenhados em guardar esse conhecimento só para si, protegendo seu status profissional com palavras difíceis, tentativas simplificadas de explicação e aquelas receitas famosas por serem ilegíveis.

É óbvio que o corpo humano é um assunto difícil. Talvez, pelo excesso de proximidade. O corpo humano é com frequência descrito como uma maravilha da natureza, mas é sem dúvida a maravilha da natureza que menos nos detemos para admirar. Quando tudo está

INTRODUÇÃO 17

bem, nós simplesmente o ignoramos. Imagino que seja assim que deva ser — afinal de contas, nenhum outro animal passa tempo refletindo sobre seu bem-estar. Mas para nós o desconhecimento não é uma bênção. É frequente que sintamos vergonha e constrangimento com relação a nosso corpo.

Ao mesmo tempo, somos bombardeados com imagens do corpo humano, invariavelmente apresentadas como versões mais perfeitas de nós mesmos. Elas têm melhor aparência (supermodelos) e melhor desempenho (heróis de filmes de ação), mas na prática fazem o mesmo que nós. Esses exemplos lembram-nos de que nosso corpo também transita no mundo lá fora. É através de nosso corpo que percebemos o mundo e devemos interagir com ele. E é através de nosso corpo que somos vistos e reconhecidos como nós mesmos.

No entanto, nosso corpo nos perturba. Nós o disfarçamos com roupas. Distraímos a atenção para longe dele por meio de acessórios, cortes de cabelo, jeitos de andar, um repertório de gestos, uma voz, habilidade com as palavras, até o ponto em que esses acessórios se tornam a parte principal de nossa identidade pessoal. Auxiliados por modernas técnicas médicas, estamos nos tornando mais audaciosos com essas manipulações. Desde a ginástica cerebral até plásticas nos seios, nós agora procuramos transformar nossa mente, personalidade, rosto e corpo. E na realidade nós sempre nos modificamos em termos tanto psicológicos como físicos. Este é apenas o capítulo mais recente numa história contínua. A ideia do corpo como uma tela não é nova. A diferença é que agora mais gente do que nunca está começando a pintar.

E ainda há nossa atitude em relação à medicina, a ciência dedicada a manter e restaurar a saúde corporal. Na maioria das ciências, existe algum respeito pela história. Os cientistas podem não se referir muito ao passado em seu campo de atuação, ou mesmo conhecer suas principais figuras e datas, mas eles prontamente admitem que as descobertas de hoje resultam daquelas do passado, e que nós enxergamos mais longe porque estamos de pé sobre os ombros de gigantes.

A história da medicina e da biologia humana é, porém, alvo fácil de zombaria. Hoje, a crença bastante disseminada no passado de que se poderia deduzir a personalidade de uma pessoa a partir das protuberâncias de sua cabeça parece-nos risível. Nós rimos dos tratamentos inúteis e procedimentos dolorosos do passado — a ideia, por exemplo, de que torta de arganaz era um remédio eficaz para a coqueluche. Rimos porque o riso é uma reação ao medo, e tememos as frágeis engrenagens e a descartabilidade essencial do corpo humano — de nosso próprio corpo humano.

Enquanto isso, a ciência está nos levando numa nova direção — para mais fundo. Aos poucos, estamos nos acostumando à ideia de que vamos aprender mais sobre nosso corpo, se o examinarmos de maneira detalhada — para ver as células, os genes, o DNA, as proteínas e outras moléculas biológicas que nos fazem ser como somos. A impressão que nos passam é que o segredo para conhecer as funções corporais e suas disfunções — nossas doenças — está nos códigos e sequências que determinam a natureza desses componentes minúsculos, nas reações químicas que ocorrem e nos sinais elétricos que passam entre eles.

É um trabalho especializado e empolgante. Para alguns privilegiados, ele oferece uma visão recém-caracterizada do corpo. Trata-se, porém, de uma visão muito parcial. Uma pessoa talvez possa ser descrita como uma sequência de letras ou números com base nesses novos métodos de investigação, e que uma descrição dessa natureza seja útil para alguns tipos de pesquisa. Mas essa não é a descrição que me interessa. Não foi com essa descrição que sobrevivemos como espécie nas últimas dezenas de milhares de anos. Não é essa a imagem que temos de nós mesmos. Saber que cada corpo humano possui um conjunto de cromossomos chamado de genoma — que contém mais de 20 mil genes, com cada um desses genes sendo descrito por uma determinada sequência de DNA, e que todos esses genes estão presentes em cada célula daquele corpo — é importante, mas não suplanta o antigo conhecimento de que o corpo humano contém um coração, dois olhos, 206

INTRODUÇÃO   19

ossos e um umbigo. Apenas expande o conhecimento. Em seus detalhes técnicos, é o tipo de descrição que, para muitos de nós, deixa de ver o essencial. Ela não nos fala de nós mesmos como um todo.

"Conhece-te a ti mesmo", dizia a famosa inscrição no templo do oráculo de Delfos na Grécia Antiga. Contudo, apesar de todo o nosso poderio científico, parece que conhecemos a nós mesmos, e principalmente a nosso eu físico, cada vez menos. Talvez seja mesmo o caso de que a busca pelo entendimento científico do corpo se torne um substituto para a verdadeira experiência corporal: uma pesquisa recente com alunos de uma universidade americana encontrou a incidência mais alta de virgindade entre os estudantes de biologia e outras ciências (sendo as taxas mais baixas encontradas entre os estudantes de arte e antropologia).

Algo desse tipo de incongruência sem dúvida aconteceu nas faculdades de medicina. A ênfase agora é dada aos detalhes, não ao todo. A noção da inteireza do corpo humano foi reduzida com a ascensão da especialização, que insiste em que o corpo seja encarado não simplesmente em termos de suas partes, mas de partes isoladas. A necessidade de compreender os fundamentos da genética, da biologia molecular, da farmacologia, da epidemiologia e da saúde pública praticamente expulsaram do currículo o ensino da anatomia humana, que dominou o ensino da medicina por centenas, se não milhares, de anos. Em 1900, um estudante de medicina talvez cumprisse quinhentas horas de anatomia geral — a anatomia do corpo inteiro. Hoje, a carga horária talvez seja um terço daquela. E cada vez mais, essa anatomia não é vista em carne e osso, mas como uma imagem digital numa tela.

Em suma, não se dá a devida importância ao corpo. Supõe-se não só que a classe médica saiba tudo que precisa saber sobre sua organização e funcionamento geral, mas também que, em nosso nível de compreensão muito inferior, todos nós também saibamos. Não sou profissional de saúde e naturalmente procuro evitar hospitais. Antes de embarcar nesse projeto, eu nunca tinha visto um corpo aberto. É quase como se alguém tivesse achado que é melhor desse jeito. É melhor que não saibamos demais. Assim, não questionaremos os médicos. Assim, não nos preocuparemos com o que de fato irá nos acontecer quando adoecermos e morrermos.

Mesmo assim, não esmoreça. Entre as espécies, nós somos a única abençoada e ao mesmo tempo amaldiçoada com essa consciência do eu e de nosso corpo. Será que não deveríamos usar esse distanciamento crítico para chegar a uma visão mais bem informada, na verdade para chegar a algum tipo de conciliação com nossa carne mortal?

Anatomias é uma tentativa pessoal nesse sentido. Como seria de esperar de um tema com uma história cultural tão rica como o corpo, o livro se vale não apenas de perspectivas do passado e do presente na ciência médica, mas também de opiniões sobre o corpo e suas partes, extraídas de filósofos, escritores e artistas. O corpo não é simplesmente uma coisa, quer se trate do objeto sobre a mesa do anatomista, quer se trate do assunto numa aula de desenho com modelo-vivo. Ele é animado. Por isso, também voltarei o olhar para o corpo em ação — o corpo que se move e age, que expressa pensamentos e emoções. Isso, tanto quanto nossos genes, faz de nós o que e quem somos. Mas não se preocupe. Vou poupar o leitor das imperfeições de meu próprio corpo. Adaptando uma citação de Montaigne: "Eu mesmo *não* sou o assunto de meu livro."

Anatomias está organizado em capítulos com base em partes significativas do corpo, o que proporciona uma estrutura conhecida, embora logo se veja que o conteúdo desses capítulos em muito ultrapassa os limites dessas partes. Temos uma ideia de todas as partes que selecionei, sejam elas órgãos internos, sejam características visíveis de nosso corpo, uma ideia que deve relativamente pouco à medicina ou à ciência moderna. Pelo contrário, ela é moldada por nossa cultura, que conferiu simbolismo e significado às partes do corpo através de longa e íntima familiaridade com elas. Para redescobrir esses significados, precisamos tocar e apalpar, ver e ouvir o corpo que consideramos tão conhecido e que viemos preferindo encarar de modo abstrato.

INTRODUÇÃO   21

Uma das mais poderosas associações, por exemplo, é a ideia de que o coração é a sede do amor. "Vem, traz teu caderno, e com arte/ Desenha nele um coração ferido", escreveu o poeta inglês Robert Herrick, há quatro séculos, em seu admirável poema sobre o amor não correspondido. Mas será que isso é significativo atualmente? Claro que sim, para as lojas que veem o faturamento com o Dia dos Namorados ultrapassar 2 bilhões de libras, somente na Grã-Bretanha. Não é simplesmente como ícone visual em um milhão de cartões que o coração está vivo em nossa cultura. Seu ritmo pulsante pode estar subjacente aos prazeres do verso iâmbico na poesia e à batida do rock.

Por muito tempo afirmou-se que o olho, no momento da morte, retinha a imagem da última coisa vista. Esse mito foi desfeito? Talvez, só há pouco. Em 1888, a polícia metropolitana de Londres fotografou os olhos de Mary Jane Kelly, a suposta última vítima de Jack, o Estripador, na esperança desesperada de que eles tivessem retido a imagem residual do assassino.

Essas crenças refletem esforços antigos para compreender e aceitar nosso corpo. Com frequência, a medicina moderna é influenciada por essas ideias, mais do que gostaria de admitir. Vejamos o caso do sangue. Antigos tabus ainda ecoam nos questionários que devemos completar a fim de poder doar sangue, com suas estranhas insinuações quanto à pureza tribal. Nossos sentimentos acerca da doação de órgãos também são distorcidos por profundos preconceitos culturais. Quando doadores ou seus parentes estabelecem restrições aos órgãos que podem ser coletados, é mais provável que esses órgãos sejam o coração e os olhos, com base na crença de que o coração é o núcleo essencial da pessoa e de que os olhos são as janelas para a alma.

As artes podem nos fazer revelações sobre nosso corpo que a medicina e a biologia não fazem. A cabeça é uma parte importante, tanto assim que pode representar o corpo inteiro, como vemos no busto feito por um escultor ou na fotografia de nosso próprio passaporte. Mas o que acontece quando o nariz sozinho representa a cabeça? No conto "O nariz", de Nikolai Gógol, o nariz de um homem se destaca do rosto e sai sozinho para passear por São Petersburgo, perseguido por seu dono nasalmente desprovido. O que é importante para a pegada satírica do conto é o fato de o nariz assumir as pretensões sociais do homem. A história levanta questões sobre a forma pela qual certas partes do corpo constituem nossa identidade pessoal; e outras, não. Mas acima de tudo ela nos lembra que o corpo e suas partes são engraçados, se não ridículos — ou que no mínimo nossa constante consciência de nós mesmos faz com que o sejam.

Separados dos corpos, órgãos e partes às vezes se multiplicam de modo alarmante, ganhando estranhos poderes nesse processo. Em *Gargântua e Pantagruel*, Rabelais imagina um muro de vulvas protegendo a cidade de Paris. "Reparei que nesta cidade as coisinhas das mulheres são mais baratas que as pedras", observa o companheiro de Pantagruel, Panurgo. "Vocês deveriam construir muralhas com elas, dispondo-as com boa simetria arquitetônica, com as maiores nas fileiras da frente, para então ir subindo para trás, como a espinha de um burro, erguendo fileiras com as de tamanho médio e por fim com as menores." Um retrato da rainha Elizabeth I pintado mais para o fim de seu reinado, em torno de 1600, mostra-a usando um vestido coberto com aplicações de olhos e orelhas, emblemáticos do Estado onisciente do qual estava claro que ela era a cabeça. O artista Marcus Harvey causou indignação ao criar um enorme quadro da infanticida Myra Hindley usando impressões palmares de crianças como *pixels* individuais. A obra adaptou uma fotografia de Hindley muito reproduzida nos jornais na época de seu julgamento. Havia o mal naquele rosto? Existe o bem na mão de uma criança? O que significava unir os dois?

Este livro trata de nosso corpo, de suas partes e de seus múltiplos significados. Ele também trata de onde traçamos os limites do corpo e de como estamos sempre procurando ampliar esses limites, nunca tanto quanto agora. Percebo que disse "ampliar", quando talvez devesse ter escrito "redesenhar", pois embora gostemos de pensar em

INTRODUÇÃO 23

nós mesmos como se estivéssemos sempre ampliando as fronteiras humanas, a realidade é que, de tempos em tempos, preferimos fazer uma retirada tática. Traçamos os limites mais para dentro, não mais para fora. Achamos que gostamos da ideia de sermos capazes de tudo, mas na realidade preferimos não testar nossa capacidade de suportar a dor, ou sequer fazemos muito uso de nossos sentidos do olfato e do tato, por exemplo. Achamos que gostaríamos de viver mais — ou será que não se trata simplesmente de preferirmos evitar a morte? Sonhamos em escapar de nosso corpo e existir em versões transformadas ou desmaterializadas. Podemos achar que esses sonhos derivam de avanços recentes ou prometidos da tecnologia biomédica. Mas na realidade eles são os produtos atemporais de nossa imaginação.

Acima desse progresso por partes existe outra ideia: a ideia do corpo como geografia, como território a ser descoberto, explorado e conquistado. Essa metáfora poderosa é encontrada em todos os cantos da cultura humana, desde as peças de Shakespeare até o filme *Viagem fantástica*, de 1966, no qual seres humanos miniaturizados viajam pelo corpo de um homem num esforço para salvar sua vida. Ela também parece refletir como a ciência avançou, conquistando novos territórios, dividindo-os em partes, proclamando o domínio sobre eles em nome de novas disciplinas especializadas. Eu talvez deva acrescentar que se trata de uma abordagem bastante masculina, ainda mais quando o que está sendo explorado é o corpo feminino.

A certa altura em minha pesquisa, percebi algo de singular a respeito de minha lista de leituras. Era curioso como eu estava sendo atraído por livros ambientados em ilhas: *Robinson Crusoé*, por sua importantíssima pegada humana *As viagens de Gulliver*, pelas mudanças que impõe à escala humana *Mares do sul*; pelas tatuagens e canibais; *A ilha do dr. Moreau*, pela vivissecção e pelos seres híbridos de humanos com animais. Por que isso? As ilhas apresentam populações isoladas. Ali, os humanos são quase uma subespécie do *Homo sapiens*, pronta para o tipo de exame antropológico que poderia parecer impertinente entre a população da terra natal. As ilhas são lugares onde, por um tempo, é possível observar e controlar uma comunidade como se ela estivesse participando de um experimento. Mas a situação não pode se sustentar. Com o tempo, o herói escapa para contar sua história improvável (ou não, no caso do visitante do dr. Moreau, que finge estar com amnésia depois de ter visto coisas tão inacreditáveis). Como John Donne nos relembra em seu famoso trecho das *Meditações:* "Nenhum homem é uma ilha, em si mesmo. Cada homem é um pedaço do continente, uma parte do todo."

Esses laboratórios ficcionais estabelecidos em ilhas são lugares para a exploração não apenas da Natureza Humana, em letras maiúsculas, mas também da identidade do indivíduo. O corpo pode ser visto como um território com partes que foram exploradas mais ou menos de modo exaustivo, mas em algum ponto dentro desse território estamos convencidos da existência de um lugar especial, a sede da alma, como dizíamos no passado, ou do eu, como poderíamos dizer hoje. Na época medieval, era frequente que o coração de uma pessoa fosse conservado ou enterrado separadamente do resto do corpo, porque ele era a parte que se considerava estar associada mais de perto com a alma. Durante o Renascimento, uma noção mais sofisticada prevaleceu. A alma deveria ser encontrada nas proporções divinas do corpo humano, que seria o microcosmo correspondente ao macrocosmo do universo organizado. Os corpos ideais e as anatomias desse período, desde o *Homem Vitruviano* de Leonardo da Vinci até os quadros de dissecações pintados por Rembrandt, refletem essa crença. Com o avanço da ciência, porém, o impulso por descobrir um ponto focal logo se reafirmou. A atenção foi se fixar na cabeça, à medida que fisionomistas procuravam respostas para o problema do eu na expressão humana; e frenologistas, nas saliências no crânio. Hoje olhamos para imagens de ressonância magnética do cérebro e acreditamos que elas nos deixam mais perto do conhecimento de nós mesmos. Parece que só uma imagem visual nos proporcionará a tranquilidade que buscamos.

Essa necessidade de ver o eu é forte, porque vivemos numa sociedade que preza o individualismo humano, e também porque sentimos

INTRODUÇÃO

que o eu é suscetível a manipulações sem precedentes. Estamos conscientes de que nossa identidade pessoal pode ser modificada — e talvez aperfeiçoada — por extensões empreendidas em termos conscientes. Essas extensões podem ser de natureza psicológica (livros de autoajuda), física (cirurgia cosmética), química (drogas psicotrópicas) ou tecnológica (ambientes virtuais). No momento, essas possibilidades talvez estejam sendo testadas apenas de modo tosco. Entretanto, parece certo que no futuro será cada vez mais fácil, e provavelmente cada vez mais aceitável, manipular tanto a aparência externa do corpo como nossa composição genética, e que isso poderá destruir o que um especialista em bioética chamou de "naturalidade do eu".

São tempos empolgantes e perturbadores para o corpo humano. Parece que estamos excessivamente conscientes dele e ao mesmo tempo profundamente insatisfeitos com ele. As ciências biológicas fazem muitas promessas acerca de como viveremos no futuro. Contudo, por mais belos que sejamos, por mais capazes que nos tornemos, por mais longa que seja nossa vida, ainda assim precisamos habitar nosso corpo. Talvez, ao reconhecer o corpo humano como um local de invenção *contínua*, possamos superar as distorções do momento atual.

Finalmente, uma barreira para uma melhor compreensão do corpo é a profusão de nomes em grego e em latim — nomes que um dia os profissionais da medicina dedicaram enorme esforço para aprender. Existe uma alegação de que esses nomes fornecem uma linguagem universal, muito semelhante à missa cantada em latim, mas eu não me convenci. Por isso, tentei reduzir ao mínimo o uso dessas palavras, muitas das quais me frustravam quando comecei. Aos meus ouvidos parece errado que as partes do nosso próprio corpo sejam descritas num vocabulário que nos é desconhecido.

Agora, se me dão licença, preciso fazer xixi.

PRÓLOGO: A LIÇÃO DE ANATOMIA

Quem é o tema desse quadro é o que me pergunto.

Estou na Mauritshuis, uma das mais importantes coleções de arte holandesa do mundo, abrigada num palacete perfeito, à margem de um lago no centro de Haia. Acabei de ver *Moça com brinco de pérola*, de Vermeer. Sua extrema beleza produz um engasgo de emoção. Agora, a duas salas dali, estou diante de *A lição de anatomia do dr. Tulp*, de Rembrandt.

Foi o quadro que o lançou. Rembrandt chegou a Amsterdã em 1631, aos 25 anos, procurando trabalho como retratista. E o encontrou quase de imediato quando Nicolaes Tulp, o preletor, ou conferencista público, da guilda de cirurgiões de Amsterdã, contratou o jovem artista para pintá-lo com os outros membros da guilda. O trabalho deve ter superado as esperanças de Rembrandt, pois lhe oferecia um desafio fantástico: o de pintar não apenas um, mas muitos homens, descobrir um modo de transmitir a individualidade de cada um deles e, no entanto, também estar em conformidade com as expectativas do que no século XVII equivalia ao que hoje seria a foto de uma equipe. E, ao aceitar a encomenda, Rembrandt deve ter se perguntado se haveria espaço também para contar uma história mais universal.

É uma tela impressionante. Ela mostra um grupo de seis homens, quase em tamanho natural, assistindo atentos ao dr. Tulp, que está sentado numa poltrona, engrandecido e ligeiramente destacado, demonstrando um detalhe da anatomia humana. [Ver imagem 1 do encarte.] Contudo, pode ser que o dr. Tulp não seja o tema principal, ao contrário do quadro de Vermeer, no qual a garota de brinco é o tema óbvio. O título do quadro só veio depois. Trata-se, como se pretendia que fosse, de uma pintura de gênero, de um grupo de profissionais realizados. A identidade de cada um é conhecida dos outros homens ali retratados. Eles também são cirurgiões. Eles podem parecer ansiosos por aprender, mas a plateia de Tulp no quadro é composta de seus pares, igualmente competentes. Ele não tem nenhuma lição de anatomia a lhes dar. Quer dizer que talvez todos os cirurgiões juntos sejam o assunto. Foram eles que pagaram o quadro, que de imediato foi pendurado na parede de sua guilda.

Não creio, porém, que esses camaradas, com suas bochechas rosadas e rufos exagerados, sejam realmente o tema do quadro. Para nós, e para Rembrandt, o verdadeiro assunto é a única pessoa que resta no quadro — o morto, que jaz na mesa de dissecação, em torno da qual os cirurgiões estão reunidos.

Ele é, ou era, Adriaen Adriaenszoon, apelidado de 't Kint, "o garoto", 28 anos de idade, e bem conhecido nos tribunais por uma série de assaltos e furtos ao longo dos nove anos anteriores. Em Amsterdã, naquele inverno de 1631-32, ele surrupiou a capa de um homem. Infelizmente para Adriaenszoon, sua vítima resistiu, e ele foi apanhado. Foi então julgado e condenado à morte na forca, a ser seguida da dissecação de seu corpo, a punição costumeira para crimes graves, tendo a dissecação sido acrescentada especificamente para desenganar criminosos e suas famílias de qualquer esperança de uma ressurreição corporal cristã à qual ainda pudessem se agarrar. Três dias depois, em 31 de janeiro de 1632, seu corpo sem vida foi retirado de um dos patíbulos dispostos ao longo da zona portuária e, já pronto para o estágio final de sua pena, transportado para o anfiteatro de anatomia da cidade.

Pois, no século XVII, uma dissecação era de fato um evento teatral. Só podia ser realizada quando havia disponível um cadáver recente, em geral resultante de uma execução por algum crime. Teria de acontecer nos meses do inverno, quando o frio preservaria o corpo tempo

PRÓLOGO: A LIÇÃO DE ANATOMIA   29

suficiente para a dissecação ser demonstrada, antes que o fedor da decomposição se tornasse insuportável. Para muitos, a oportunidade de presenciar a justa punição do criminoso era boa demais para deixar passar. Era possível assistir ao enforcamento e depois acompanhar a dissecação para ter certeza de que ele realmente fora liquidado. Desse modo, entre os cirurgiões e médicos que vinham em busca de instrução e os líderes cívicos que vinham se certificar de que a justiça tinha sido feita, também havia aqueles que estavam ali à procura de uma salutar diversão de caráter moralista. As entradas talvez custassem seis ou sete soldos (cerca de um terço de um florim, preço, na época, mais alto do que o da entrada para uma peça de teatro).

Essas raras ocasiões eram uma agressão aos sentidos. O frio não bastava. Queimava-se incenso para disfarçar os cheiros que emanavam do corpo. Havia música. Havia comida, e bebia-se vinho e cerveja. A magnífica ilustração de frontispício do livro didático de anatomia mais importante do Renascimento, os sete volumes de *De Humani Corporis Fabrica* de André Vesálio, de 1543, mostra um cachorro e um macaco soltos em meio a uma multidão de aparência desordeira. Quando tudo estivesse acabado e todas as partes do corpo tivessem sido raspadas da mesa e ensacadas para serem descartadas, a bilheteria poderia ter alcançado 200 florins ou mais, o suficiente para remunerar o carrasco e proporcionar um banquete para os membros da guilda dos cirurgiões, com uma procissão à luz de archotes para encerrar o dia.

Rembrandt mostra o corpo de Adriaenszoon estirado em cima da mesa, num ângulo em relação ao observador, uma perspectiva meio escorçada. A luz derrama-se sobre seu tronco proeminente. Calculo seu tamanho e concluo que ele tem mais de 120 centímetros da cabeça ao dedo do pé. Mesmo descontando o escorço, que esmaga o criminoso de tal modo que ele se assemelha a um gnomo, ele parece ser um homem vigoroso, grande e musculoso em comparação com os cirurgiões com seus casacos pretos. Embora parcialmente toldado numa sombra simbólica da morte, o rosto de Adriaenszoon está exposto ao nosso olhar. Na realidade, parece que sua cabeça deve ter sido posta em algum tipo de apoio para permitir essa surpreendente transgressão. Seu pescoço, porém, que teria mostrado as marcas da corda do enforcamento, permanece oculto. Em contraste com a saúde rosada dos cirurgiões, a pele de Adriaenszoon é de um verde acinzentado pálido. Rembrandt misturou na tinta uma pequena quantidade de negro de fumo para produzir essa lividez cinzenta. Quando viu o quadro em 1781, Joshua Reynolds comentou em seu diário de viagem: "Nada pode ser mais fiel à cor da carne morta."

No entanto, o quadro é uma construção ficcional. Numa dissecação anatômica normal, o preletor abre o abdome para revelar os órgãos principais e permitir que as partes do sistema digestivo, com cheiros mais repulsivos, sejam mostradas e depois rapidamente retiradas da cena. Rembrandt apresenta o tronco de Adriaenszoon intacto. Somente o antebraço esquerdo teve a pele afastada para revelar os músculos e tendões por baixo dela. Rembrandt e seu cliente Tulp preferiram mostrar a *mão* do criminoso na dissecação. Trata-se de uma falsificação deliberada. Por que fizeram isso?

É mais que provável que Rembrandt estivesse na plateia quando, passo a passo, foram retiradas as entranhas de 't Kint e seus membros foram separados do corpo. Ele também pode ter tido a oportunidade de fazer alguns esboços rápidos do corpo de Adriaenszoon antes que a dissecação fosse realizada. Além disso, é possível que ele tenha inserido, algum tempo depois, a pintura da mão e do antebraço esquerdo esfolado de outro corpo. Ou talvez ele tivesse trabalhado a partir de um espécime que mantinha em seu ateliê havia muito tempo, já que um antiquário que visitou o pintor pouco antes de sua morte em 1669 pareceu ter encontrado em sua coleção "quatro braços e pernas esfolados, anatomizados por Vesálio". Existe ainda uma suspeita de que a mão *direita* não pertença ao corpo que vemos. Adriaenszoon podia ter tido essa mão decepada como uma punição anterior por roubo; e mais uma vez Rembrandt pode ter pintado usando como modelo uma mão diferente. Estudos de

PRÓLOGO: A LIÇÃO DE ANATOMIA   31

raios X indicam que o braço direito do cadáver pintado terminava num toco, e, aos olhos de alguns que examinaram o quadro, a mão apresentada "certamente não [é] a de um ladrão".

Portanto, nem tudo é o que parece ser nessa sua obra-prima de início de carreira. Para que a dissecação de Adriaenszoon assumisse sua posição como tema da obra, seu corpo precisou ser submetido a uma dupla ignomínia. Ele foi desmembrado pelo médico. Mas também foi remontado, como o monstro de Frankenstein, pelo pintor. Essas duas ações baseiam-se numa nova percepção do corpo, como algo que pode ser aberto como um depósito ou uma arca de tesouro, uma montagem e um recipiente de partes misteriosas e enigmáticas.

Nos anos entre a publicação do tratado de Vesálio sobre a anatomia humana, em 1543, e a pintura de Rembrandt, em 1632, o tópico tornou-se uma espécie de febre. A queda de Constantinopla em 1453 diante dos otomanos permitiu que a Europa fosse invadida por um influxo de conhecimentos médicos baseados em fontes árabes e da Grécia Antiga. Restrições à abertura do corpo humano, vigentes quando os médicos também eram homens do clero, já não se aplicavam. Decretos reais e papais liberavam para a dissecação corpos de criminosos executados. De repente, tudo podia ser "anatomizado", se não em termos físicos, pelo menos em termos filosóficos. John Donne proclamou em suas *Devoções*: "Retalhei minha própria Anatomia." O depressivo Robert Burton publicou *A anatomia da melancolia*. William Shakespeare fez o rei Lear exclamar em sua aflição: "Que anatomizem Regan; a ver o que se engendra em seu coração."

Um bom anfiteatro de anatomia tornou-se essencial para qualquer universidade que quisesse ser competitiva no estudo da medicina. Em regiões protestantes, esses anfiteatros costumavam ser capelas reformadas, o que indicava não que a medicina ateísta estivesse assumindo o lugar da religião, mas decerto que a Igreja aceitava os novos métodos da ciência. Era esse o caso da Universidade de Leiden, onde foi construído um anfiteatro de anatomia em 1596. Rembrandt cresceu em Leiden, a pouco mais de trinta quilômetros de Amsterdã, e Tulp estudou lá. Portanto, esse deve ter sido o primeiro espaço dessa natureza que qualquer um dos dois viu. Hoje, há na cidade uma reconstrução bem-feita desse anfiteatro, no Museu Boerhaave. É um recinto circular, com plataformas dispostas numa inclinação muito íngreme para que a maior quantidade de espectadores tenha uma visão clara da dissecação que estaria sendo realizada numa mesa giratória no centro do recinto. O anfiteatro de Leiden foi decorado com esqueletos, tanto de humanos como de animais, incluindo um esqueleto humano montado no esqueleto de um cavalo, apoiado em estacas no chão. Esses adornos macabros refletem uma gravura do teatro, feita no século XVII, na qual os esqueletos estão misturados na plateia, segurando estandartes que proclamam "MEMENTO MORI" [Lembra-te de que morrerás] e "NOSCE TE IPSUM" [Conhece-te a ti mesmo]. O teatro instalado em Amsterdã em 1619 era de projeto semelhante. É lá que Tulp realiza sua dissecação. Esse teatro já desapareceu há muito tempo, mas a inscrição "THEATRUM ANATOMICUM" [Teatro anatômico] permanece acima da entrada de um dos torreões da Porta de Santo Antônio, onde ele se localizava.

O dr. Tulp era, portanto, um pioneiro e, ao mesmo tempo, um membro importante de uma profissão respeitável. Ele tinha trabalhado para chegar àquela posição. Foi como Nicolaes — ou Claes — Pieterszoon que ele se matriculou na Universidade de Leiden, sendo filho de um mercador de linho calvinista. Escreveu sua dissertação sobre o cólera, foi devidamente qualificado como doutor em medicina e voltou de Amsterdã para sua cidade natal a fim de abrir seu consultório. Ele não era um especialista em anatomia, mas um clínico geral, capacitado para prescrever tratamento médico ou cirúrgico a seus pacientes. Adotou a tulipa como sua insígnia, exibindo-a em sua casa e em seu brasão. A flor, recém-chegada da Turquia, logo se tornaria mania nacional na república holandesa, deflagrando a primeira bolha econômica do mundo, uma vez que as pessoas pediam alto pelo bulbo da flor mais exótica. Mas ainda faltavam alguns anos para

PRÓLOGO: A LIÇÃO DE ANATOMIA   33

isso. O médico estava à frente do seu tempo; e, enquanto prosperava, sua insígnia tornou-se seu nome: Dr. Tulipa. Em 1628, ele já havia ascendido ao posto de preletor na guilda dos cirurgiões. Realizou sua primeira dissecação para o público em janeiro de 1631. No quadro de Rembrandt, nós o vemos um ano mais tarde, já beirando os quarenta, no apogeu de sua capacidade, conselheiro da cidade, imerso em sua segunda demonstração de uma dissecação.

O personagem de Tulp é a chave para se chegar à mensagem maior do quadro. Como seria de esperar de Rembrandt, revela-se que se trata de bem mais do que um retrato de grupo. Olhe para o rosto dos cirurgiões reunidos, corados com o frio de janeiro e com sua própria importância. Como um bloco de desenho animado, eles se movimentam no tempo da esquerda para a direita, revelando diferentes estágios de expressão, desde a simples percepção até a compreensão intelectual, e finalmente algo semelhante a uma revelação divina. O próprio Tulp apresenta a luz interior da convicção religiosa. Pois, tendo Rembrandt como intérprete, Tulp está revelando a verdade metafísica, bem como a científica. A escolha dos dois homens de usarem a mão como o foco da autópsia demonstra sua verdadeira intenção. Ele pode exibir toda a sua habilidade, talento, criatividade e destreza — como cirurgião, como pintor, como gatuno — e então morre. O homem é tanto vital como mortal. Ele cria, mas é criação de Deus.

Como se a mensagem não estivesse suficientemente clara, o cirurgião mais para trás no grupo aponta para o cadáver e olha de dentro do quadro direto para nós. Sua atitude é quase de acusação.

Somos nós que devemos nos preparar para aprender a lição.

Minha própria primeira visão de um corpo sendo dissecado foi uma surpresa. É o corpo de uma mulher. Os textos de anatomia dão uma ênfase injusta ao corpo masculino, não só porque os anatomistas e cirurgiões são homens, mas também porque cadáveres do sexo masculino eram o que costumava resultar das execuções. A profissão médica incipiente pode ter lutado com a constante carência de corpos para estudo, mas rapazes em boa forma física estavam bem representados entre os cadáveres disponíveis. Textos ilustrados de anatomia estão repletos de rapazes musculosos.

Deparo-me com outras surpresas também. A mulher para a qual estou olhando era obviamente de uma idade considerável quando morreu. Sua pele é da cor de massa de vidraceiro, como frango que foi deixado tempo demais no congelador. O maior choque é que lhe cortaram fora a cabeça, não onde se esperaria, no pescoço, mas de um modo estranho, atravessando o queixo, porque os dentes foram retirados com o resto da cabeça para estudos odontológicos, deixando apenas a parte inferior do crânio e o maxilar inferior.

Ela está num saco branco de acondicionamento de corpos, com o zíper aberto, sobre uma de uma dúzia de mesas de aço numa sala de dissecação no Medical Sciences Teaching Centre da Universidade de Oxford. É uma sala branca, iluminada pelo sol baixo que entra generoso por janelas horizontais e pelas lâmpadas fluorescentes no alto. Somente um detalhe perturba o ar de modernidade clínica: os esqueletos suspensos em suportes dispostos entre as mesas. Mais tarde, num livro, vejo uma fotografia da sala de dissecação de uma universidade na era vitoriana, e ela tem o mesmo arranjo de mesas e esqueletos. As mesas são de madeira, e os corpos estão enrolados em ataduras de tecido, mas, sob outros aspectos, a cena é a mesma.

Estou aqui como convidado da Ruskin School of Drawing and Fine Art, acompanhando uma turma de estudantes de arte do primeiro ano. A Ruskin é a única escola de belas-artes no país que exige que seus alunos desenhem a partir de peças dissecadas, algo que no passado fazia parte da formação padrão de qualquer pintor. Por isso, descubro-me mais no papel de Rembrandt do que no de dr. Tulp.

Desenhar ensina a observar direito. Eu também vou tentar desenhar o que vir. Nossa professora, Sarah Simblet, é artista plástica e tem o grau acadêmico de doutora. Para sua tese de doutorado, ela examinou a relação entre o desenho e a dissecação, as semelhanças e diferenças entre a ação da pena e do bisturi. Ela chega afogueada,

PRÓLOGO: A LIÇÃO DE ANATOMIA 35

porque veio para a cidade pedalando. É mais um dia gelado de janeiro, e suas bochechas estão tão vermelhas quanto as de Tulp e dos cirurgiões seus companheiros.

Sarah explica que os corpos que desenharemos foram doados por habitantes do local para pesquisa médica. (Existe o cuidado de enviar para outra instituição os corpos de docentes que se tornem doadores, para que eles não acabem causando alguma surpresa desagradável a ex-colegas.) Só que há uma desvantagem nisso. Foi eliminada a maior proporção de corpos masculinos de tempos passados, mas agora o predomínio é de corpos idosos daqueles que morreram de morte natural. Os que morrem jovens geralmente são submetidos a uma autópsia por médico-legista, o que significa que depois o corpo talvez não seja "viável".

Vestimos jalecos brancos e luvas de látex. Sarah garante que tudo o que vamos ver é "absolutamente inerte" e que não há nenhuma obrigação de manusear ou tocar nas peças. A expectativa dos alunos aumenta. Um ou dois cumprimentam-se de brincadeira como "doutor". Alguém se pergunta em voz alta se foi prudente ter almoçado.

A título de uma preparação sutil, Sarah mostra-nos primeiro uma caixa de ossos. Os alunos já aprenderam os rudimentos da anatomia humana com o estudo de esqueletos de plástico; mas para a maioria deles esse é seu primeiro encontro com partes de corpos de verdade. "Sirvam-se à vontade", diz ela, enquanto escolhe seus próprios itens. Ela exibe uma omoplata tão fina que chega a ser translúcida, e ressalta as cristas nos ossos maiores, onde os músculos no passado se prendiam. Já lidei com ossos antes, mas ainda me assombro com sua leveza.

Passamos para as peças anatômicas. Sobre a fileira de mesas mais perto da janela estão corpos inteiros em vários estágios de dissecação, preparados pelos estudantes de cirurgia da escola de medicina que trabalham neles progressivamente ao longo do ano acadêmico. As mesas restantes apresentam uma variedade de torsos e membros com a pele e camadas de tecido subcutâneo removidas em certos pontos. Essas são as chamadas prossecções, dissecações de partes importantes da anatomia humana que foram primorosamente preparadas para o ensino de alunos de clínica geral, que não realizam dissecações por si mesmos.

Nós nos reunimos em torno da primeira mesa, aquela em que está o corpo da idosa. Sua pele foi cortada de tal modo que pode ser afastada do tórax para revelar uma fina camada de gordura superficial amarela. Vemos os músculos que ligam os seios às costelas. Os músculos vão se afilando e se transformam em tendões. Os tendões, salienta Sarah, têm "esse belo aspecto prateado". As costelas e o esterno foram serrados com perfeição para serem isolados do resto do esqueleto. Com o entusiasmo de uma professora, Sarah afasta do rosto o cabelo louro e comprido, talvez se dando conta de que deveria estar preso atrás, e dá uma espiada na cavidade torácica.

— É, vocês estão com sorte este ano — diz. — Está uma perfeição. — Ela retira os pulmões da mulher, o direito com três lobos, o esquerdo com dois. O tecido esponjoso tem uma coloração azulada. Isso sugere que ela morava no campo. (Os pulmões da cidade são pretos, como descubro posteriormente numa visita ao museu de um hospital-escola londrino.) Segurando-os nas mãos, Sarah mostra como os dois pulmões se encaixam como as partes de um molde, deixando um vazio com o formato do coração. Em seguida, ela afasta o pericárdio, a membrana em forma de bolsa que mantém o coração na posição. Vemos o coração em si.

O segundo corpo também é de uma mulher, mais corpulenta que a primeira. Um leve odor rançoso produzido pela lenta oxidação de sua gordura corporal transparece nas emanações dos fluidos usados para preservar as peças dissecadas. (Pessoas muito gordas costumam não ser selecionadas para dissecação porque a gordura, em termos anatômicos, é simplesmente lixo, e livrar-se dela gera trabalho desnecessário.) Seus pulmões ocupam uma posição muito alta no tórax, talvez uma indicação de algum problema médico, como por exemplo, um fígado aumentado, ou talvez simplesmente uma variação normal.

PRÓLOGO: A LIÇÃO DE ANATOMIA   37

O terceiro corpo é de um homem. Pode-se discernir uma tatuagem em seu braço direito, um desenho que combina um coração e uma espada. Ele mantém o peito peludo. Esse sinal de identidade pessoal torna difícil vê-lo como simplesmente um cadáver. Sua carne parece mais escura do que a das mulheres porque o sangue não se drenou facilmente de seu corpo. Ele tem uma compleição grande, e nós observamos que seu coração se tornou dilatado para poder continuar a empurrar o sangue pelas artérias entupidas.

Vendo esses corpos, fico impressionado com o modo pelo qual os órgãos mais importantes se amoldam para se encaixar com perfeição um junto do outro. Essa própria perfeição parece insinuar um projeto, e era vista pelos primeiros anatomistas, entre os quais sem dúvida estava o dr. Tulp, como prova da criação divina. Uma de minhas ingênuas perguntas iniciais — se os órgãos existem ou são invenções culturais — parece estar respondida. Os órgãos apresentam-se totalmente distintos uns dos outros, e distintos de outros tecidos. Eles têm suas próprias cores, texturas e densidades. Posso tirá-los do lugar e os devolver na sequência exatamente como num daqueles modelos de plástico dos estudantes de medicina. Fazer um fígado deslizar por trás do diafragma ou ajeitar um pulmão em torno do fundo do coração é um ato que proporciona uma sensação agradável, já que o órgão e a cavidade da qual ele veio vão se acomodando um ao outro, escorregando com facilidade de volta para a disposição que apresentavam em vida. Depois de ver mais alguns corpos, fica claro para mim que as pessoas variam do lado de dentro no mínimo tanto quanto do lado de fora. Por baixo da pele, não somos todos iguais. Vejo enormes variações em morfologia interna que, vistas na superfície, gerariam sem dúvida comentários, desaprovação, repulsa e discriminação. Dentro do corpo, elas passam despercebidas, até mesmo por quem as possui. Eu me pergunto o que isso nos diz a respeito de nossa humanidade.

As prossecções são uma miscelânea: dois corações, uma caixa torácica aberta com perfeição, como portas de um aparador, uma vesícula biliar meio esverdeada, rins com seus ureteres que se unem à bexiga, um útero com seus ovários e trompas de Falópio. O intestino não é parecido com a fileira de salsichas mostrada em desenhos animados, mas é alimentado por uma complexa rede de vasos sanguíneos ao longo do seu comprimento. Um coração tem um tubo de plástico em seu interior, resquício de uma antiga cirurgia. Um crânio foi aberto à força ao longo das linhas de sutura nas quais os ossos cranianos se fundem na tenra infância. O procedimento consiste em encher o crânio com ervilhas secas e então encharcá-las para que absorvam água e se expandam delicadamente, fazendo com que as peças se separem sem esforço. Algumas prossecções estão aqui há muitos anos. Estão conservadas num coquetel de álcool, formol e água que impregna a atmosfera com um odor penetrante que, horas após o término da aula, ainda está grudado em mim e em minhas roupas. O tecido muscular é mais enrugado que nos corpos de dissecação. Fico alarmado ao me descobrir percebendo que a carne tem inegavelmente a cor de carne cozida em fogo baixo. Uma medula espinhal preparada, já com 150 anos de idade, foi dissecada com uma perfeição que ninguém consegue atingir hoje em dia.

O curso de Sarah consiste em oito aulas que se dedicam ao corpo humano, por setores: ombro e braço, antebraço e mão, torso e assim por diante. Volto para a segunda semana, que trata da cabeça e do pescoço. De um tanque que contém uma dúzia ou mais de cabeças, cada um de nós escolhe uma para desenhar. Um velho tem o queixo pontudo com uma barba branca rala, apenas por fazer, e um nariz adunco e meio torto para um lado. Sua língua está ligeiramente para fora. Ele me parece cheio de personalidade, como uma gárgula. Outra cabeça teve o cérebro removido; um globo ocular ficou amarrado no vazio e a carne em torno da órbita foi retirada pela dissecação. A cabeça de outro homem sofreu um corte vertical, que seccionou ao meio até mesmo seu bigode louro-avermelhado. Ele me parece ser perfeitamente reconhecível, a partir apenas da metade do rosto, o que me leva a refletir sobre a importância da simetria na forma e no rosto humanos.

PRÓLOGO: A LIÇÃO DE ANATOMIA

A cabeça é um excelente assunto para desenho. Há a dificuldade formal de seus volumes. Há a sugestão da identidade no rosto, ou no que sobrou dele. Há o desafio de recuperar uma noção de vida nessa carne agora morta. Talvez seja mais do que um desafio. Talvez seja o dever do artista fazer com que seu modelo ressurja dos mortos, de algum modo. Há detalhes em demasia para que se desenhe tudo. Uma boa parte do trabalho do pintor consiste em cortar. O que mostrar? O que deixar de lado? Isso levanta a questão da motivação. O pintor está retratando uma curiosidade inanimada, apresentando uma alegoria da vaidade humana ou tem como objetivo uma ilustração precisa em termos científicos?

As brincadeiras nervosas param, e os alunos se calam quando começam a desenhar. Escolhi uma cabeça e ombros que jazem achatados sobre a mesa. O rosto está intacto, mas voltado ligeiramente para longe de mim. A pele, a gordura e parte dos músculos da bochecha foram removidos, e o pescoço foi preparado de modo a revelar um aglomerado de vasos sanguíneos e tendões. Tento desenhar o que acho que vejo, dando um contorno à cabeça e depois inserindo feições importantes como, por exemplo, a linha impressionante onde a pele foi cortada de modo abrupto. Com a intenção de obter uma representação acurada, espero que as partes se esclareçam à medida que prossigo, mas isso não acontece. Essa cabeça, com seu emaranhado de tendões, músculos e tubos, parece irremediavelmente desorganizada. Descubro que meus traços de lápis à mão livre conseguem acompanhar as curvas orgânicas com bastante facilidade. A abertura de uma narina em formato de telefone sai bem. Mas as complexas idas e vindas das superfícies e a mudança de texturas entre a pele, a carne e o osso me derrotam.

Os estudantes desenham melhor, mas acima de tudo mais rápido do que eu. Tento trabalhar mais depressa, de modo mais espontâneo. Experimento lápis mais macios. Meus esforços deixam-me desapontado, como eu sabia que aconteceria. Olho para o trabalho dos alunos. Alguns estão nitidamente desinteressados, seja no desenho como meio de expressão, seja na anatomia humana como assunto, mas a maioria reagiu com bravura. Fico impressionado com seu repertório de técnicas e sua escolha de assuntos difíceis ou aparentemente pouco promissores. Um, desenhando o interior de um crânio, faz hachuras vigorosas para realçar a mudança da incidência da luz de um lado a outro das concavidades. Outro parece encontrar todas as voltas e espirais numa prossecção que inclui a aorta, linhas que eu nunca pensaria em seguir, e não para de trabalhar nelas até construir uma composição quase abstrata.

As partes do corpo são todas complexas. Elas podem variar em seu achatamento ou lisura relativa, mas na realidade não apresentam trechos fáceis e difíceis. No meu caso, tudo é difícil. Não existe um contraste útil entre a forma orgânica e a geometria regular, como o que se apresenta numa natureza-morta de uma fruteira ou um cachimbo numa mesa.

— Bem, consigo reconhecê-la — diz Sarah, com diplomacia, sobre minha tentativa, quando acabo de desistir. Ela própria desenhou essas mesmas cabeças, além de supervisionar seus alunos, e as conhece como velhas amigas. Em sua obra pessoal, Sarah passou da anatomia para temas botânicos. Seus desenhos de árvores a bico de pena parecem acentuar seu aspecto ossudo, com galhos se estendendo em ramificações como dedos sinistros, e troncos com protuberâncias nodosas. Ela considerou instrutiva a mudança de tema.

— Costumo me espantar com a quantidade de erros em desenhos de corpos em textos bem conhecidos — diz ela. — Não se encontram esses erros em desenhos de plantas. Com as plantas não existe aquela pressuposição de que nós sabemos do que se trata.

Só que nós somos o corpo, e achamos que o conhecemos melhor do que de fato o conhecemos. É notório que até mesmo Vesálio errou em certos detalhes anatômicos, e há controvérsias também quanto ao fato de a mão dissecada do criminoso 't Kint no quadro de Rembrandt ser uma reprodução exata. Leonardo da Vinci, diz-me Sarah, desenhou corretamente as válvulas do coração de uma forma

PRÓLOGO: A LIÇÃO DE ANATOMIA   41

que não se repetiria até o século XX, mas nem mesmo ele pôde resistir a inserir um furo no pericárdio para permitir a passagem do espírito, a força vital fluida que se acreditava circular pelo corpo.

Tenho consciência de que, ao escrever sobre essas aulas, posso fazer com que pareçam mais alarmantes do que as considerei na ocasião. Talvez seja chocante ler sobre recipientes plásticos providos de rodas, identificados informalmente como, por exemplo, "Mãos e braços", e descobrir que eles de fato contêm mãos e braços, cada peça dissecada para demonstrar detalhes específicos da anatomia, mas todas jogadas ali aparentemente de modo aleatório, chegando a dar a impressão de estarem se contorcendo umas contra as outras, com algumas tentando sair do líquido em que estão conservadas. Poderia ser uma visão medonha. Mas o contexto é importante: não apenas a iluminação forte, as superfícies meticulosamente limpas e o cheiro de antisséptico, mas também o silêncio que cai automaticamente sobre nosso grupo na presença dos corpos.

Descubro que estou refletindo sobre essas pessoas. Se elas doaram o corpo "à ciência", tinham conhecimento de que também poderiam vir a ser modelos artísticos? Teriam se importado com isso? Os pintores da Ruskin estão aprendendo anatomia humana do modo que escolheram. Eles não são estudantes de medicina, mas a verdade é que o corpo não deveria pertencer ao domínio exclusivo da medicina. A forma pela qual eles acabarão empregando seu conhecimento pode ser diferente e aplicada em termos menos diretos em benefício do ser humano, mas eles estão continuando uma nobre tradição de forçar os restantes de nós a ver como é o corpo humano.

Se pensamos numa autópsia, nossa mente salta de imediato para cenas de filmes de suspense na televisão. Ali está o detetive desesperado para apanhar o assassino: abatido, explosivo, sob pressão. E aqui está o médico-legista, sondando o cadáver que revelará a pista fundamental: metódico, inabalável, com um humor discreto. É sempre o médico-legista que dispõe da distância crítica necessária para resolver o caso. Mas foi só em tempos recentes que a autópsia veio a se aplicar à inspeção de um morto de modo específico, e quase exclusivo, com a finalidade de descobrir a causa da morte ou da doença. A palavra "autópsia" tem o significado literal de "ver com os próprios olhos". Sua ligação à abertura do corpo deriva das primeiras experiências de investigação da anatomia humana no Ocidente, realizadas na Grécia Antiga, e da novidade de ver e conhecer os órgãos e partes do corpo pela primeira vez.

Ver com nossos próprios olhos aplica-se necessariamente ao corpo do outro. "NOSCE TE IPSUM", diz a placa conscienciosa no teatro de anatomia: "Conhece-te a ti mesmo." Só que não temos como nos conhecer desse modo porque não podemos enxergar nosso próprio interior exposto. Essa impossibilidade permite que acreditemos em nossa própria imortalidade. Não podemos nos ver como somos, seja por dentro (porque antes precisaríamos ter morrido), seja por fora (porque não temos como sair do nosso corpo para observar). Logo, o melhor que se pode fazer é olhar para outros corpos, com a suposição de que eles sejam como o nosso. Fazer isso é um passo importantíssimo. Ele exige que nós não apenas aceitemos nossa mortalidade, mas que também reconheçamos que a humanidade é uma só.

Com o especialista privilegiado junto de nós para nos guiar e indicar os marcos dignos de nota, todos somos capazes de fazer uma autópsia. Como vamos descobrir, o médico e o filósofo, o pintor e o escritor, todos têm verdades a revelar sobre o corpo humano e suas partes.

Mas comecemos do início. Para podermos nos localizar, vamos precisar de um mapa.

PRIMEIRA PARTE

O TODO

MAPEANDO O TERRITÓRIO

Lembro-me de um dia, quando estava em férias na Grécia, um balseiro ter me mostrado um acidente geográfico conhecido como montanha Kimomeni, no continente, do outro lado do canal que o separa da pitoresca ilha de Poros. Kimomeni significa Mulher Adormecida, e, uma vez que você se dá conta disso, é impossível não ver a imagem nos montes, especialmente ao anoitecer, quando o sol poente acentua os contornos e a *retsina* faz sua contribuição. A cabeça da mulher tem feições nítidas, seus seios apontam para o céu e seu ventre vai se afunilando abaixo da última costela da caixa torácica. Suas pernas estão recolhidas, de modo que um joelho forma outro pico. É claro que se trata de uma atração turística, mas a verdade é que esses morros sempre tiveram essa aparência. A Mulher Adormecida é anterior à Acrópole. Os gregos antigos a teriam notado e teriam chamado para ela a atenção de viajantes do mesmo modo que os gregos atuais o fazem. Até mesmo Platão, de Atenas, a quase 50 quilômetros de distância, pode ter feito comentários sobre ela.

Existem outras mulheres adormecidas, na Tailândia, no México e em outros lugares, mais ou menos convincentes. Os morros escoceses conhecidos por *"paps"*, assim como muitos outros, são comparados a seios humanos. Rochas isoladas recebem o nome de figuras humanas míticas, como por exemplo "mulher de Lot". Nas montanhas da Califórnia há uma Homer's Brow [Testa de Homero]. Abra um mapa de qualquer parte do mundo que apresente uma topografia generosa e, mais cedo ou mais tarde, você sem dúvida encontrará algum acidente geográfico cujo nome designa alguma parte do corpo humano. Essas símiles anatômico-geográficas persistem na era do mapeamento de precisão e das vistas aéreas: a "mão de Michigan" é a parte daquele estado, com formato de meia-luva, que se projeta para o norte, dividindo os lagos Michigan e Huron.

Contudo, ao buscar um ideal para a forma humana, os gregos não procuravam na terra, mas nos céus. Eles fizeram do homem a réplica do universo. Na metafísica de Platão, o macrocosmo, que podemos traduzir como o "grande mundo ordenado", era rebatido pelo microcosmo, o "pequeno mundo ordenado" que era o corpo humano. Mais ou menos nessa época, partes do corpo eram atribuídas a signos diferentes do zodíaco (em termos aproximados, descendo pelo corpo através do ano astrológico, a partir de Áries, que representava a cabeça, até Peixes, os pés).

A ideia do corpo humano como um microcosmo é muito difundida e persistente. Ela ocorre nas tradições hinduístas e budistas, além de ter sobrevivido à transição para a crença cristã no Ocidente. A ascensão da ciência depois do Renascimento, quando os anatomistas começaram a trabalhar para desvendar o mistério do corpo, pode ter sido um duro golpe para essa metafísica abstrata. Mas ela mesmo assim continuou a exercer uma atração sobre filósofos, como Spinoza e Leibniz. Ainda hoje ela ecoa no pensamento da "nova era" e na teoria de Gaia, que equipara a Terra a um organismo vivo.

Não surpreende que procuremos o corpo na geografia e na cosmografia. Num sentido real, nosso corpo humano individual é o ambiente, praticamente o território, no qual existimos e representamos nossa vida. O corpo é tanto nós como, de certo modo, nosso ecossistema. "Eu ao mesmo tempo tenho e sou um corpo", nas palavras do sociólogo Bryan Turner. Ou como disse energicamente a seus alunos o filósofo Epiteto: "Você é uma pequena alma que anda por aí carregando um cadáver." É esse modo dual da existência que faz da geografia uma metáfora tão irresistível para o corpo e que, por sua vez, dá ao corpo seu próprio poder como metáfora.

A noção do corpo como território será recorrente ao longo de todo este livro. Ela estará especialmente clara em histórias de anatomistas, enquanto exploram o corpo que jaz diante deles como um oceano ainda sem mapas, conquistando novas terras e as batizando com seu próprio nome. As trompas de Falópio (os ovidutos humanos) e as trompas de Eustáquio no ouvido foram reivindicadas e nomeadas pelos médicos italianos Gabriele Falloppio e Bartolomeo Eustachi — no mesmo século em que foram descobertos e nomeados o estreito de Magalhães e a passagem de Drake. Essa noção também subjaz à metodologia do que se chama de medicina tópica (sendo *topos* "lugar" em grego), que atua através do isolamento de problemas ou doenças nos limites de partes específicas do corpo, e é nela que se baseia nossa simples esperança de que o médico seja capaz de "localizar" o problema, como um lugar num mapa. A exposição de espécimes de anatomia na coleção do Royal College of Surgeons, em Londres, foi recentemente reorganizada em termos "regionais", segundo sua curadora, Carina Phillips, em vez de segundo a ligação funcional, refletindo uma mudança semelhante na ênfase encontrada no ensino da medicina. Livros ilustrados de anatomia humana às vezes ainda são chamados de atlas, no fundo um avanço insignificante em relação aos nomes que tinham no século XVII, quando eram chamados de microcosmografias, numa alusão aos diagramas do sistema solar e das constelações, conhecidos como cosmografias. Ambos os termos aferram-se à antiga ideia do corpo como o microcosmo do universo.

Por que a metáfora geográfica funciona tão bem? É claro que o corpo dispõe de caminhos que o percorrem, nervos, veias e artérias. Estes alimentam certos órgãos ou partem deles. Como transportam fluidos preciosos, são como os rios propiciadores da vida, adorados pelos gregos. O simples mapeamento de suas rotas através do corpo traz de imediato à nossa mente um mapa com características distintas aqui e ali, bem como regiões intermediárias onde não acontece muita coisa. Depois da demonstração filosófica de Descartes da separação entre o corpo e a alma, e de avanços da ciência moderna, como a descoberta de William Harvey da circulação do sangue, pudemos começar a encarar o corpo como um tipo de máquina. Mas até então ele era um mundo inteiro, com partes conhecidas e partes ainda por explorar, uma terra com um litoral familiar, mas um interior a ser mapeado.

O corpo humano também era um protótipo inspirador. Cidades inteiras bem como prédios isolados o tiveram como modelo. No século XV, o arquiteto Antonio di Pietro Averlino, conhecido como Filarete, projetou a cidade imaginária de Sforzinda, em homenagem a seu patrono, Francesco Sforza, o duque de Milão. Era o primeiro de muitos projetos de cidades ideais do Renascimento. As muralhas de Sforzinda delineavam uma estrela octogonal, por razões de defesa; mas, no interior dessa couraça protetora, a cidade foi concebida para uma comunidade que funcionasse de modo tão harmonioso quanto o organismo humano. Zamość, no sudeste da Polônia, foi de fato construída em conformidade com esses princípios do Renascimento italiano: o centro da cidade é o estômago, o Grande Mercado; a igreja de Santa Catarina fica para um lado, como o coração; o Palácio Zamoyski é a cabeça. Há até mesmo o Mercado da Água, situado mais ou menos no mesmo lugar dos rins. [Ver imagem 2 do encarte.]

No século seguinte, Giorgio Vasari, o arquiteto e famoso biógrafo de pintores, expôs seu plano conceitual para o palácio ideal também em termos da estrutura humana. A fachada era análoga ao rosto; o pátio, ao corpo; as escadarias, aos membros, e assim por diante. Quando construído o palácio, porém, essas estruturas não revelavam facilmente sua inspiração. Afinal de contas, a maioria das construções tem uma fachada para receber visitantes e uma parte nos fundos onde o lixo é descartado, sem a necessidade de pomposas teorias antropomórficas. O ideal corporal poderia ser explorado mais plenamente na literatura. Em *The Faerie Queene* [A rainha das fadas], de Edmund Spenser, os cavaleiros Arthur e Guyon deparam-se com um castelo exuberante, disposto como um corpo humano. A subida aos andares superiores é feita através das costelas, "dez degraus trabalhados de alabastro". Chegando à cabeça, os cavaleiros descobrem que a boca é um portão bem guardado: "dentro da barbacã estava sentado um Porteiro" — ou seja, a língua —, e de cada lado dele, "dezesseis guardas"— os dentes. Os olhos são dois "faróis formosos", enquanto três salas separadas abrigam as várias funções do cérebro. A primeira zumbe com moscas, representando a imaginação e as fantasias dos homens. A segunda contém o intelecto e capacidade de discernimento, enquanto na última espera "um velho, muito velho... de memória infinita".

John Donne, o poeta que se tornou padre e dedicou muito tempo a refletir sobre o corpo, tanto sob o aspecto lascivo quanto o espiritual, imaginou-o não como palácio nem castelo. Em vez disso, ele examinou os porões e áreas de serviço, descrevendo, num de seus sermões, suas "despensas e adegas e subsolos" repletos de "galões e meios galões" de urina, sangue e outros líquidos, os combustíveis e dejetos do corpo.

O amigo de Gustave Flaubert, Maxime du Camp, dissecou a cidade de Paris como um sistema de órgãos e suas funções, enquanto o filósofo socialista Henri de Saint-Simon sonhou em construir um enorme templo com o formato de uma mulher no centro de sua Paris utópica, reformada. Essa monumental salvadora de seu movimento deveria levar uma tocha numa das mãos, para iluminar seu rosto bondoso, enquanto a outra mão teria dado sustentação a um globo que conteria um teatro inteiro. Suas vestes iriam caindo até uma vasta praça de armas, onde as pessoas poderiam se divertir com distrações amenas em meio ao perfume de flor de laranjeira. A ideia básica não é de modo algum nova. Como salienta a mitógrafa Marina Warner, um templo da Idade da Pedra, descoberto em Skara Brae, em Orkney, adota a "forma de rosácea pentagonal de um corpo feminino esquematizado, tendo sua entrada por meio do canal do parto".

Sem dúvida, nesse impulso de construir habitações de acordo com o modelo do corpo humano, existe latente um desejo freudiano de volta ao útero. Mas, o que é mais importante, no nível consciente do intelecto, o corpo humano foi tomado como modelo para o projeto por causa da sensação de que ele continha em si um ideal. Se o homem foi feito à imagem e semelhança de Deus, será que tudo o mais não deveria ser feito à imagem e semelhança do homem?

O ser humano ideal existia com clareza na mente dos pintores, mas ele poderia ser descrito de um modo que todos pudessem reconhecê-lo? Por exemplo, ele poderia ser destilado na nova linguagem desenvolvida pelos gregos, a da matemática? Platão acreditava que a visão era o mais nobre dos cinco sentidos. Logo, sua noção de beleza humana era de ordem visual e estabeleceu os termos para a discussão filosófica da beleza desde então. De fato, ela continua a governar nossos preconceitos até hoje, quando vemos um apresentador de televisão ser de repente demitido por não ter cometido pecado maior do que simplesmente envelhecer no mesmo ritmo que todos nós. Justa ou não, a medida da beleza que estamos procurando também precisa ser visual.

Na segunda metade do século V a.C., o escultor grego de atletas, Policleto, estabeleceu uma fórmula para a beleza humana num texto que chamou de *Cânone* e usou essas proporções para criar, como exemplo, uma estátua de bronze, um nu de um rapaz carregando uma lança, o *Doríforo*. A escultura original não sobreviveu, mas alguns fragmentos e cópias romanas foram suficientes para permitir que fossem feitos moldes fiéis, que estão espalhados pelos museus do mundo. O artista concentrou-se no torso, dando-lhe magníficos peitorais e oblíquos — os músculos logo acima dos quadris. Estes segundos traços parecem especialmente hiperdesenvolvidos aos olhos modernos, mas esse aspecto ajudou a definir o ideal na escultura clássica, tornando-se conhecido como "cinta de Aquiles" ou "prega dos gregos". Esse lanceiro talvez seja a estátua mais copiada da Antiguidade. Seu tórax chegou a servir de modelo para a armadura de bronze, justa ao corpo, de gerações posteriores de soldados gregos e romanos. Essa "couraça provida de músculos" (ou *cuirasse esthétique*, em francês) reproduzia não apenas traços típicos de guerreiros, como os peitorais

MAPEANDO O TERRITÓRIO

e as costelas, mas também o umbigo e até mesmo os mamilos. Esse ideal sobrevive em heróis de histórias em quadrinhos, como o Super-Homem e Batman, cujas vestes justas revelam cada músculo, mas em geral omitem esses traços homoeróticos.

Assim como o original do *Doríforo*, o texto do *Cânone* está perdido, e com ele presumivelmente os números que nos revelariam o sistema de proporções ideais de Policleto. Talvez seja uma surpresa que se tenha revelado impossível deduzir esses números a partir da escultura em si. O corpo humano tem simplesmente uma quantidade excessiva de medidas, e uma quantidade excessiva de pontos a partir dos quais seria possível estender uma fita métrica, para podermos começar a dar palpites.

O sistema de proporções humanas estabelecido cerca de quatrocentos anos depois de Policleto pelo arquiteto romano Vitrúvio teve melhor sorte. Ele se encontra na única obra de arquitetura da Antiguidade Clássica que sobreviveu até hoje, *De Architectura*. Os dez volumes de Vitrúvio foram o texto padrão para os arquitetos até o Renascimento, quando homens como Leon Battista Alberti e Andrea Palladio publicaram seus próprios manuais de muitos volumes. O gabarito ideal de Vitrúvio para o corpo humano está no terceiro volume do conjunto, que cobre seus princípios para o projeto de templos:

não se pode dizer que um prédio foi bem projetado se lhe faltarem simetria e proporção. Na realidade, elas são tão necessárias para a beleza de uma construção como para a de uma figura humana bem constituída, que a natureza moldou de tal forma que, no rosto, do queixo ao alto da testa, ou às raízes do cabelo, se encontra um décimo da altura do corpo inteiro. Do queixo até o topo da cabeça a medida é de um oitavo da altura total; e da nuca até o topo da cabeça, a mesma altura. Da parte superior do peito até as raízes do cabelo, um sexto; até o topo da cabeça, um quarto. Um terço da altura do rosto equivale à distância do queixo à parte inferior das narinas; e daí até o meio das sobrancelhas, a mesma distância. Deste último ponto até as raízes do cabelo, onde a testa termina, o terço restante. O comprimento do pé é um sexto da altura do corpo. O antebraço é um quarto. A largura do tronco, um quarto. De modo semelhante, outros membros têm suas devidas proporções. Foi prestando atenção a elas que pintores e escultores da Antiguidade alcançaram tanto renome.

O esquema de Vitrúvio permitiu que todos os principais componentes da forma humana fossem descritos em termos de simples proporções, com uso de apenas alguns números. Quatro dedos compunham uma palma; e seis palmas, um cúbito. A altura de um homem era de quatro cúbitos, ou 1,80 m. Por meio de alguma argumentação complexa, Vitrúvio chegou a sugerir que os "números tiveram como origem o corpo humano". Hoje nós poderíamos observar com ceticismo os truques aos quais Vitrúvio recorreu para engendrar seu sistema elegante, selecionando feições humanas que se adequassem a seus cálculos, em vez de outras que qualquer um teria usado — a parte inferior das narinas, em vez da ponta do nariz; as sobrancelhas, em vez dos olhos, e assim por diante.

Vitrúvio passa a explicar que o umbigo está "naturalmente localizado no centro do corpo humano", e que um círculo traçado a partir desse centro num homem com os braços e pernas estendidos irá tocar tanto seus dedos das mãos como os dos pés. De modo semelhante, escreve ele, os braços em sua plena extensão horizontal cobrem quatro cúbitos, o mesmo que a altura, de modo que um quadrado também pode ser traçado em torno do corpo. Essas duas formas — o círculo e o quadrado — tinham importância simbólica no projeto de templos, por conta de sua pureza geométrica, e era importante associá-las à figura humana para demonstrar suas proporções divinas.

Vitrúvio não deixou nenhuma ilustração que acompanhasse seu texto detalhado. Embora vários artistas contribuíssem com ilustrações para edições de *De Architectura* publicadas no século XVI, eles tiveram problemas para conciliar todos os elementos exigidos por Vitrúvio — as medidas do homem, o quadrado e o círculo. Supondo

MAPEANDO O TERRITÓRIO

que o quadrado e o círculo devessem ser concêntricos, eles foram forçados a distorcer a figura humana para que se encaixasse nos dois. Foi somente Leonardo da Vinci que conseguiu conciliar todos os preceitos do arquiteto romano num único desenho harmonioso.

É provável que Leonardo tenha sido o primeiro artista a dissecar o corpo humano e desenhar o que viu. Ele se gabava de ter dissecado mais de dez corpos, avançando em etapas à medida que cada corpo ia se decompondo e repetindo todo o exercício para obter uma noção das diferenças típicas entre um corpo e outro. Ele descreveu a experiência em seus cadernos, emocionando os leitores com seu relato de como passava "as horas da noite na companhia desses cadáveres esquartejados, esfolados e horrendos".

A genialidade da solução de Leonardo foi considerar a verdade da forma humana seu guia máximo e fazer com que a geometria se encaixasse nela. Foi assim que ele simplesmente sobrepôs o homem de pé no quadrado por cima do homem com os membros estendidos no círculo, uma solução admirável na qual os conjuntos de membros chegam a sugerir uma animação humana. O resultado é que tanto o quadrado quanto o círculo tocam no chão. A figura inscrita no círculo tem o umbigo no centro, como Vitrúvio exige, mas, como o centro do quadrado agora está abaixo do centro do círculo, ele já não coincide com o umbigo, mas, de modo significativo, com os órgãos genitais. Eis então a figura humana: progenitor e prole, criador e criação. É inegavelmente conciso. Mas é real? Afinal de contas, por que o corpo deveria ser descritível em termos de simples proporções numéricas?

Já num estágio avançado de sua carreira, o arquiteto suíço do século XX Le Corbusier sentiu necessidade de reinventar o homem vitruviano para a era moderna. Se não tivesse escolhido a arquitetura, Le Corbusier poderia ter sido lutador de boxe. Ele desenhava esboços de boxeadores e se comparava a eles em seus desafios profissionais. Seu novo homem ideal, que chamou de Le Modulor, ergue um punho enorme para o céu. [Ver imagem 3 do encarte.] A primeira versão de Le Modulor foi baseada num francês típico de 1,75 m, mas o arquiteto tinha aversão pelo sistema métrico, por ser baseado nas medidas da terra, não nas do corpo humano, e mais tarde anunciou que seu modelo daquele momento em diante seria um inglês de mais de 1,80 m, "porque nos romances policiais ingleses os homens de boa aparência, como os policiais, por exemplo, sempre têm mais de 1,80 m!". Até o alto daquele punho erguido, Le Modulor tem 226 centímetros de altura, e seu umbigo está posicionado no centro a 113 centímetros. As distâncias do chão até o umbigo e do umbigo até o topo da cabeça estão na proporção do segmento áureo (0,618:1 = 1:1,618), da mesma forma que a distância remanescente da cabeça até o punho, e ele tem de fato mais de 1,80 m. Esse sistema pessoal de proporções criado na década de 1940 rege as proporções da Unité d'Habitation, o exemplar conjunto de apartamentos de Le Corbusier em Marselha. A lógica do Modulor resulta num prédio que é "sob todos os aspectos tão forte, penetrante e aterrador como o Partenon", nas palavras de um crítico de arquitetura, mesmo que seja uma "força semântica" que é conquistada e não um valor mágico relacionado às proporções numéricas empregadas ou à sua ligação intrínseca com o corpo humano. O homem Le Modulor está representado como uma escultura em relevo no concreto, mas parece improvável que muitos dos moradores saibam que estão sendo vigiados, em suas idas e vindas, por um policial inglês. Le Modulor pode parecer um pouco arbitrário, talvez até mesmo uma leve zombaria da noção do corpo ideal, mas, como o homem vitruviano, ele tem certeza da sua altura. Pois sem dúvida é verdade que, para chegar a algum tipo de ideal humano, uma pessoa não só precisa ter proporções harmoniosas, mas ter também o tamanho certo.

As unidades antigas de medida eram baseadas diretamente nas dimensões do corpo humano. Nós ainda usamos uma boa quantidade delas hoje. Uma definição de "polegada" era o comprimento do polegar (do rei) da ponta até a primeira articulação. O "pé" cobre uma faixa estreita de distâncias baseadas no comprimento de pés humanos, entre os quais o "pé" imperial de 30 centímetros é uma

MAPEANDO O TERRITÓRIO   55

média aproximada. Além de ter a largura de quatro palmas, um cúbito é o comprimento do cotovelo até a ponta do dedo mais longo, geralmente equivalendo a 45 centímetros, mas às vezes chegando a 53 centímetros ou mais. Uma "ell" [vara], termo derivado de *ulna* (cotovelo, em latim), tinha originalmente o mesmo comprimento de um cúbito. Mais tarde, a vara foi adotada como unidade para medir tecido, com 114 centímetros, um comprimento muito maior. Ela pode ter recebido esse nome porque para medi-la era necessário segurar o tecido nos dedos de uma das mãos junto do ombro oposto e então desdobrar o cotovelo até o braço ficar estendido do seu lado correto. Seja como for, sou um pouco mais baixo do que o herói inglês de Le Corbusier, e essa distância quase chega a 114 centímetros em mim.

Todas essas unidades de medida começam de uma parte diferente do corpo. Não há nada que diga que elas têm de apresentar uma relação aritmética simples entre si. Portanto, o fato de terem sido organizadas exatamente desse modo — com 12 polegadas perfazendo exatamente um pé, por exemplo — é prova de que Vitrúvio e suas manipulações matemáticas idealistas ainda estão conosco.

Entretanto, essas medidas são todas lineares. O corpo ajuda menos quando se trata de áreas, massas e volumes. Algumas unidades são baseadas não nas medidas do ser humano, mas em sua capacidade. Um acre é a área que um homem e seu boi deveriam poder arar num dia de trabalho, por exemplo. Mas quantidades, tais como o peso que um homem consegue erguer ou o volume de água (ou cerveja) que consegue beber, são tão variáveis que o corpo humano já não fornece um bom padrão. Mesmo os vitruvianos de 1,83 m podem ser esqueléticos ou parrudos. Ainda assim, existem exemplos esparsos de outras medidas ditas antrópicas, que até incluem unidades de medição do tempo. Na tradição hindu, *nimesha* é a duração de uma piscada de olho; e *paramaanus* é o intervalo entre as piscadas.

A importância de ter o tamanho certo fica aparente em histórias em que tudo dá errado. *Alice no País das Maravilhas* e *As viagens de Gulliver* são duas das narrativas mais apreciadas em que o tamanho relativo do personagem central se torna importante. Alice e Gulliver passam por experiências diferentes em termos instrutivos. Quando Alice bebe da garrafa com o rótulo "BEBA-ME" e se descobre encolhendo, para então comer o bolo que a faz crescer de novo, ela extrapola a partir do que está lhe acontecendo e imagina as consequências horríveis de ser levada ao extremo de cada escala — talvez se "apagando totalmente, como uma vela". Alice está num mundo em que não se pode confiar nas medidas — nem mesmo nos próprios números —, como ela descobre quando tenta recitar a tabuada de multiplicação, e tudo sai errado.

Por outro lado, a medida das coisas para Gulliver permanece sólida. Ele descreve com segurança as árvores mais altas em Liliput com a altura de 2,13 m, ao passo que em Brobdingnag um dos ceifeiros que o encontram ergue-o "a mais de 18 metros do chão". Disso, o leitor depreende que Gulliver mantém seu tamanho original. Os cálculos também são uma característica de *As viagens de Gulliver*, de modo mais notável quando os liliputianos concluem que precisam dar a Gulliver 1.728 vezes mais alimento do que cada um deles consome, já que Gulliver é doze vezes maior do que eles nas três dimensões (e $12^3 = 1.728$).

Alice nitidamente muda de tamanho ao cair pela toca do coelho, enquanto Gulliver visita terras de tamanhos diferentes. Nas duas histórias, porém, a voz da lei é sustentada com energia. "Você não tem o direito de crescer *aqui*", avisa o Arganaz a Alice, quando ela começa a voltar a seu tamanho natural, preparando-se para retornar ao ar livre. "Artigo 42: *Todas as pessoas com mais de dois metros de altura devem deixar o tribunal*", vocifera o rei. Do mesmo modo, o imperador de Liliput impõe condições a Gulliver: "Antes de mais nada, o Homem-Montanha não sairá de nossos domínios, sem nossa permissão oficial, com nossa firma e selo." O tamanho faz diferença, e ser do tamanho errado exige medidas disciplinares para fazer com que o infrator entre na linha.

*

MAPEANDO O TERRITÓRIO 57

Nos dias de hoje, abandonamos em grande parte a noção do homem ideal. William Hogarth, pintor e cartunista do século XVIII, declarou que era impossível encontrar a geometria no rosto humano, e homenageava essa irregularidade em suas caricaturas satíricas. Numa seção intitulada "Proportion not the Cause of Beauty in the Human Species" [Proporção não é a causa da beleza na espécie humana], em seu famoso ensaio de 1757, *A Philosophical Enquiry into the Origin of Our Ideas of the Sublime and Beautiful* [Uma investigação filosófica sobre a origem de nossas ideias do sublime e do belo], Edmund Burke refutou o conceito, salientando que proporções "ideais" podiam ser encontradas tanto em pessoas consideradas bonitas como nas consideradas feias. "Você pode atribuir a proporção que quiser a cada parte do corpo humano; e eu posso contratar um pintor com a recomendação de que obedeça rigorosamente a todas elas, e ele, mesmo assim, produzirá, se quiser, uma figura muito feia." Burke reservou uma crítica especial para o homem vitruviano. O homem jamais foi baseado num quadrado. Muito pelo contrário, era mais provável que fosse baseado no seu oposto, uma cruz. "A figura humana nunca forneceu ao arquiteto nenhuma de suas ideias."

Graças a um belga, pioneiro da estatística e da ciência social, Adolphe Quetelet, nós agora temos em vez disso a ideia do homem "médio" e da mulher "média", um desdobramento no pensar sobre a humanidade que exigiu a invenção da estatística, com seu conceito de média e desvio padrão (a extensão das variações para cada lado da média). Quetelet foi o primeiro a colher dados sistemáticos sobre a altura e o peso humanos, introduzindo o conceito do homem médio (*l'homme moyen*) num livro de 1835. Quetelet chegou mesmo a descobrir um modo de dissociar essas duas medidas, para que fosse possível descrever as pessoas como pesadas ou leves, *para seu tamanho*, criando assim o índice que hoje leva seu nome, mais conhecido pela maioria de nós como o índice de massa corporal.

A nova abordagem de Quetelet abriu espaço para um enorme exercício em coleta de dados. O campo de estudo que daí surgiu foi denominado antropometria, alguns anos depois. Ao admitir que cada pessoa era fisicamente diferente das outras e que a medição dessas variações poderia gerar informações úteis, os antropometristas reconheciam implicitamente que cada ser humano era tão válido quanto qualquer outro; e, assim, de fato rejeitavam o conceito de homem ideal.

Esses dados eram poderosos demais para serem deixados exclusivamente nas mãos de cientistas. No Museu da Prefeitura de Polícia em Paris há uma reconstituição de um estúdio fotográfico incomum. Além das enormes máquinas fotográficas daquela época, ele contém uma quantidade de paquímetros, réguas e outros equipamentos destinados a medir as pessoas, além de capturar sua imagem. Foi ali que Alphonse Bertillon apresentou as primeiras carteiras de identidade científicas do mundo. Além de fotografias de frente e de perfil, as carteiras de Bertillon forneciam medidas principais do corpo — e algumas surpreendentes medidas menores, que incluíam dezesseis características para descrição do formato da orelha. Ele as experimentou em membros de sua família. Sua própria carteira, feita no dia 14 de maio de 1891, quando estava com 38 anos, mostra seu rosto com uma barba aparada, o cabelo curto e duro e a testa alta, com a cabeça parecendo um pouco grande demais para o corpo. Com efeito, podemos ler na carteira que sua cabeça tinha 19,4 cm de altura, enquanto sua altura a partir da cintura era de 78 cm; e a circunferência de seu tórax, de 95,2 cm. Seu pé esquerdo media 27,4 cm. O que é curioso é que Bertillon vinha de uma família que parece ter tido uma predisposição genética para esse tipo de trabalho: seu irmão mais velho era o diretor de estatística da cidade de Paris; seu pai fundou a escola de antropologia da cidade; e seu avô tinha desenvolvido a obra de Quetelet e cunhado a palavra demografia. As inovações de Bertillon — ele também deu início à técnica de tirar fotografias de cenas de crime — foram responsáveis pela sua ascensão de um humilde posto burocrático, quando entrou para a polícia em 1879, até a chefia do influente Serviço de Identificação Judiciária menos de uma década depois. A "bertillonagem" logo foi adotada pelos serviços policiais do mundo inteiro. Embora não pudesse ser usado para estabelecer definitivamente a culpa, pois outras pessoas não conhecidas da polícia poderiam ter medidas semelhantes, o método de Bertillon era ainda assim bom o suficiente para excluir suspeitos de inquéritos policiais, se eles não correspondessem à descrição de uma testemunha.

Somente tornou-se possível provar a culpa com o uso de medições corporais após a descoberta de que as impressões digitais são exclusivas de cada indivíduo. Depois da rebelião indiana de 1857, William Herschel, um administrador colonial britânico em Bengala, tornou-se ainda mais antipático do que sem dúvida já era quando exigiu que os trabalhadores locais garantissem seus contratos com uma impressão palmar. Herschel também registrou suas próprias impressões digitais ao longo de um período de anos, demonstrando que elas não mudavam. Seu trabalho atraiu a atenção de Francis Galton, uma das figuras proeminentes da ciência vitoriana. Mesmo para os padrões daquela época, Galton era obcecado por medições. Ao longo de uma carreira infatigável, que se estendeu por setenta anos, ele fez muitas contribuições para a ciência, incluindo a elaboração dos primeiros mapas meteorológicos, questionários e testes de inteligência. Ele inventou um "registrador de bolso", portátil, um pouco parecido com os dispositivos usados por comissários de bordo para contar passageiros, que podia acompanhar cinco variáveis independentes ao mesmo tempo, de acordo com os botões que fossem pressionados. O periódico *Nature* salientou que esse registrador permitiria aos cientistas "colher estatísticas antropológicas de qualquer natureza mesmo no meio de multidões sem chamar atenção". Galton simplesmente não podia descansar. Um de seus trabalhos foi intitulado "Notas sobre ondulações na água do banho". Em outra ocasião, durante uma palestra enfadonha na Royal Geographical Society, ele procurou derivar um índice quantitativo da chateação humana a partir da incidência de movimentos inquietos entre os membros da plateia. Seu verdadeiro legado não foi nada que ele tivesse medido, mas os avanços que trouxe aos métodos estatísticos necessários para processar todos os seus dados.

Usando um pantógrafo que tinha construído para medir asas de mariposas, para detectar e ampliar os detalhes principais, Galton estudou as impressões que Herschel tinha feito comparando-as com impressões de outras pessoas. Ele percebeu que parecia não haver duas impressões digitais que fossem iguais, mas conseguiu ir adiante e confirmar sua singularidade por meio de análise estatística. Galton tinha se correspondido com Bertillon — ambos tinham orgulho em portar suas próprias carteiras de identidade do sistema Bertillon — e exercido sua influência ao recomendar a "bertillonagem" às forças policiais britânicas. Impressões digitais tinham sido usadas ocasionalmente, como as outras medidas utilizadas por Bertillon, como um meio de excluir a ligação de um suspeito com um crime. Mas agora Galton via que as impressões digitais constituíam de fato uma técnica muito mais poderosa a ser utilizada para apanhar criminosos. Em 1902, Rose Guilder, uma copeira, notou uma impressão de polegar em tinta fresca, depois de um assalto à casa onde trabalhava. Foi a primeira vez que provas de impressões digitais foram apresentadas num tribunal. Galton, enquanto isso, se dedicava a seus próprios projetos de pesquisa, colhendo milhares de impressões na vã esperança de conseguir utilizá-las para demonstrar o parentesco entre as pessoas.

Galton tinha uma forte admiração por seu primo Charles Darwin. (É possível que não seja por coincidência que entre seus muitos livros haja um intitulado *Hereditary Genius* [O gênio hereditário].) Contudo, enquanto Darwin estudava o reino animal, Galton se concentrava no ser humano, homem e mulher. Viajando pela África com um grupo de missionários, quando jovem, em 1850, ele ficou surpreso ao observar a mulher de um dos intérpretes do grupo, "uma pessoa encantadora, não somente uma hotentote em sua figura, mas uma Vênus entre os hotentotes". Naturalmente, ele quis obter suas medidas. Mas havia uma dificuldade. "Eu não sabia uma palavra sequer de hotentote, e por isso não poderia ter explicado à dama qual era o objetivo do uso de minha craveira." Ele não teve coragem de pedir ao intérprete que negociasse a permissão. No entanto, lá estava ela "virando-se para todos

MAPEANDO O TERRITÓRIO   61

os pontos cardeais, como as mulheres que querem ser admiradas costumam fazer". Foi então que Galton percebeu que a solução para seu dilema estava em seus instrumentos. Ele pegou seu sextante e, parado a uma distância respeitável, registrou "a figura dela em todas as direções, de cima a baixo, na transversal, na diagonal, e assim por diante". "Registrei as medidas cuidadosamente num esboço para evitar qualquer erro. Tendo feito isso, tive a coragem de apanhar minha trena e medir a distância de onde eu estava até onde ela se encontrava; e, tendo assim obtido tanto a base como os ângulos, calculei os resultados por meio da trigonometria e de logaritmos."

Em 1884, Galton instalou um laboratório na International Health Exhibition, realizada em South Kensington, em Londres, e recolheu dados de voluntários entre os visitantes acerca de sua "Acuidade visual e auditiva; noção de cor, avaliação do olho; capacidade respiratória; tempo de reação; força para puxar e apertar; força para golpear; envergadura dos braços; altura, tanto em pé como sentado; e peso". Ele usou a nova técnica da fotografia para fazer retratos "compostos", sobrepondo exposições individuais para produzir o que pretendia ser uma média. Desse modo, ele procurava — novamente em vão — extrair a aparência típica de muitas populações distintas. No todo, o projeto antropométrico de Galton era de longo alcance, e falaremos mais sobre ele em capítulos posteriores.

Os cientistas não precisam de sínteses equivocadas, como as superposições de Galton, mas precisam, sim, de espécimes típicos. Os zoólogos mantêm um espécime de cada animal, que eles chamam de holótipo da espécie. Ele é o padrão com o qual outros espécimes são comparados para ver se pertencem àquela espécie ou a alguma outra. O cientista que descreveu a espécie em primeiro lugar tem o privilégio de selecionar o holótipo. Esses holótipos estão espalhados pelos museus universitários do mundo.

Então onde está o holótipo humano? Por sinal, quem é o holótipo humano? Por estranho que seja, não existe realmente um. Em parte, isso se deve ao fato de que foi só a partir de 1931 que os holótipos se tornaram um requisito especificado para a descrição de uma espécie; e em parte porque não existe nenhuma ambiguidade científica quanto a pertencer à espécie humana. (Os racistas talvez discordem, mas suas objeções derivam em grande parte do fato de raças diferentes poderem se reproduzir entre si, o que demonstra nossa condição humana comum.) Em 1959, porém, o naturalista sueco Carlos Lineu foi indicado para essa posição, muito embora já estivesse morto havia 181 anos. O *Systema Naturae* de Lineu, de 1758, apresentou a nomenclatura para as espécies, que ainda usamos hoje, e incluiu sua descrição de nossa espécie, com o novo nome que ele lhe deu, *Homo sapiens*. Lineu não foi o único candidato. Mais recentemente, veio à tona uma história de que o paleontólogo americano Edward Drinker Cope se ofereceu para o posto. Pouco antes de sua morte, em 1897, Cope vendeu seus fósseis para o Museu Americano de História Natural e deu instruções para que seus próprios restos mortais fossem conservados, a fim de auxiliar nesse seu estranho lance para alcançar a imortalidade. O exercício pode ter sido um último grito na batalha do cientista contra o paleontólogo, que era seu rival nas "guerras dos ossos", Othniel Charles Marsh, pois ele também desejava que seu cérebro fosse comparado com o de Marsh para ver qual era mais pesado — desafio que Marsh não aceitou. A tentativa de Cope falhou porque sua história só veio à tona muito depois, quando, sem que fosse do conhecimento de seus apoiadores de tempos recentes, Lineu já havia sido adotado para o posto — muito embora seja provável que ninguém vá perturbar seus ossos na sepultura em Uppsala, na Suécia.

A busca constante por uma imagem de referência padrão para o corpo humano termina por ora com algo chamado de Projeto do Corpo Humano Visível. Avançamos muito desde Vitrúvio e Policleto. E hoje tanto o homem como a mulher são apresentados — se bem que, como de costume, o homem venha em primeiro lugar.

O Projeto do Corpo Humano Visível começou em 1988 como uma iniciativa da National Library of Medicine em resposta à ascensão de duas novas possibilidades tecnológicas: a primeira, a capacidade de congelar o tecido humano sem danificá-lo; e a segunda, o surgimento do processamento digital de imagens. A ideia era pegar um cadáver humano, fatiá-lo e depois fotografá-lo para montar a primeira referência visual detalhada do interior do ser humano, com base num corpo de verdade.

Como ocorreu com os corpos dissecados pintados por Rembrandt e outros, muito antes, o modelo escolhido foi um criminoso condenado. Joseph Paul Jernigan, de Waco, Texas, foi executado em 1993 ao receber uma injeção com uma dose letal de cloreto de potássio, doze anos depois de ter sido condenado à morte por assalto e homicídio. Por sugestão do capelão da prisão, e impedido de doar seus órgãos para transplante, pois eles estariam envenenados pelo cloreto de potássio, Jernigan assinou um documento de autorização de doação de seu corpo inteiro. Ele passou no "teste" porque não sofria de nenhuma doença desfigurante e não tinha sido submetido a cirurgias de grande porte, o que o teria excluído por não ser representativo em termos anatômicos. Entretanto, as autoridades deviam estar ansiosas para avançar com o projeto, porque Jernigan não era exatamente ideal, tendo sofrido uma apendicectomia e perdido um dente. Num prazo de horas depois de sua execução, o corpo de Jernigan foi levado de avião à Universidade do Colorado, sendo registrado como um conjunto de imagens de ressonância magnética para referência. Foi então congelado e passado novamente pelo aparelho. Assim que se solidificou, o corpo foi fatiado em sequência em planos paralelos aos planos usados nas imagens de ressonância magnética, um milímetro de cada vez, e as seções expostas foram fotografadas. O tecido que sobrou foi reduzido a "serragem".

A National Library of Medicine pôs as imagens num *website* em novembro de 1994. A visão geral de Jernigan mostra um homem um pouco acima do peso, com a cabeça raspada e um pescoço curto e grosso. Ele tem muitas tatuagens e é altamente reconhecível. Por outro lado, as seções transversais do seu corpo são incompreensíveis para olhos não treinados. Cada uma parece ser um bife enorme num açougue. É difícil discernir até mesmo os órgãos principais em meio ao tecido vermelho-escuro, num contraste acentuado com os cadáveres preparados que eu tinha visto em Oxford. O efeito da redução da complexidade tridimensional do corpo humano a uma série de planos achatados refaz o corpo, mais uma vez, como uma espécie de mapa, com ilhas anônimas de cor vermelha num mar de gordura amarela.

Um ano mais tarde foi acrescentada uma fêmea da espécie humana. Ela permanece anônima, conhecida simplesmente como uma "dona de casa de Maryland", que morreu de ataque cardíaco aos 59 anos. Sua cabeça é bastante quadrada, com a boca larga e o queixo arredondado. Como o homem, também quase não tem pescoço. A National Library of Medicine esperava que o Projeto do Corpo Humano Visível fosse beneficiar principalmente os estudantes de medicina, mas a aceitação foi muito mais ampla, com muitos outros considerando a ideia de visualização forte demais para resistir a ela e passando a produzir suas próprias viagens ao longo de vasos sanguíneos ou atlas de partes pertinentes a suas próprias especialidades. Ele também despertou o interesse popular. A imprensa e até mesmo cientistas envolvidos com o projeto costumam se referir aos dois modelos como "Adão" e "Eva". "Adão" recebeu mais cobertura porque chegou primeiro, porque temos conhecimento de sua vida execrável e devido à crença de que ele talvez tenha conquistado algum tipo de redenção ao doar seu corpo para, de modo indireto, salvar outras vidas. Destruído em consequência de sua condenação, ele foi reconstituído em termos digitais — quase reencarnado, no sentido literal da palavra, ou seja, "restaurado em forma corpórea". Não existem narrativas dessa natureza a respeito da mulher visível. Sua história não contada é a seguinte: do par, ela é a que tem maior valor científico. Registrada posteriormente, ela foi cortada em fatias

MAPEANDO O TERRITÓRIO

mais finas — três vezes mais finas — o que resultou numa biblioteca de imagens mais detalhadas. Quase como na Bíblia, porém, é "Adão" que continua a ser a referência básica. A maior parte da pesquisa geral foi baseada nele, enquanto "Eva" tem sido "utilizada essencialmente para anatomia reprodutiva".

De acordo com Lisa Cartwright, especialista americana em estudos de gênero e cultura visual, o Projeto do Corpo Humano Visível "apresenta uma forte perspectiva de tornar-se o padrão-ouro internacional para a anatomia humana nos próximos anos". Ele é muito mais que um simples registro visual. Seus corpos humanos fatiados e remontados podem ser alvo de experiências e também manipulados. Eles fornecem um ambiente virtual imersivo. Naturalmente, agora o sonho se estende para a "animação" dos corpos.

Mesmo assim, o Projeto do Corpo Humano Visível tem suas falhas. Como apresenta o corpo interno como é, por incrível que pareça, ele nem sempre é útil como recurso de ensino. A mera densidade de detalhes torna difícil identificar o que importa. Ele é um complemento, não um substituto, para os diagramas exatos e codificados com cores dos livros didáticos de medicina. A forma pela qual os dados estão organizados, em fatias horizontais através do corpo, entra em conflito com o que os estagiários de medicina verão mais tarde em imagens médicas feitas em laboratórios, nas quais o plano da imagem está num ângulo diferente ou o corpo posicionado de outro modo, e assim por diante. Pode ser estranho que essas imagens tenham mais a dizer ao leigo. Elas nos dão uma nova visão de nós mesmos, como realmente somos.

Nesse sentido, o Projeto do Corpo Humano Visível pode ser visto como a antítese do Projeto do Genoma Humano, mais bem conhecido. Enquanto o genoma humano decodificado gera uma lista inescrutável de letras e números que descrevem os milhares de genes e a sequência exata de bilhões de aminoácidos que constituem o DNA humano, o Projeto do Corpo Humano Visível nos mostra duas pessoas de verdade. Segundo a cientista social australiana Catherine Waldby, cada um aspira a ser, e é a seu próprio modo, um "arquivo exaustivo de informações humanas", mas somente o Projeto do Corpo Humano Visível é "espetacular". E se, como Wittgenstein nos diz, "o corpo humano ainda é a melhor imagem da alma humana", talvez ele seja a melhor resposta que até agora tivemos para nosso impulso de longa data de visualizar o eu.

Agora, vamos cortar nossa própria fatia de carne humana.

A CARNE

Quanto custa uma libra de carne?

Para Shylock, em O *mercador de Veneza*, uma libra de carne não tem preço: "A libra que exijo dele/ Foi regiamente paga, é minha, e eu a quero para mim." Lembremos que o mercador Antônio está sem dinheiro, enquanto espera que seus navios voltem ao porto. Ainda assim, ele concorda em apoiar o plano de seu amigo Bassânio, que não tem dinheiro algum, de viajar a Belmonte, onde fará a corte à bela (e rica) Pórcia. Para tanto, Antônio autorizou Bassânio a levantar os 3 mil ducados necessários, dos quais ele, Antônio, será o fiador. Bassânio procura o prestamista judeu, e os dois acertam as condições. Agindo de modo diferente de seu costume, Shylock não exige juros, mas, em vez disso, quer que lhe seja dada uma libra da carne de Antônio, se este se provar incapaz de pagar o empréstimo. Shylock e Antônio são inimigos e rivais nos negócios, especialmente porque Antônio atrapalha a agiotagem de Shylock, emprestando dinheiro a seus amigos sem cobrar juros, como manda a doutrina cristã. Quando se encerra o prazo de pagamento, três meses depois, Antônio realmente não consegue ressarcir o dinheiro, acreditando que seus navios naufragaram; e a triste questão vai ao tribunal. Em desespero, Bassânio oferece a Shylock seu capital de volta, acrescido do mesmo valor, um total de 6 mil ducados (sendo a quantia de repente fornecida por Pórcia, com quem se casou). Contudo, arrogante, Shylock recusa até seis vezes mais. "Prefiro executar a garantia", insiste ele.

E o que dizer dessa libra de carne em termos físicos? Supõe-se que Antônio sobreviva a sua remoção? Shakespeare faz seus personagens refletirem um pouco sobre o assunto. Está claro na peça que é o próprio Shylock quem vai manejar a faca. Os judeus estavam entre os melhores cirurgiões e anatomistas da época. Mas onde ele irá cortar? Quando do aceite das condições, Shylock estipula que a carne "seja cortada e tirada/ Da parte de seu corpo que eu quiser". No tribunal, porém, ele é informado pelo "doutor em direito" chamado para decidir como juiz no caso (na realidade, Pórcia, disfarçada) de que a carne deve "ser cortada/ da área mais próxima do coração do mercador", com a recomendação contraditória de que ele "Tenha misericórdia".

A libra de carne não é uma invenção de Shakespeare. Ele pode tê-la extraído de fontes italianas "anglicizadas" ou, de modo indireto, do *Cursor Mundi*, escrito no dialeto da Nortúmbria no século XIV. Nessa versão, o judeu, levado ao tribunal da rainha Ellen, jura tirar a carne da vítima da maneira mais dolorosa possível, cortando fora os olhos, as mãos, a língua, o nariz, "e assim por diante até ser cumprido o pacto". A penalidade apresenta semelhança com punições por amputação, permitidas por lei.

É sempre difícil calcular o peso de qualquer parte do corpo, já que, na grande maioria dos casos, as partes são inseparáveis do todo. É possível, porém, ter alguma noção do que uma libra de carne poderia representar. A carne humana e a dos animais têm uma densidade mais ou menos igual, de modo que uma libra de carne de vaca dá uma boa noção visual. Um método mais notável consiste em mergulhar a mão num balde totalmente cheio de água até que o líquido que transborda pese uma libra (sendo que a água também tem a mesma densidade do corpo humano). No meu caso, descobri que o corte de uma libra alcança uns cinco centímetros acima do pulso. Como alternativa, uma libra tiraria a maior parte do pé de um homem. Dos órgãos com que pude lidar na Ruskin School, o coração foi o que chegou mais perto do peso exigido. Um coração dissecado pesa cerca de dois terços de libra. Cheio de sangue, talvez pese uma libra.

A CARNE

No entanto, Shylock é informado de que não poderá tirar o coração, apenas a carne em volta. Conclui-se que em geral a carne é caracterizada pelo que não é. Ela não é os órgãos, que têm funções específicas no corpo. Nos animais, o termo carne é usado para designar a carne comestível, isolada das vísceras. Ela também não inclui os ossos. A expressão bíblica "carne e osso" deixa implícito que a carne é macia. "Carne da minha carne e sangue do meu sangue" — expressão que Shakespeare usa muitas vezes em suas peças — sugere que a carne é sólida em contraste com o sangue, líquido, que corre nas veias. Embora possa às vezes ser um sinônimo da pele, a carne também não é a pele. A carne é também distinta do "espírito". Na verdade, os dois opõem-se num constante combate moral. A carne é então o volume físico do corpo, principalmente os músculos, mas também a gordura. A carne tem profundidade. Podemos fazer um corte em sua espessura e a imaginarmos em três dimensões. Em seu famoso ensaio "Sobre os canibais", Montaigne escreve com vigor sobre tribos que poderiam assar um inimigo capturado e depois enviar "nacos da carne para amigos ausentes".

É claro que nós nunca descobrimos que naco da anatomia de Antônio vai ser cortado. Pórcia, com sua rapidez de raciocínio, examina o teor do contrato e observa que ele especifica uma libra de carne, nem mais, nem menos. Ela determina que Shylock pode pegar sua libra de carne, desde que não derrame "uma gota de sangue cristão" e que tire uma libra exata, com um erro máximo de um vigésimo de um escrópulo (um escrópulo era pouco mais que um grama).

Esse pronunciamento jurídico pretende colocar um enigma moral, não apenas um dilema para um dissecador. A interpretação do advogado segue a convenção bíblica de em geral distinguir a carne do sangue. Na doutrina judaica, a carne é o corpo (eles compartilham a palavra *bâsâr* em hebraico). Mas então, como nos diz o Levítico, "a vida da carne está no sangue". Logo, há uma distinção importante a ser feita entre os dois. Onde "a carne e o sangue" aparecem juntos na Bíblia, geralmente é em referência a holocaustos e sacrifícios de animais. Como sua carne corporal pode ser extraída, mas não seu sangue vital, entendemos no mínimo que Antônio não deve ser sacrificado desse modo brutal.

A obra de Shakespeare está repleta de corpos e suas partes. A palavra "carne" ocorre 142 vezes, e *O mercador de Veneza* usa o termo duas vezes mais que qualquer outra peça. A palavra "heart" [coração] aparece 1.047 vezes nas peças e sonetos, com mais 208 ocorrências de "heartily" [vigorosamente, com entusiasmo], "sweet-heart" [namorado/a; amado/a] e outras variações. *Rei Lear*, e não *Romeu e Julieta*, como se poderia esperar, apresenta a maior quantidade de menções: 39. "Não consigo trazer meu coração à boca", responde Cordélia, em termos viscerais, à pergunta do pai se ela o ama um pouco mais do que suas irmãs volúveis. Com efeito, há no seu nome uma indicação de que ela é de fato a filha predileta: Cordélia, ressaltaram estudiosos de Shakespeare, soa como cor-de-Lear (coração de Lear) em inglês.

O próprio Hamlet admite ter o "fígado de um pombo" e ser desprovido de rancor. O dinamarquês também apresenta a única ocorrência em Shakespeare da palavra "tornozelo", quando ele aparece diante de Ofélia "com as meias imundas,/ sem ligas e caídas no tornozelo;/ Pálido como sua camisa, com os joelhos se entrechocando". Macbeth fala de seu "poder descarado" — a primeira vez que o adjetivo "barefaced" foi usado em inglês. "Lily-liver'd", significando "covarde", também é palavra cunhada por Shakespeare, usada duas vezes, em *Macbeth* e no *Rei Lear*. Considerava-se que um fígado descorado era um sinal de fraqueza, ligado ao papel que se supunha que o fígado cumpria na geração do sangue e do calor corporal. Há em Shakespeare, às centenas, cabeças e mãos, olhos e ouvidos, mas, de modo ainda mais significativo, também 82 cérebros, 44 estômagos, 37 barrigas, 29 baços, 20 pulmões, 12 entranhas, 9 nervos e um único rim, que surge em *As alegres comadres de Windsor*, quando Falstaff procura se apresentar como uma figura digna de pena, enquanto relata as indignidades que sofreu nas mãos das alegres comadres — "a man of my kidney", um homem da minha natureza, como ele reclama, incrédulo. Na realidade, nenhum personagem em Shakespeare tem uma presença corporal mais espetacular do que Falstaff, que nessa mesma cena já nos lembrou de como, no decurso de uma das brincadeiras das mulheres, seu corpo imenso e derrotado foi carregado "num cesto, como um carrinho de vísceras do açougue".

Shakespeare estava escrevendo num tempo de crise no desenvolvimento de nossa compreensão do corpo humano. Foi mais ou menos por essa época que o corpo recebeu, por assim dizer, um contorno definido em contraste com o resto do mundo. Nós nos tornamos *Homo clausus*, como o sociólogo Norbert Elias nos rotula: o homem fechado em si mesmo. Não sei bem se aceito essa teoria. Sem dúvida o corpo vivo sempre foi um mistério impenetrável. Quando me coço porque estou sentindo alguma coceira abaixo da superfície, sei que sua causa continuará oculta de mim pela pele. E sempre foi assim. Fico atormentado pela ideia de que, se ao menos pudesse enxergar através da pele, se pudesse momentaneamente abri-la, poderia lidar com o problema de modo mais eficaz. Os médicos devem sentir essa frustração num grau ainda mais acentuado. Contudo, esse parece ser um pensamento moderno. Segundo os teóricos, simplesmente não estava ao alcance imaginativo de pessoas que sentiam coceira na época medieval pensar dessa forma. Elas teriam procurado respostas para os achaques ocultos do corpo no exterior, talvez recorrendo à astrologia e à magia.

A ascensão da anatomia é parte dessa mudança, pois o impulso de abrir o corpo exige que ele esteja fechado, para começo de conversa. O anatomista, como o cético, precisa ver com os próprios olhos para acreditar e compreender. O *De Humani Corporis Fabrica* de Vesálio escancarou as portas para esse mundo interno. As pessoas começaram a empregar termos referentes ao corpo com menos timidez e vergonha. Até mesmo a rainha Elizabeth garantiu aos soldados que se preparavam para repelir a Invencível Armada: "Sei que meu corpo não é mais que o de uma mulher fraca e frágil, mas tenho o coração e a disposição de um rei, e ainda mais de um rei da Inglaterra." As constantes referências de Shakespeare, não só a partes externas do corpo, mas também a suas entranhas, que vemos com tanta raridade, são a reação do escritor a novas possibilidades literárias. As partes do corpo fornecem grande quantidade de novas imagens e metáforas. O historiador italiano da medicina Arturo Castiglioni chega a afirmar que Shakespeare teve a ideia de sua cena visual mais famosa, em que Hamlet, no cemitério, pega o crânio do antigo bobo da corte e o segura enquanto recita os versos "Ai, pobre Yorick!", inspirado numa ilustração na obra de Vesálio, que mostra "um esqueleto em meditação", com a mão direita pousada sobre um crânio colocado no túmulo de pedra a sua frente.

Shakespeare avança mais que seus contemporâneos nesse novo mundo da linguagem. Ele tem conhecimento médico e inclui em algumas passagens de suas peças referências à maioria das enfermidades e remédios daquela época. Mais que isso, seu uso de imagens corporais estimula nosso envolvimento na ação dramática e produz em nós uma forte identificação com seus personagens. Isso o distingue de seus contemporâneos, como Christopher Marlowe, Ben Jonson e até mesmo o sanguinário John Webster. E, naturalmente, a nova linguagem e metáforas suculentas baseadas em partes do corpo somente poderiam funcionar em termos dramáticos se as plateias de Shakespeare já compartilhassem o sentido que ele tinha do corpo humano.

É Hamlet quem mais se debate com o significado da corporificação do ser humano, usando cenas sucessivas para sondar cada vez mais fundo a questão. O eu corporificado está preso aos limites físicos do corpo? Quando ocorre o que ele chama de "transformação" de Hamlet, seu tio Cláudio, o novo rei, observa que "nem seu exterior nem seu íntimo/ se assemelham ao que era antes". Hamlet diz de si mesmo: "Eu poderia estar preso numa casca de noz e me considerar rei do espaço infinito, se não fosse pelos maus sonhos que tenho." Nessas circunstâncias, ele luta para conciliar os limites de seu corpo

A CARNE 73

com a escala de suas ideias cada vez mais desarrazoadas. Hamlet sonha: "Ah, quem dera que esta carne sólida demais se dissolvesse." E, em seu famosíssimo monólogo, ele avalia a possibilidade do fim eterno. "As mágoas e os milhares de choques naturais/ que assolam a carne."

Em *Macbeth*, são as imagens de sangue que predominam. O sangue transborda e se avoluma ao longo da peça como um rio que invade suas margens. Não mais devidamente contido no interior do corpo, ele mancha adagas, mãos e rostos. Chega a se derramar para fora do próprio drama e penetra no mundo real do teatro para "ameaçar este palco sangrento", como declara um personagem. As bruxas acrescentam sangue de babuíno e sangue de porca a seu caldeirão. No Terceiro Ato, Macbeth já está tão envolvido que descobre estar "atolado" em sangue. A Escócia, como a Dinamarca, é um corpo: "Sangra, sangra, pobre terra!", diz Macduff. "Ela chora, ela sangra", concorda Malcolm algumas linhas depois.

Imagens igualmente líquidas acompanham Falstaff — aquele carrinho cheio de "vísceras do açougue" — ao longo da ação de três peças. Na primeira parte de *Henrique IV*, o príncipe Henrique, jovem e em boa forma, faz repetidas provocações a Falstaff por conta de suas entranhas de mobilidade alarmante: "saíste correndo carregando a barriga", "essa bolsa lotada de entranhas", "como tuas tripas cairiam até teus joelhos!". Aqui também, os dois personagens representam facetas do organismo político, atualmente mole e flácido, mas com o potencial para tornar-se magro e eficiente. Ouvimos esse mesmo linguajar hoje, por exemplo com os conservadores em termos fiscais referindo-se rotineiramente ao fato de os orçamentos do Estado estarem "inchados". Na verdade, parece duvidoso que uma pessoa ostensivamente gorda seja eleita líder nacional hoje, mesmo em países onde a obesidade é epidêmica no eleitorado.

Antes de fechar a tampa sobre o corpo de Shakespeare, deveríamos fazer uma pausa para refletir sobre "this mortal coil" [este emaranhado mortal], a imagem vital mais famosa de todas no discurso mais famoso de todos, o monólogo "Ser ou não ser" de Hamlet. Do que se trata? A estranha e poderosa expressão de Shakespeare sugere naturalmente muitas coisas. No século XVI, a palavra "coil" significava tumulto ou confusão. "Coil" era um termo coloquial para "barulho" e "alvoroço", derivado de seu sentido original como verbo, empilhar, reunir ou colher, do francês *coillir*. Entretanto, no exato momento em que Shakespeare escrevia *Hamlet*, "coil" também estava começando a designar um arranjo bem mais organizado de voltas empilhadas, um rolo. A palavra parece perfeitamente adequada para descrever a arquitetura caótica do intestino humano (Hamlet tem uma preocupação com as entranhas, como já vimos), e, em termos mais amplos, para comunicar uma percepção da vida como uma viagem emaranhada, com um começo e um fim, mas também com um aspecto cíclico, repetitivo. Mesmo incorrendo num anacronismo, não podemos deixar de ver também a sugestão das duplas cadeias helicoidais do DNA, a molécula da vida.

A característica física que distingue Falstaff é, naturalmente, seu peso. Ele é o "cavaleiro gordo", um "gordo patife" e, um insulto ainda mais satisfatório, um "gordo filho da puta". Ser gordo, como zomba o príncipe Henrique, é ficar sentado à toa, preguiçoso e inútil. Cabe a Falstaff salientar com amargor que a gordura tem sua utilidade. As vacas gordas não são preferíveis às "vacas magras do Faraó"?, pergunta ele. E o que dizer da gordura no ser humano? Mais para o fim de *As alegres comadres de windsor*, Falstaff queixa-se de todos os logros a que foi submetido por adversários que poderiam "derreter cada gota de minha gordura e untar botas de pescadores com ela". No tempo de Shakespeare, a gordura humana era derretida do corpo de criminosos executados e dissecados. Chamada de "óleo humano", ela foi usada pelo menos até fins do século XVIII como unguento para membros atrofiados — e decerto, eventualmente, também para impermeabilizar botas.

Sou lembrado da natureza problemática da gordura quando vejo no Museu Boerhaave um estranho modelo de cera de um corpo dissecado.

No início do século XIX, Petrus Koning, um anatomista mórbido da Universidade de Utrecht, tomou a decisão incomum de fazer modelos realistas de cera, em vez das versões idealizadas tipicamente elaboradas na Itália. Os modelos de cera eram destinados a ser substitutos duráveis de cadáveres para o ensino aos estudantes de medicina. O realismo era o objetivo manifesto de seus talentosos criadores, mas estava claro que se fazia alguma correção de imperfeições, e às vezes uma dimensão alegórica se insinuava nas obras. Esses modelos continuam a ser mais belos e impressionantes que os conjuntos de plástico de cores vivas que os suplantaram. O desvio de Koning consistiu em estender o realismo de seus modelos de modo que incluísse as camadas amarelas de gordura que outros artistas preferiam omitir — e que continuam a não ser incluídas nos atuais modelos de plástico.

Nossa atitude em relação a nossa própria gordura é de uma extrema ambivalência. No Gênesis, o Faraó promete que seus seguidores comerão "da fartura da terra", e está claro que a "gordura" é o melhor que a terra pode oferecer. Numa época em que poucas pessoas podiam aspirar a ser gordas, a gordura em si era um ideal, um sinal de prosperidade e saúde. Como nada lhes faltava, governantes — de Hapshepsut e Guilherme, o Conquistador, a Henrique VIII — conseguiram chegar a uma boa circunferência. A obesidade extrema também não era algo de que não se tivesse ouvido falar. O médico grego Galeno atendeu a um certo Nicômaco, de Esmirna, que aparentemente não conseguia sair da cama apenas devido ao seu peso. O que a filósofa Susan Bordo chama de "tirania da esbeltez" somente começou a se afirmar mais para o final do período vitoriano, entre alguns ricos que reagiram de modo ascético à maior abundância de alimentos. Novas ideias científicas sobre dietas e exercícios ajudaram-nos nesse sentido, da mesma forma que a invenção da balança de banheiro, mais ou menos nessa época. É significativo que as versões mais recentes dessas balanças enviem pequenas correntes elétricas pelo corpo, para poder rastrear mudanças no peso de sua gordura, isoladamente do peso do corpo por inteiro.

Uma reação à ascensão da moda da magreza foi a de encontrar novos rótulos adequados aos que não eram magros. O esplêndido adjetivo "rubenesco" data de 1913. Derivado dos nus voluptuosos pintados por Peter Paul Rubens três séculos antes, ele é um lembrete de que "ter carnes" nem sempre foi ruim. Uma silhueta rubenesca é um paradoxo no mundo onde reinam os menores manequins. O termo não designa uma mulher gorda, nem mesmo grande, mas um pouco roliça e decididamente com curvas. Desejável, não repulsiva. Sugere uma carne macia, não o corpo rígido do *Homo clausus*: mais para Marilyn Monroe do que para a Madonna dos últimos tempos.

Cientistas interessados na atração examinaram recentemente as obras do artista flamengo, com o objetivo de testar a suposição amplamente aceita por psicólogos evolucionistas de que os homens são biologicamente condicionados a preferir mulheres com uma proporção baixa, de cerca de 0,7, entre a cintura e o quadril, equivalente a uma cintura de 63,5 cm para quadris de 91,4 cm, apesar de indícios de que em algumas sociedades não ocidentalizadas a atração seja exercida basicamente pelo alto peso corporal. Eles mediram a relação cintura-quadril de 29 nus de Rubens, aceitos como representativos de um padrão artístico de beleza, e concluíram que eles apresentavam uma relação substancialmente mais alta, de 0,78, fornecendo mais indícios sugestivos de que a figura de ampulheta, representada pela proporção de 0,70, não seja uma proporção ideal para todas as sociedades, nem para todas as épocas.

Então, quanto de gordura é demais? Sabe-se que a gordura cumpre uma série de funções vitais, a mais óbvia das quais é o armazenamento de energia. Há cerca de 30 bilhões de células adiposas no corpo. Esse número não muda, se você ganhar peso, pelo menos não de início. O que acontece é que cada célula armazena mais lipídios ricos em energia, aumentando de peso em até quatro vezes. Se o ganho de peso ultrapassar um determinado ponto, porém, essas células começam a se dividir, e são formadas novas células adiposas. Depois disso, é mais difícil perder peso. No entanto, a gordura cumpre um

A CARNE 77

bom número de outras funções úteis, como fornecer ácidos graxos que controlam a atividade celular e os hormônios que regulam várias funções do corpo.

Está claro, então, que a gordura não é meramente enchimento ou acolchoamento, embora ela permaneça muito menos estudada do que a carne, os ossos e os órgãos do corpo. Contudo, é assim que ela nos parece. Ela pode estar presente em abundância ou praticamente ausente. Quando aparece, é amorfa e rebelde. Dá a impressão de ser contínua, homogênea, sem estrutura e potencialmente sem fim. Ela não demonstra ter nenhuma finalidade visível, mas se acumula de qualquer modo, criando seu próprio espaço no envelope do corpo em expansão. Ela ri das normas da forma humana ideal e, formando volumes protuberantes em quase qualquer parte do corpo, zomba do petulante *Homo clausus*.

Plínio, o Velho, foi o primeiro a implicar com a gordura, em sua *História natural*, onde nos diz que a gordura é desprovida de sentidos. A carne pode sentir e tocar, mas uma camada de gordura é um obstáculo esponjoso às sensações e, portanto, um impedimento a nossa ligação com o mundo. No discurso contemporâneo, também, a gordura é vista não como o complemento necessário da carne, mas sob certos aspectos como seu oposto. Algumas pessoas até mesmo equiparam a remoção de gordura ao acréscimo de tecido muscular ou ao desenvolvimento de um físico mais esbelto. Um cirurgião plástico que entrevistei explicou que uma operação cada vez mais popular entre os homens é a remoção da gordura subcutânea do ventre, em sulcos estreitos, para deixar a ilusão de uma barriga "tanquinho", isto é, um bem desenvolvido *rectus abdominis*, o músculo grande e plano que se estende de um lado a outro do abdome e no qual, com uma boa definição, aparecem três linhas de tendões transversais.

As perguntas não desaparecem quando a gordura já não faz parte de nós. Ela é resíduo a ser descartado ou um recurso útil? Em salas de cirurgia ela é classificada como resíduo hospitalar. Mas, sem dúvida, não pode ser considerada *excreção*, se não é expulsa do corpo através dos orifícios reservados para essa finalidade. Se precisa ser cortada ou sugada à força, sem dúvida deve ser preciosa para nós, mais ligada a nossa carne. Uma vez que é removida, porém, ninguém a quer, e a substância volumosa inspira parte da mesma repulsa causada por excreções normais.

Tabus e normas sociais complexas regem nossas opiniões sobre o sangue e os excrementos. Mas não foi estabelecida nenhuma norma semelhante no que diz respeito à gordura. Toda essa incerteza inspira artistas plásticos. O alemão Joseph Beuys ficou célebre pelo uso da gordura em suas obras. Embora ele de fato usasse gordura animal, parece claro que deveríamos interpretá-la como se fosse nossa. Ao explicar seu uso do material, Beuys fez a alegação estranha de que, quando seu avião foi abatido na região da Crimeia, em 1944, quando ele servia na Luftwaffe, membros de tribos tártaras cuidaram dele, envolvendo-o em camadas de gordura e feltro, até ele recuperar a saúde.

A popularidade crescente da lipoaspiração força-nos a enfrentar de outra forma o significado cultural da gordura. O que significa removê-la? E o que representa sua existência separada do corpo? Na Grécia Antiga, a gordura humana era usada em oferendas sacrificiais e em oferendas fúnebres, com sua característica líquida sendo considerada a essência da vida que compensava a secura dos ossos. Atualmente, os rituais assumem formas novas e bizarras, com sugestões de novos significados. Em 2005, Stelarc, o artista australiano dedicado a instalações, e sua parceira Nina Sellars submeteram-se a lipoaspirações e então misturaram a gordura extraída do corpo de ambos numa grande câmara transparente, para criar uma obra de arte que chamaram de *Blender* [Liquidificador]. A intervalos de alguns minutos, a mistura é batida com um liquidificador elétrico para que seja mantido seu estado líquido homogeneizado. Uma parte importante da realização dos artistas, afirmam eles, consistiu em obter a propriedade legítima dos resíduos de seu próprio corpo, para começar. Pode-se dizer que o autor de textos de culinária e autoproclamado "gastronauta" Stefan Gates foi mais além quando converteu a gordura extraída de seu corpo, por meio de lipoaspiração, em glicerol, para uso na cobertura de um bolo, que ele então comeu. O que nos dizem essas proezas — a primeira, uma simulação esdrúxula de uma união sexual; a segunda, um exercício chocante de autocanibalismo? Talvez apenas que nossa relação com a gordura esteja destinada a seguir por seu caminho conturbado.

Entretanto, relatos sensacionalistas de assassinos derretendo a gordura de suas vítimas para vendê-la a preços altos a fabricantes de cosméticos, ou de cirurgiões plásticos cujos carros usam como combustível óleo diesel elaborado a partir da gordura de pacientes, deveriam ser encarados com cautela. Para a maioria das finalidades práticas, a gordura de uma fonte é essencialmente tão boa quanto a gordura de outra, e ela é um dos produtos de origem animal de menor preço. Não faria sentido dar-se o trabalho de usar gordura humana para uma função que poderia ser desempenhada exatamente da mesma forma por gordura animal ou vegetal. Se o "óleo humano" tiver algum valor no futuro, é mais provável que seja pela matéria celular que contém do que por seus lipídios ricos em energia. Em 2002, por exemplo, uma equipe chefiada por Patricia Zuk da Universidade da Califórnia em Los Angeles demonstrou que a gordura humana pode ser uma fonte conveniente de células-tronco que são capazes de se diferenciar mais prontamente, transformando-se em tecido muscular, cartilaginoso ou ósseo, do que células-tronco adultas colhidas de outras partes do corpo. Podemos então ter descoberto um motivo para gostar de nossos pneuzinhos.

OS OSSOS

Os esqueletos suspensos de modo tão proeminente em salas de anatomia, antigas e modernas, nas seções de medicina de livrarias universitárias e, por sinal, também em patíbulos imploram por ser admirados como pura estrutura. Quando expomos o esqueleto de uma argumentação, queremos dizer que estamos explicitando seus pontos essenciais. O esqueleto de alguma coisa representa o que é fundamental nela. Os ossos são também uma maravilha estética e de engenharia.

As pessoas corriam para ver ossos vivos, quando a oportunidade surgiu pela primeira vez com o advento dos raios X, em 1896. O jornal *Neue Freie Presse* de Viena anunciou a descoberta de Wilhelm Röntgen no dia 5 de janeiro, num artigo ilustrado com uma fotografia em raios X da mão esquerda de Frau Röntgen. [Ver imagem 4 do encarte.] Somente seus ossos e aliança de casamento estavam visíveis; a carne tinha se tornado transparente. Em questão de dias, entusiastas estavam fabricando dispositivos de raios X para sua própria diversão, bem como para diagnóstico médico, a aplicação que Röntgen tinha identificado desde o início. Era tamanha a aceitação entre amadores que médicos pediam a seus pacientes que trouxessem chapas de raios X que estes tivessem gravado em casa — prática que resultou em algumas queimaduras sérias causadas pela radiação, em decorrência da longa exposição necessária.

A tecnologia faz uma aparição notável em *A montanha mágica*, romance de Thomas Mann de 1924. O ingênuo protagonista Hans Castorp visita um sanatório para tuberculosos nos Alpes. Castorp acompanha seu primo, quando este vai tirar uma radiografia, e então oferece sua própria mão para uma chapa, apesar de não estar doente. Ele vê o que foi levado a esperar, "mas que não se pretendia que homem algum visse e que ele próprio jamais tinha imaginado que conseguiria ver: sua própria morte".

Mais notável é a macabra carga erótica que acompanha essas novas visões do corpo, em que se pode enxergar através das roupas, não até a pele, mas para além dela até os ossos. A certa altura, mostram a Castorp radiografias do braço de uma mulher e o relembram: "É com isso que elas o abraçam quando fazem amor, sabe?" Enquanto espera por sua própria radiografia, Castorp fantasia com uma paciente na qual ele vê que "a cervical era muito proeminente, e quase toda a coluna estava marcada por baixo do pulôver justo".

De imediato, as pessoas queriam que os raios X lhes mostrassem mais do que simplesmente seus ossos. No dia 5 de fevereiro de 1896, apenas um mês depois do anúncio da descoberta, o magnata da imprensa William Randolph Hearst mandou um telegrama para o inventor Thomas Edison perguntando-lhe se ele faria uma radiografia do cérebro humano. Edison aproveitou a primeira oportunidade e usou a cabeça de seu assistente na época, posicionando-a diante do aparelho de raios X por uma hora. Mas tudo o que pôde ver foi o "borrão curvilíneo" do crânio do homem. Foi preciso esperar muitas décadas para que outras técnicas revelassem alguma coisa dessa parte misteriosíssima do corpo. Enquanto isso, as radiografias permanecem sendo o principal recurso médico para mostrar os ossos em contraste com a carne e outros tecidos moles, e seus fantasmagóricos contornos negativos continuam a exercer influência sobre o imaginário da população.

Pode haver pecados da carne, mas o esqueleto que carrega nosso peso é o inocente escravo do corpo, um mecanismo sem malícia, admirável em sua devoção ao dever. É a única parte do corpo que dura para sempre, o que lhe confere uma importância para além do repouso em

OS OSSOS

decomposição. Embora ele pareça inanimado por ser rígido e duro, o esqueleto, desse modo, representa a continuidade da vida (por sinal, um simbolismo adequado em termos biológicos, já que os ossos contêm a medula, que gera células sanguíneas).

Naturalmente, em termos simbólicos, o principal osso do esqueleto é a caveira. Suas órbitas sem olhos nos encaram, seus dentes sorriem, sua boca sem lábios acusa. A caveira é a advertência absoluta contra a vaidade humana, o símbolo da *vanitas* na arte clássica, por ser de osso, mas também por ainda ser reconhecível como rosto. Uma caveira desse tipo aparece ameaçadora sobre a laje do túmulo no menos conhecido de dois quadros de Nicolas Poussin, intitulados *Et in Arcadia Ego* [Eu também em Arcadia] de acordo com a inscrição que aparece no túmulo. Do mesmo modo que a cabeça representa a pessoa inteira em vida, a caveira representa a pessoa morta. O símbolo de uma caveira, traçado à mão, era no passado usado nos livros de navios para registrar a morte de um membro da tripulação. É provável que esse costume explique o surgimento no século XVII do pavilhão chamado de "Jolly Roger", hasteado em navios de piratas, com uma caveira e ossos brancos cruzados em X sobre um fundo preto. "Jolly Roger" pode ser uma corruptela da expressão francesa *jolie rouge* [vermelho bonito], porque no passado as bandeiras eram vermelhas, uma indicação ainda mais sanguinária das intenções dos piratas.

Em outras ocasiões, porém, o crânio volta a juntar-se ao corpo. Esqueletos completos apresentam a *danse macabre* ou *Totentanz*, a dança da morte, um tema artístico alegórico que alcançou proeminência no século XV em consequência da Peste Negra. Quando compôs sua *Danse Macabre* para orquestração em 1874, Camille Saint-Saëns fez bom uso do xilofone para reproduzir o ruído assustador de ossos a saltitar.

Antigos textos médicos costumam apresentar o esqueleto como uma das maravilhas da natureza. A engenharia precisa de nossos ossos, que nos permite andar, correr, levantar pesos e carregá-los, foi muitas vezes mencionada como prova da existência de Deus. "Desafio qualquer homem a produzir, nas articulações e pivôs da máquina mais complicada ou mais flexível que jamais foi inventada, uma construção mais criativa, ou de criatividade mais evidente, do que a encontrada nas vértebras do pescoço *humano*", escreveu William Paley, no que talvez seja o mais famoso desses hinos de louvor, sua obra de 1802, *Natural Theology, or Evidences of the Existence and Attributes of the Deity Collected from the Appearances of Nature* [Teologia natural, ou provas da existência e atributos da divindade, colhidas de aspectos da natureza]. Paley admira, em particular, as vértebras do pescoço, por serem articuladas de tal modo que a cabeça tanto pode fazer o movimento de subida e descida quanto o de giro para a esquerda e para a direita. Isso é pura teleologia, é claro: como os ossos cumprem suas funções de modo tão milagroso, bem, eles devem ter sido formados por milagre. Foi Paley quem apresentou a famosa analogia da criação natural à criação de um relógio de bolso, um mecanismo tão complexo que não seria possível que tivesse sido concretizado sem a intervenção de um criador. As complexidades da anatomia humana foram uma parte importante de sua inspiração.

Seja como for, quando olhamos para um esqueleto, vemos não apenas uma imagem da mortalidade, mas o que é nitidamente algum tipo de sistema mecânico. Alguns ossos são colunas de sustentação. Outros são como vigas. Eles são acionados para trabalhar de formas variadas. Imagine um esqueleto segurando uma sacola de compras. O peso dessa carga sobe passando pelos ossos da mão e do braço até a "dobradiça" do ombro. De lá, a carga é transmitida através da clavícula, da omoplata e outros ossos até a coluna vertebral, onde então desce através das vértebras para entrar na pelve e continuar descendo pelos ossos de cada perna até chegar ao chão. Ao levantar a sacola, os ossos do braço são postos em tensão, enquanto os ossos da coluna e das pernas são comprimidos. A clavícula atua como uma viga, com as forças de distensão estendendo a parte superior do osso e forças de compressão reduzindo-o na parte inferior enquanto ela se curva com a carga.

OS OSSOS   85

Sem dúvida, sem ter de invocar um criador divino, podemos aceitar a opinião de Paley de que os ossos realizam feitos notáveis. Uma jovem franzina que pese, digamos, 50 quilos pode ter um esqueleto com um peso seco de não mais que 3 ou 4 quilos. Creio que vocês concordarão que ele é de uma leveza quase incrível. Ele é mais leve que algumas réplicas de esqueleto de plástico que são vendidas para estudantes de medicina. Por que isso é tão surpreendente? Na vida, tendemos a pensar que os ossos são pesados, e a carne, leve. Isso por que esta última se move, enquanto os ossos precisam ser movimentados. Consideramos os músculos ativos; e os ossos, pelo contrário, passivos; logo, inertes e resistentes a nossa vontade. Descubro, porém, que essa percepção muda diante de um cadáver dissecado. Se você algum dia segurar um osso nas mãos, vai descobrir que, assim que levanta um membro completo, é a carne que é pesada e os ossos que são leves.

Ossos secos são compostos principalmente de hidroxiapatita, uma forma hidratada de fosfato de cálcio. A densidade dessa substância mineral é suficiente para bloquear os raios X, permitindo que eles revelem onde os ossos estão dentro do corpo e as suas falhas físicas, mas infelizmente nada sobre como eles funcionam. Os raios X conseguem nos dizer, porém, que há mais ou menos 206 ossos no corpo humano.

Por que *mais ou menos* 206? Não é como se 206 fosse um número tão alto que não se possa fazer uma contagem exata. O número é aproximado porque certos ossos se fundem enquanto estamos em crescimento. Um osso chamado sacro é formado quando as cinco vértebras inferiores que suportam carga se fundem no ponto onde se encontram com a pelve. Abaixo delas, outras três, quatro ou cinco vértebras se fundem para formar o cóccix, que é muito menor e fica ligado à parte inferior do sacro. O cóccix é nossa cauda vestigial. Em criaturas providas de cauda, uma quantidade muito maior de vértebras articuladas continua além daquele ponto para fornecer sua estrutura flexível. Seria possível supor que o cóccix seja desnecessário nos seres humanos, mas ele evoluiu paralelamente a nossos estilos sedentários de vida para servir como o terceiro apoio do tripé ósseo no qual nos sentamos (os outros dois apoios sendo as tuberosidades isquiáticas da pelve, de nome memorável): nós carregamos conosco para lá e para cá nosso próprio banquinho de três pernas. É comum que haja mais de 206 ossos no corpo. De vez em quando, ocorre fusão entre mais ossos do que deveriam se fundir, e acabamos com um número ligeiramente menor.

Os ossos fundem-se por causa da gravidade. No ambiente submarino, efetivamente sem peso, os ossos de baleias e peixes podem nunca se fundir, e assim eles continuam a crescer. O crescimento sofre tão pouco impedimento que, em alguns casos, o tamanho é um bom indicador da idade de um animal. Os seres humanos, por outro lado, param de crescer quando atingem um tamanho notavelmente constante. O biólogo e filósofo J. B. S. Haldane fez a seguinte colocação num famoso ensaio:

> Tomemos o mais óbvio dos casos possíveis e examinemos um gigante de 18 metros de altura — mais ou menos da altura do gigante Papa e do gigante Pagão na versão ilustrada de *O peregrino* de minha infância. Esses monstros não eram só dez vezes mais altos que Cristão, mas dez vezes mais largos e dez vezes mais espessos, de modo que seu peso total era de mil vezes o peso dele, ou entre 80 e 90 toneladas. Infelizmente, as seções transversais de seus ossos eram apenas cem vezes maiores que as de Cristão, de tal modo que cada centímetro quadrado de osso de gigante precisava sustentar dez vezes o peso sustentado por um centímetro quadrado de osso humano. Como o fêmur humano se quebra quando submetido a dez vezes o peso humano, Papa e Pagão teriam fraturado as coxas cada vez que dessem um passo. Era sem dúvida por isso que eles estavam sentados na imagem de que me lembro. Mas esse fato diminui nossa consideração por Cristão e João, o Matador de Gigantes.

OS OSSOS

Essa argumentação, por sinal, embora convincente quanto ao *tamanho* humano ideal, praticamente anula a existência de uma *proporção* humana ideal; pois, se tivéssemos evoluído de modo a ter 18 metros de altura, nossas proporções teriam de ser muito diferentes daquelas propostas por Policleto e Vitrúvio.

Com pouco mais de duzentos ossos pesando apenas alguns quilos, o peso médio do osso humano fica em menos de 30 gramas. É claro que esses ossos variam enormemente tanto em tamanho como em forma. O "osso mais longo, maior e mais forte do esqueleto", segundo a *Anatomia* de Gray, é o fêmur. Com sua haste longa e reta e suas extremidades aumentadas e arredondadas, ele se revela uma boa clava, como os primatas descobrem nas cenas de abertura de *2001: uma odisseia no espaço*. No outro extremo da escala, estão os famosos ossos minúsculos da orelha — o *malleus*, o *incus* e, o menor de todos, o estapédio (martelo, bigorna e estribo). O estapédio, que pode chegar a pesar apenas três miligramas, tem de fato a forma quase exata de um estribo de montaria.

Muitos dos nomes dos ossos são, como esse, descritivos em termos visuais, mesmo que às vezes se refiram a objetos agora bem menos familiares. Dizem que o esterno ou osso do peito tem formato semelhante ao de uma adaga romana, com suas partes fundidas — o manúbrio e o gladíolo — tendo o nome do cabo e da lâmina. Enquanto isso, o crânio é comparado a uma casa: os ossos nas laterais são chamados de parietais, palavra derivada de "parede" em latim. Abaixo deles, estão os temporais, que podem estar relacionados à ideia de um templo, como um local na cabeça adequado para o pensamento elevado, ou à passagem do tempo, já que é aqui que surgem os primeiros fios de cabelo grisalho. A clavícula, que Gray descreve como semelhante à letra "f" em itálico, derivou seu nome do termo latino para "chave pequena" (as chaves eram maiores naquele tempo). No pulso há o osso pisiforme, do tamanho e forma de uma ervilha. Outros ossos nas mãos e nos pés devem seu nome à geometria: o trapézio, os ossos trapezoides e cuboides. É tudo muito simples, se você tiver algum conhecimento básico de latim e grego. A questão é saber por que um maior número de ossos não tem nomes comuns de origem anglo-saxônica como têm os principais órgãos e partes externas do corpo. Somente a espinha, as costelas e o osso mais óbvio de todos, o crânio, têm nomes enraizados no vernáculo. Outros ossos, principalmente nos membros e articulações, recebem simplesmente o nome das partes de carne que os cobrem.

Todos esses nomes e descrições são baseados no esqueleto masculino. Avaliações feministas de textos médicos históricos sugerem que "[n]ão existiu nenhuma descrição do esqueleto feminino antes do século XVIII, e só existe uma ilustração tosca anterior a isso, datada de 1605. Essa situação lamentável foi recentemente retificada até certo ponto, mas ao preço de ser o esqueleto feminino encarado principalmente em suas diferenças em relação ao masculino, e em especial no que diz respeito a sua suposta função ou finalidade da procriação.

Existem de fato muitas diferenças entre os esqueletos dos dois sexos, embora elas sejam quase totalmente diferenças de grau, não de natureza. As mulheres costumam ter ossos mais finos, a caixa torácica mais estreita e o crânio mais arredondado, bem como uma pelve relativamente maior e mais larga. (Ou, tendo em vista a omissão supracitada, poderíamos dizer que o esqueleto masculino pode ser identificado por seus membros mais pesados, tórax mais largo e crânio mais anguloso.) É certo, porém, que os esqueletos masculino e feminino não podem ser diferenciados pelo número diferente de costelas. O mito de que as mulheres têm treze pares de costelas enquanto os homens têm doze pares deriva da história bíblica de que Eva foi criada a partir de uma das costelas de Adão. Estudiosos da Bíblia questionaram o significado dessa história. Em hebraico, a palavra traduzida como costela (*tsela*) também significa lado; de modo que a cirurgia divina pode ter sido de grande porte, quando Deus moldou Eva a partir de Adão. Esse ato incomum da criação liga a teologia cristã a outros mitos, como, por exemplo, o de Dionísio ter nascido

OS OSSOS   89

da coxa de Zeus. Embora as mulheres não tenham a tal "costela a mais" — tornando assim o título *Spare Rib* adequadamente irônico para a conhecida revista feminista —, na realidade, uma pessoa em duzentas tem de fato uma costela a mais, um lembrete evolutivo de que descendemos de criaturas com número muito maior de pares de costelas (como, por exemplo, a serpente no Jardim do Éden, que teria tido centenas deles).

Outra diferença aparentemente óbvia entre os sexos não está refletida no esqueleto. A julgar por seu nome, seria de pensar que o pomo de Adão seja uma característica exclusivamente masculina. Contudo, como o Gênesis explica, Eva provou o fruto da árvore do conhecimento antes de instigar Adão a comê-lo. A verdade anatômica é que tanto homens como mulheres têm uma característica conhecida como proeminência laríngea — uma saliência de cartilagem, não de ossos —, que se forma em torno da laringe. A laringe é uma cavidade na qual se faz vibrar o ar com o uso das cordas vocais. Ela tem uma frequência de ressonância natural, determinada pelo volume da cavidade e pelo tamanho e formato de sua abertura. Médicos chamam esses volumes de ressonadores de Helmholtz, em homenagem ao médico e fisiologista alemão do século XIX que criou dispositivos desse tipo que o ajudassem a analisar música. Uma garrafa vazia é um bom exemplo. Se você soprar pela boca da garrafa, ela produz um tom em sua frequência de ressonância. Se você encher a garrafa pela metade, a altura do tom aumenta. Na adolescência, a cartilagem em torno da laringe começa a se expandir, o que aumenta o volume da laringe, de tal modo que ela possa produzir sons mais graves. Essa expansão é maior em rapazes que em moças, resultando num ângulo de 90 graus, em comparação com um de 120 graus; e é essa diferença que explica a maior proeminência, bem como a voz mais grave.

Os ossos são, a seu modo, mais avançados que muitos materiais artificiais. Ossos — ossos humanos, inclusive, como fragmentos de crânios usados como raspadores — figuravam entre as primeiras ferramentas da humanidade; e hoje em dia os ossos continuam a inspirar cientistas que pesquisam materiais e buscam formas de combinar uma força enorme a um peso leve. Como se poderia imaginar de uma substância que passa a maior parte do tempo sustentando nosso peso, os ossos são até certo ponto mais fortes na compressão do que na extensão. É típico que um osso resista a uma carga de uma tonelada e meia por centímetro quadrado antes de quebrar. É comum que os ossos do braço de uma criança sejam fortes o suficiente para aguentar o peso do carro da família, por exemplo. Sua resistência à tração é quase tão grande quanto a de metais, como o cobre e o ferro fundido. É somente na torção que os ossos são relativamente fracos, o que explica por que a maioria das fraturas ocorre em consequência de grandes forças de torção.

Em sua maioria, os ossos, principalmente os ossos longos dos membros, costumam ser relativamente retos. Não é tanto para que eles possam se estender o máximo possível com um mínimo de envolvimento de material, mas porque um osso reto tem muito mais força do que um curvo. As colunas estruturais que sustentam prédios são retas pelo mesmo motivo. Muitos dos ossos maiores são essencialmente de formato tubular. Se você fizer um corte transversal neles (peça a seu açougueiro), verá uma estrutura interna, semelhante a uma esponja, cheia de furos. É claro que isso torna o osso mais leve do que ele seria se fosse compacto. Mas a questão vai além disso. Na verdade, não se trata de nenhuma esponja, mas de uma microestrutura projetada com precisão para fornecer uma rede de minúsculas escoras localizadas exatamente onde é mais provável que o osso seja submetido a forças. Atualmente, projetistas de mobiliário estão começando a fazer cadeiras e mesas de acordo com os mesmos princípios mínimos, usando diagramas de forças gerados por computador para determinar o melhor ponto onde localizar a trama estrutural do objeto.

O que é de fato inspirador não é nenhum osso isolado, mas como todos os ossos funcionam em harmonia. Como nos lembra a canção

OS OSSOS

religiosa "Dem Bones" [Os ossos] (de modo um pouco incorreto), cada osso é ligado pelo menos a outro osso. À primeira vista, o corpo é simplesmente uma montagem de vigas retas e rígidas, presas de várias maneiras pelas extremidades à viga seguinte, para criar um todo articulado. Até o lançamento do programa espacial americano, quando se tornou importante saber como o corpo reagiria à ausência de gravidade, poucos estudos sobre o corpo humano como um sistema mecânico haviam sido feitos. Entretanto, dois pioneiros nesse campo foram Christian Braune e seu aluno Otto Fischer, em Leipzig. Sua pesquisa durante a década de 1880 surgiu a partir de estudos iniciais sobre o modo de andar dos seres humanos, inspirados por sua vez por homens como Étienne-Jules Marey e Eadweard Muybridge, que examinaram o movimento de seres humanos e de animais usando métodos primitivos de fotografia de alta velocidade. Era uma extensão lógica de seu trabalho querer descobrir o centro de gravidade do corpo, o que Braune e Fischer fizeram, equilibrando de forma meticulosa cadáveres congelados. Eles também identificaram os centros de gravidade de componentes importantes do corpo, cortando-os dos cadáveres e realizando os mesmos testes de equilíbrio. Cálculos feitos hoje em dia — por exemplo, para avaliar a extensão de lesões pelo efeito chicote em acidentes de trânsito — ainda se baseiam em dados extraídos de pouquíssimos estudos originais, como esses.

A tosca adaptação envolvida nesta obra dificilmente faz justiça à elegante complexidade tão admirada por Paley. O esqueleto humano precisa realizar uma enorme variedade de tarefas, entre elas a locomoção, o equilíbrio, a resistência e a manipulação, todas as quais expõem os ossos a intensos esforços. O caminhar normal envolve ajustes ínfimos na posição de muitos ossos individuais. O jeito de andar consiste em meia dúzia de ações: por exemplo, desde a rotação da pelve que permite ao corpo girar em torno da perna de apoio para que a perna em movimento possa ser lançada para a frente até o calcanhar atingir o chão, até ajustes subsequentes que transferem o peso do corpo da perna de apoio anterior para a nova perna de avanço. Muitas flexões sutis do joelho, do tornozelo e do pé garantem que o pé toque no chão e o deixe a cada passo. As forças resultantes de toda essa atividade complexa chegam a ser equivalentes a oito vezes o peso do corpo.

Tudo é muito complicado e interdependente. Sinto a necessidade de voltar ao essencial. Por isso, recorro não a um osteologista, mas a um engenheiro especialista em estruturas. Chris Burgoyne é um professor de estruturas de concreto na Universidade de Cambridge que também realizou estudos sobre a mecânica dos ossos. Como um bom engenheiro, ele explica melhor as coisas com a ajuda de lápis e papel, desenhando simples diagramas de linhas de força a uma velocidade vertiginosa enquanto vai falando. Existem três tipos fundamentais de alavancas, e o corpo humano possui todas as três. O primeiro tipo tem o fulcro — o ponto de apoio — entre a carga a ser erguida e uma força aplicada para baixo, como uma gangorra; os outros tipos têm o fulcro numa extremidade da alavanca, seja com a força na outra extremidade para levantar uma carga intermediária, seja com a força no meio para levantar uma carga na extremidade. Quando você levanta seu dedo, faz isso usando músculos no braço bem acima do fulcro da sua articulação. Esse é o caso da gangorra: o peso do dedo está do outro lado do fulcro em relação à força muscular. Agora, use seu bíceps para erguer toda a extensão do braço. Dessa vez, o fulcro está no ombro, e o músculo que aplica a força está posicionado entre ele e o centro de gravidade do braço sendo erguido. Finalmente, fique parado na ponta dos pés. Agora, a força de subida é fornecida pelo tendão de Aquiles e pelos músculos da perna, o fulcro é onde os dedos dos pés se articulam com o resto do pé, e o peso do corpo está entre os dois.

Como você poderá perceber pelos músculos doloridos — agora já pode descansar —, os ossos não são um arcabouço estrutural completo. Eles são um elemento do que se conhece como sistema musculosqueletal. Qualquer estrutura funcional precisa ter partes que estejam em tensão e partes que sejam capazes de suportar

OS OSSOS   93

compressão. Caso contrário, ela poderá se desmantelar ou esfarelar. Os ossos são usados principalmente na compressão. São os músculos que proporcionam a tensão. Um dos estudos de Burgoyne envolveu uma análise estrutural das costelas humanas. As costelas nem têm a forma cilíndrica constante como a de um vergalhão, nem são achatadas como as barbatanas de um espartilho. Em vez disso, variam em sua seção transversal, desde a forma trapezoidal perto de onde se ligam à coluna, passando pela forma triangular até chegar à elíptica, onde terminam, no peito. À primeira vista, isso parece fazer pouco sentido em termos de sua função como caixa protetora em torno dos órgãos mais importantes do corpo. Simplesmente seria de esperar que a seção transversal mais forte fosse mantida ao longo de todo o comprimento do osso. No entanto, a forma das costelas também se destina a se ajustar ao tecido muscular, que se prende a elas por meio de cristas ásperas em parte da superfície do osso. Esse tecido muscular efetivamente faz uma amarração das costelas. Quando também se leva em conta o músculo, fica evidente que a forma inconstante da costela é na verdade otimizada ao longo de toda a sua extensão para as cargas que provavelmente suportará.

Uma análise que começa com engenharia mecânica não deveria omitir alguma consideração de defeitos mecânicos. Pois o esqueleto não foi projetado com tanta perfeição quanto William Paley e outros achavam. A cabeça pode balançar para cima e para baixo, e girar de um lado para o outro, como Paley constatou maravilhado, mas ela não consegue, por exemplo, girar 360 graus, o que de vez em quando poderia ser bem útil. Apesar de toda a sua capacidade para resistir a golpes externos, as costelas às vezes correm riscos originados do próprio corpo. Uma causa frequente de fraturas da costela é um forte ataque de tosse, quando a pressão é exercida a partir do interior da caixa torácica.

Uma vantagem surpreendente do esqueleto é a forma pela qual os dois ossos principais do braço formam uma viga rígida, com o uso do segundo osso do antebraço, a ulna, para criar uma trava na altura do cotovelo. Pondo-se a palma da mão adiante, pode-se carregar uma carga volumosa, como um balde de água, afastada do corpo o suficiente para ela não bater nos joelhos a cada passo. Sob outros aspectos, porém, o cotovelo é naturalmente um ponto fraco, como nos lembramos quando batemos de modo acidental num ponto específico dele. Esse ponto fraco — onde os nervos que correm até os dedos mínimos ficam espremidos entre o cotovelo e a pele, sem nenhuma proteção muscular — é uma consequência de nossa evolução nos ter transformado em bípedes. Se ainda andássemos de quatro, o membro dianteiro ficaria num ângulo tal que o cotovelo se curvaria para trás, não para fora, o que lhe daria mais proteção. Nossos joelhos também sofrem, como aprendemos quando chegamos a uma determinada idade, e também isso é consequência da evolução e de usarmos dois pés para sustentar o peso anteriormente sustentado por quatro. O calcanhar de aquiles, entretanto, não pode realmente ser contado como um ponto fraco: qualquer um teria sucumbido se fosse atingido no tornozelo por uma flecha envenenada, como aconteceu com Aquiles, segundo a lenda. Essa metáfora vitoriana teria se originado numa referência de Samuel Taylor Coleridge à Irlanda, "aquele calcanhar vulnerável do Aquiles britânico".

No que diz respeito à física, os ossos são bastante notáveis, mas também são tecido vivo. Precisam desempenhar sua função estrutural ao mesmo tempo que crescem com o restante do corpo. Os ossos se desenvolvem em resposta ao estresse. Formam-se rachaduras minúsculas quando eles são sujeitos a forças durante o exercício normal. Essas rachaduras enviam mensagens químicas com instruções para que novo tecido ósseo se forme. No entanto, os ossos entram em colapso se pressionados apenas um pouco além de seu limite de desempenho normal — a cerca de 120%, em comparação com 200% para materiais como o aço. "O corpo não foi projetado com excesso nem com carência de reforço, porque todos os ossos apresentam esse fator de 120%", diz-me Chris. "É de fato bastante natural que você se torne o melhor possível." Em outras palavras, um osso não se torna

OS OSSOS   95

"forte demais", a menos que exista algum esforço que o faça ser assim, e nesse caso ele se torna simplesmente "forte o *suficiente*". Por outro lado, um osso em geral não se enfraquece abaixo de um nível seguro, a menos que seja pela falta de uso. Quando atletas falam em "dar 110%", eles estão mais certos do que talvez percebam.

Por causa da gravidade, o corpo precisa poupar peso à medida que cresce, como Haldane explicou em relação aos gigantes em *O peregrino*. Ele alcança esse objetivo em parte fazendo crescer seus ossos com maior rapidez no sentido do comprimento que no da largura (ao preço de alguma redução na resistência relativa no osso adulto). Alguma coisa guia os ossos nitidamente a crescer onde são mais necessários. Não importa qual seja esse mecanismo — e já chegaremos a ele daqui a pouco —, ele é altamente dinâmico e suscetível ao mundo físico ao seu redor. Sabe-se há muito tempo que é possível fazer os ossos aumentar em tamanho e força, se eles forem repetidamente submetidos a esforço. Os ossos de um soldado romano no braço que porta a lança são maiores que os ossos do braço oposto, e o mesmo vale para o braço que maneja a raquete no caso dos tenistas de nossos tempos. Especialmente no caso de atividades atléticas adotadas na juventude, como o balé ou a ginástica, os ossos também podem ser moldados em reação ao exercício antes de se solidificarem.

Esse processo permite-nos dizer muito sobre nossos antepassados a partir dos ossos que deixaram. Costumamos acreditar que somos mais altos do que nossos ancestrais, por nos alimentarmos tão bem. Na realidade, indícios provenientes de esqueletos do *Homo erectus* e do *Homo sapiens* primitivo revelam que eles eram mais altos do que nós, em decorrência dos esforços necessários para a sobrevivência. A partir do tamanho das áreas ásperas nos ossos às quais os músculos se prendem, depreende-se que eles eram proporcionalmente mais aptos e também mais pesados. Não há nada que nos impeça de recuperar essas proporções sobre-humanas, se ao menos "estivermos dispostos a fazer esse esforço" — o encolhimento de nossa estatura não é uma alteração evolutiva, mas uma resposta ao ambiente onde vivemos.

Até recentemente, sabia-se muito pouco sobre esse tipo de crescimento ósseo. É bem compreendido o crescimento ósseo normal durante o desenvolvimento; ele envolve a divisão de células cartilaginosas em frentes localizadas nas extremidades dos ossos longos e seu subsequente endurecimento, transformando-se em osso. Contudo, a forma pela qual os ossos reagem ao uso ou falta de uso durante a vida sempre foi uma espécie de enigma, apesar da importância evidente de se saber mais a esse respeito. Por exemplo, os ossos podem perder até um terço da massa durante o curto período de engessamento de uma perna quebrada. Felizmente, essa massa é logo recuperada quando a pessoa volta a se exercitar. Eles também se atrofiam nas condições sem gravidade do espaço; daí a importância de monitorar o comportamento do corpo de astronautas.

Agora, vamos ao mistério. Os ossos exibem um efeito curioso, conhecido como piezeletricidade. Isso quer dizer que eles geram um pequeno campo elétrico quando uma força é aplicada sobre eles. É isso o que acontece em torno das fissuras minúsculas que se formam quando um osso é submetido a esforço. Embora os detalhes permaneçam vagos, parece que esse efeito deve ser o segredo para a capacidade dos ossos de se renovarem. Novas células ósseas são criadas por precursores conhecidos como osteoblastos, que têm uma carga elétrica positiva, graças aos íons de cálcio formadores dos ossos que trazem consigo. O esforço aplicado aos ossos existentes durante o exercício gera uma carga negativa, por meio do efeito piezelétrico, que então atrai automaticamente esses osteoblastos para o local onde eles são mais necessários. É um detalhe que teria deixado William Paley encantado.

Como Paley, talvez estejamos dispostos a considerar o esqueleto a estrutura arquitetônica perfeita; e, com variações insignificantes, é isso mesmo que ele é para a maioria de nós. Para ter uma noção de como pode ser uma loteria ter um esqueleto razoável, é necessário visitar uma coleção de anatomia, como a que é mantida no Royal College of Surgeons em Londres, que inclui o esqueleto de uma vítima

OS OSSOS

de uma rara doença genética chamada fibrodisplasia ossificante progressiva, na qual o tecido muscular se transforma em osso, produzindo enormes excrescências calcárias que se acumulam ao longo de anos, levando à completa imobilidade. Sou forçado a reconhecer que o esqueleto não é uma armação dura como rocha, como a estrutura de aço de um prédio, mas uma florescência totalmente orgânica, sujeita a ser moldada por produtos químicos e forças externas.

A capacidade de fazer crescer tecido ósseo em laboratório está agora atraindo artistas. Em 2005, por exemplo, Tobie Kerridge, na época no Royal College of Art em Londres, procurou casais que estivessem interessados num novo tipo de prova de amor — anéis feitos do tecido ósseo de seu parceiro. Participantes em potencial nesse seu Projeto para Joias Biológicas tinham de ser pessoas que estivessem prestes a arrancar o dente de siso. De pequenos fragmentos de ossos removidos durante o procedimento normal de extração do dente, Kerridge conseguiu cultivar tecido ósseo novo, que cresceu e se endureceu numa armação em formato de anel ao longo do período de algumas semanas, alimentado por nutrientes adequados. Cada parceiro romântico pôde então usar um anel que é uma "parte" do outro. "Não consigo imaginar nada que seja mais íntimo, nada que seja mais simbólico do nosso laço, como dois indivíduos, um para o outro", escreveu um interessado no projeto. Os casais têm motivos diversos para participar. Um deles é formado por cientistas de materiais; outro está protestando contra o comércio de diamantes, enquanto um terceiro é de adeptos do *piercing*, levando essa arte a profundidades maiores. Os anéis foram desenhados com a participação dos que vão usá-los; e foram esculpidos e decorados em estilos que inevitavelmente evocam os trinta milênios de história humana de trabalho e uso de ossos para confecção de utensílios e adornos.

SEGUNDA PARTE

AS PARTES

RETALHANDO O TERRITÓRIO

São os detalhes dos bastidores das magníficas ilustrações incluídas nos sete volumes sobre a anatomia humana, de Vesálio, que contam a própria história do autor. Gravados em pereira por um artista veneziano desconhecido, possivelmente um discípulo de Ticiano, mais de duzentos desenhos mostram o corpo e suas partes em todas as etapas da dissecação. O detalhado texto de Vesálio que as acompanha analisa a aparência e as funções dessas partes, misturando suas próprias descobertas com as opiniões respeitadas de estudiosos clássicos e com relatos autobiográficos. Quando foi lançada, em 1543, *De Humani Corporis Fabrica* tornou-se, como seu autor pretendia, a enciclopédia mais completa e mais precisa, sob o aspecto científico, acerca do corpo humano jamais publicada — ou que viria a ser publicada ainda por muito tempo. O tema principal é delineado de uma forma franca e clara que combina perfeitamente com o objetivo de Vesálio, ou seja, o de instruir e esclarecer. Mas nas ilustrações existe também dramaticidade e emoção. Em desenhos que mostram os músculos, por exemplo, a pele esfolada permanece suspensa do corpo como os relógios caídos de Salvador Dalí. Em diagramas dos órgãos internos, torsos abertos mostram seus membros decepados como os das estátuas da Antiguidade Clássica. Os órgãos pulsam com um realismo visceral, mas os tocos desses braços e pernas estão sombreados, como uma sugestão de que são feitos do mármore de um escultor, não de carne e osso. Essas ilustrações são uma perfeita fusão de arte e ciência.

O único retrato de Vesálio que se sabe ser autêntico está numa dessas xilogravuras. Ela o apresenta segurando um antebraço dissecado com o qual ele está demonstrando o funcionamento da mão. (É certo que tanto Tulp quanto Rembrandt estavam familiarizados com essa imagem.) É um homem de estatura baixa, pele morena, com o cabelo crespo, bem curto e uma barba primorosamente aparada. Sua cabeça parece grande demais para o corpo, que decerto é muito pequeno em comparação com o cadáver no qual está trabalhando. Diretamente da página, ele se volta para nós e nos fixa um olhar que apresenta um bom toque de travessura. [Ver imagem 5 do encarte.] Sua atitude combina com o humor macabro em alguns dos outros desenhos. Num deles, um corpo musculoso está de pé com a faca na mão, segurando em triunfo, no alto, sua própria pele arrancada. Em outro desenho, um esqueleto se apoia despreocupado em sua pá, parecendo ter acabado de se desenterrar. Com o braço livre, ele faz um gesto como se quisesse dizer "Bem, e daí?".

Contudo, como eu disse, são os pequenos detalhes que são reveladores do homem. Os montes no pano de fundo da ilustração foram identificados como os montes nas proximidades de Pádua, onde, em 1537, à idade extraordinariamente jovem de 23 anos, Vesálio teve acesso à cátedra de cirurgia e tratou de tornar a anatomia a parte principal do currículo da mais importante escola de medicina da Europa. Ruínas romanas aparecem em muitas ilustrações, talvez simbolizando a demolição, por parte de Vesálio, da obra de Galeno, o médico e anatomista grego que atuou em Roma durante o século II d.C., e cujos escritos haviam dominado o conhecimento médico por quase 1.400 anos.

Uma gravura foi organizada para apresentar uma vista lateral de um esqueleto. Essa é a ilustração que contém a pose de Hamlet, com o esqueleto pousando a mão direita numa caveira, que por sua vez está sobre um túmulo. O túmulo apresenta a inscrição "VIVITUR INGENIO CAETERA MORTIS ERUNT", um velho aforismo latino que pode ser interpretado de modo impessoal como "O gênio sobrevive; o resto pertence à morte", mas que poderia ser visto como uma referência à esperança pouco modesta de Vesálio de que o gênio *dele* pudesse sobreviver ao de seus rivais. Por trás do esqueleto, o toco de um arbusto está lançando brotos, numa indicação de que a vida tanto é decepada como renovada, um motivo que aparece numa boa quantidade das gravuras.

Na primeira ilustração do volume da *Fabrica* dedicado aos músculos, dois *putti* aparecem em torno de uma letra maiúscula ornamentada que inicia o texto. Se olhar detidamente, você verá que não se trata de anjos, mas na verdade de ladrões de corpos. Só por diversão, aparentemente, numa ilustração posterior preferiu-se suspender o modelo anatômico por uma corda, como se ele tivesse sido enforcado, apesar de a corda não passar em volta do pescoço, mas pelas órbitas, de tal modo que foi possível puxar a cabeça para trás a fim de expor os músculos do pescoço ao olhar do observador. [Ver imagem 6 do encarte.] As imagens são um lembrete não apenas da violência da época, mas dos métodos aos quais Vesálio precisou recorrer para obter seu material de pesquisa. Ele conta a história de como roubou os restos mortais de um criminoso do patíbulo na periferia de Leuven, a cidade universitária flamenga, onde estudou antes de passar para Paris e Pádua. Um dia, ele sai para uma caminhada "onde criminosos executados costumam ser postos ao longo de estradas vicinais — em benefício dos estudiosos". Ele se depara com um cadáver seco, toda a sua carne retirada por pássaros. "Consequentemente, os ossos estavam totalmente expostos e unidos apenas pelos ligamentos, de tal modo que tinham sido preservadas somente as origens e inserções dos músculos." Com a ajuda de um amigo médico, ele escala o poste e arranca o fêmur do quadril, solta as omoplatas junto com braços e mãos e leva as partes para casa "sorrateiramente", em algumas viagens. Ele deixa para trás a cabeça e o tronco, que estão presos ao patíbulo com uma corrente. Entretanto, certa noite, pouco tempo depois, ele se permite ser trancado do lado de fora da cidade para ter tempo de soltar o restante do esqueleto sem ser perturbado, enquanto está escuro. "Era tamanho meu desejo de possuir aqueles ossos que, no meio da noite, sozinho e no meio de todos aqueles cadáveres, subi no patíbulo com um esforço considerável e não hesitei em tirar dali o que tanto queria." Ele esconde no chão os ossos retirados e então, "aos poucos", os leva para casa, de modo a poder remontar o esqueleto completo em seu quarto, compensando as partes que faltam — uma mão, um pé e as duas rótulas — com outros restos de diversos corpos.

Andries van Wesel, ou Andreas Vesalius, na forma latinizada, nasceu em 1514 em Bruxelas, filho de um boticário, e estudou medicina na Universidade de Paris. Através da observação direta, Vesálio reinventou em grande parte o estudo da anatomia humana, modernizando o entendimento de Galeno, o maior estudioso médico da Antiguidade Clássica. Galeno tinha trazido da Grécia as ideias de Aristóteles e Hipócrates, este último ainda considerado nos nossos dias o fundador da medicina científica, em grande parte graças à promoção que Galeno fez dele, e em Roma conseguiu alcançar o posto de médico particular do imperador Marco Aurélio. O conceito de Galeno do corpo, formulado na Grécia Antiga e que persistiu ao longo do Império Romano e da ascensão do cristianismo, era um conceito de partes significativas — sendo as principais entre elas o cérebro, o coração e o fígado, que regiam respectivamente os compartimentos corporais da cabeça, do tórax e do abdome. Essas partes eram unidas pelos quatro humores (sangue, fleuma, bile negra e bile amarela) e um fluido mais rarefeito, o espírito, que explicava a existência da alma. Era o que hoje poderíamos chamar de visão holística.

As obras de Galeno tinham sido redescobertas e publicadas em Paris pouco antes da chegada de Vesálio à cidade, como estudante de medicina. Vesálio era favorável a essa retomada, e a usava como alicerce para suas próprias dissecações, mas também foi o único a ousar contradizer Galeno, quando a prova do que seus próprios olhos viam não batia com a visão clássica. Uma característica anatômica chamada de *rete mirabile* — a "rede admirável" — ilustra a mudança no entendimento. A *rete* é uma trama de veias e artérias encontrada em torno do cérebro, em espécies tão diversas como os carneiros e os primatas. Galeno e outros acreditavam ser ela um canal para o espírito, e os cristãos passaram a aceitá-la como a interface entre o corpo e a alma. As dissecações iniciais de animais realizadas por Vesálio não lhe deram motivo algum para questionar isso, mas, quando veio a fazer dissecações em seres humanos enquanto preparava a *Fabrica* em Pádua, ele não conseguiu encontrar a *rete mirabile* e, com coragem, negou sua existência em seres humanos. O questionamento de Galeno por Vesálio foi um momento importante, não só no estudo da anatomia, mas também na ciência moderna, ao implantar a ideia de que, embora os gregos fornecessem um alicerce valioso, seu conhecimento antigo não era insuperável. Mesmo assim, Vesálio teve o cuidado de a princípio não se indispor com os galenistas, seus pares e colegas mais velhos; e foi somente na segunda edição da *Fabrica*, lançada em 1555, que ele por fim chamou a atenção para o erro.

Não surpreende que a medicina tivesse avançado pouco enquanto tantas de suas ideias da anatomia eram baseadas em dissecações de partes de animais, em vez de seres humanos. Vesálio criticou Galeno por isso, mas ele próprio não deixou de recorrer a atalhos semelhantes. Seu plano para a *Fabrica* consistia em comprovar tudo com base no corpo humano, mas a falta de cadáveres às vezes o levou a confiar em fontes já publicadas ou em dissecações de animais. Embora fosse o primeiro a descrever a glândula da próstata, Vesálio era em geral fraco em relação ao sistema reprodutivo. Sua anatomia do útero, aparentemente baseada na "amante de um monge, cujo corpo foi obtido por meios duvidosos", era bastante confiável, mas sua seção sobre a anatomia da grávida foi fraca, em decorrência da escassez de espécimes humanos, já que as mulheres grávidas costumam ser saudáveis; e sua ilustração de um feto humano foi lamentavelmente acompanhada de um desenho de uma placenta canina.

A *Fabrica* revelou o interior do corpo como uma terra desconhecida, pronta para ser desbravada. Viajantes da anatomia agora zarpavam para conquistar seus territórios, dando nomes a partes do corpo, como se fossem novos canais e ilhas em seu percurso. Falópio, aluno de Vesálio, compensou a deficiência de seu mestre, mapeando o sistema reprodutivo feminino; como já vimos, as trompas entre o útero e os ovários, embora já tivessem sido descritas muito tempo antes, têm agora seu nome. Eustáquio fez o mesmo com a orelha. Até mesmo Nicolaes Tulp conseguiu tirar seu proveito: a válvula de Tulp é o portal franzido, entre os intestinos delgado e grosso, que regula a passagem do bolo alimentar digerido.

A abordagem de encarar a anatomia humana marcando com um X o ponto exato parte de uma série de pressupostos perigosos. Ela pressupõe, por exemplo, que partes identificadas tenham uma composição ou função nítida. Isso é verdade somente às vezes. Ela também cria uma ideia de divisão, em casos em que a interconexão poderia ser o ponto principal. Órgãos importantes podem parecer ter uma natureza distinta e, ainda assim, estar integrados de muitos modos a outras partes do corpo. Enquanto isso, "partes intermediárias", como o diafragma, digamos, que separa os órgãos do peito dos órgãos do abdome, podem ser injustamente negligenciadas por não se considerar que elas formem unidades isoladas adequadas.

Retalhar o corpo em partes tem, sim, algumas vantagens importantes. Uma abordagem reducionista era essencial para que o progresso científico começasse a compreender corretamente as verdadeiras funções e derrubasse o velho modelo simbólico dos órgãos, por exemplo. Mas ela também provocou alguns pensamentos novos e perturbadores. A ideia do corpo humano como uma espécie de conjunto que pode ser desmontado nos perturba porque, quando todas as partes estão dispostas separadamente, descobre-se que a alma importantíssima que parecia habitar o corpo de algum modo desapareceu. Além disso, a desmontagem propõe a possibilidade de que o corpo possa ser *montado* — Victor Frankenstein criou seu monstro a partir de partes de corpos (presumivelmente tanto de seres humanos como de animais) roubadas de "tumbas... da sala de dissecação e do abatedouro". Mary Shelley descreve sucintamente esse "monstro desgraçado". "Seus membros eram proporcionais, e eu tinha selecionado belas feições", ela faz Frankenstein relatar. Mas é claro que, chegada a hora de lhe conferir "animação", aquelas belas partes se unem para formar um todo horrível, sem alma.

Para investigar como o corpo realmente funcionava, era natural que se começasse com o coração, o mais dinâmico de todos os órgãos, cheio de partes móveis impulsionadas por músculos poderosos. A função corporal era felizmente uma área em que a comparação com animais estava em terreno mais firme do que a anatomia. A vivissecção tornou-se uma ferramenta importante. A vivissecção em humanos, praticada no passado na Alexandria antiga, estava proibida pelos ensinamentos da Igreja cristã, mas não havia restrições quanto a experimentos com animais vivos. Caso se observasse que o mesmo órgão reagia de modo semelhante numa quantidade suficiente de animais de espécies diferentes, seria possível considerar que esse era um comportamento geral que se encontraria também nos seres humanos.

Em meados da década de 1540, Realdo Colombo, sucessor de Vesálio na cátedra em Pádua, apresentou a primeira descrição detalhada da circulação pulmonar, a passagem do sangue através dos pulmões, de uma câmara do coração para a outra. (Muito depois, soube-se que Ibn al-Nafis, de Damasco, tinha feito essa descoberta mais de trezentos anos antes.) Vesálio e outros tinham aceitado a visão de Galeno de que o sangue devia passar diretamente, através de poros na parede muscular que separa essas câmaras, muito embora ninguém tivesse observado esses poros. As vivissecções de Colombo mostraram que o sangue desoxigenado de fato deixa a câmara direita do coração e é transportado por uma artéria para cada pulmão; enquanto veias trazem sangue oxigenado dos pulmões para a câmara esquerda. Sem que se compute mais nada, a descoberta de Colombo fornece uma ilustração impressionante dos ganhos que podem resultar quando os órgãos não são considerados compartimentos totalmente estanques. Aristóteles tinha sustentado que o sangue era frio na câmara esquerda e quente na câmara direita. Colombo conseguiu corrigir esse equívoco. O sangue que entra na câmara esquerda do coração é mais quente porque, como agora sabemos, ele foi renovado com oxigênio, cuja reação com a hemoglobina libera calor. Ele também pôde demonstrar que a ação mais importante do coração é a vigorosa contração que expulsa o sangue, não sua subsequente expansão.

Nem todos os experimentos de Colombo foram tão informativos. Numa demonstração pública de um mau gosto escandaloso, ele tirou cirurgicamente um filhote do útero de uma cadela prenhe, feriu-o e o ofereceu à mãe, que o lambeu, solícita, indiferente à própria dor. Aparentemente a cena agradou a padres que estavam na plateia, como uma demonstração da força do amor materno, até mesmo em animais.

O trabalho de Colombo preparou o terreno para a descoberta, por William Harvey, da circulação do sangue pelo corpo como um todo. Harvey — mais um formado pela escola de medicina de Pádua — foi médico de Jaime I e Carlos I da Inglaterra. Em seu livro de 1628, *O movimento do coração e do sangue nos animais*, ou *De Motu Cordis*, ele inclui uma dedicatória subserviente a Carlos I, traçando uma analogia entre o coração no corpo e o rei em seu reino. "Melhor dos Reis, postado como estais no ápice das questões humanas, em todas as circunstâncias sereis capaz de contemplar um exemplo de trabalho vital para o corpo humano e a semelhança com vosso próprio poder real", escreveu ele.

Harvey costumava dizer a seus alunos que a anatomia "informa a cabeça, conduz a mão e familiariza o coração com uma espécie de desumanidade necessária". Como a historiadora Ruth Richardson ressaltou, essa "desumanidade necessária" é o que hoje chamamos de "distanciamento clínico". Sem dúvida isso era o que não faltava a Harvey. Ele dissecou seu próprio pai em autópsia; e, quando sua irmã também morreu, completou seus conhecimentos com uma dissecação complementar da anatomia feminina — um duro reflexo da falta de cadáveres disponíveis para a experimentação médica. Na Inglaterra, no reinado de Henrique VIII, foi estabelecida uma cota anual de quatro cadáveres para os cirurgiões, quantidade que foi aumentada por Carlos II, um século depois, para apenas seis.

Harvey chegou a sua grande descoberta quase a contragosto. Ele era um homem de natureza profundamente conservadora, que uma vez recomendou ao diarista John Aubrey que voltasse a fontes como, por exemplo, Aristóteles e Avicena, um persa do século XI, se quisesse aprender medicina; e deixasse para lá esses moderninhos borra-botas, como Vesálio. Por sorte, porém, como Vesálio, Harvey acreditava no que seus olhos lhe mostravam. Seu exame do coração pulsante em vivissecções de animais revelou que as válvulas funcionavam em apenas um sentido, de modo que aquele sangue rico em oxigênio que voltava ao coração vindo dos pulmões só podia sair novamente através da aorta, o que significava que devia haver uma circulação do sangue pelo corpo igual à que existia entre o coração e os pulmões, descoberta por Colombo. Harvey mediu a quantidade de sangue bombeada pelo coração — equivalente a mais ou menos uma dose dupla de bebida destilada servida num bar para cada batimento. A essa velocidade, a cota inteira de cinco litros de sangue passa pelo coração em não mais que um minuto! Era nitidamente impossível que o fígado, que até então se acreditava ser responsável pela produção do sangue, conseguisse produzir a uma velocidade daquelas. Harvey concluiu, assim, que ele devia ser reutilizado. Ele indicou a largura das veias e artérias que entravam e saíam da cabeça como mais uma prova de que grandes volumes de sangue deviam ser transportados e, segurando o coração pulsante de um animal, salientou como ele se tornava duro a cada contração de seu músculo poderoso.

A descoberta da circulação sanguínea causou alguma consternação em Harvey. Outros agora viam o coração como uma bomba mecânica, em harmonia com a concepção de René Descartes, do corpo como máquina, mas Harvey resistiu a essa interpretação. Ele estava mais empolgado com a circularidade diagramática do movimento do sangue pelo corpo, o que para ele reforçava ideias mais antigas de ciclos na escala cósmica. Mesmo assim, a descoberta de Harvey foi de importância fundamental para a cirurgia e todos os ramos da medicina, fornecendo, por exemplo, novas pistas sobre o modo pelo qual a doença pode se espalhar com tanta rapidez num organismo, algo que até então deixava os médicos muito intrigados.

Pelo menos no papel, a disponibilidade de cadáveres na Grã-Bretanha devia ter melhorado depois da passagem de uma lei no Parlamento, em 1752, "por uma melhor prevenção do crime de homicídio". Ela estipulava que os corpos de criminosos enforcados não fossem enterrados na forma cristã normal, mas que sua dissecação subsequente fosse considerada parte de sua pena. No entanto, nem mesmo esse passo foi suficiente para satisfazer a demanda da profissão médica em expansão. Edimburgo era uma cidade onde a ciência médica prosperava, e a procura por corpos era alta, como seria de esperar. No cemitério da igreja de Greyfriars, ainda é possível ver cofres mortuários, grades de ferro colocadas sobre sepulturas para impedir o roubo de corpos, que ocasionou grave inquietação social ali e em outras cidades britânicas ao longo de todo o século XVIII. Os ladrões de corpos, ou ressurreicionistas, como eram conhecidos, conseguiam um bom dinheiro por cadáveres recentes surrupiados de túmulos recém-fechados. (Eles tinham o cuidado de roubar apenas o corpo, sem nenhum pertence que tivesse sido enterrado junto com o cadáver, para não serem acusados de roubo — um cadáver não pertencia a ninguém, mas os objetos ainda pertenciam aos parentes.)

Em Edimburgo, até mesmo o fornecimento de cadáveres dos cemitérios da cidade logo se revelou insuficiente. Entre novembro de 1827 e outubro de 1828, William Burke e William Hare, dois trabalhadores informais, provenientes do Ulster, assassinaram no mínimo dezesseis pessoas na cidade, a fim de vender os corpos para as aulas de anatomia do dr. Robert Knox. Era importante que os corpos não fossem mutilados nem feridos. Por isso, Burke e Hare selecionavam

RETALHANDO O TERRITÓRIO

vítimas que fossem provavelmente fáceis de dominar. Eles então lhes serviam uísque até que um deles punha a mão sobre a boca e o nariz da vítima enquanto o outro se deitava sobre o corpo para reprimir todo e qualquer esforço. Pelos melhores cadáveres, Knox dava 10 libras aos homens.

Knox não era muito bem-talhado para sua profissão. Ele considerava o interior do corpo humano desagradável e desarrumado, carente de qualquer "forma que o sentido compreenda ou deseje". E não conseguia deixar de ver seu próprio fim nos corpos que abria. Já a forma humana externa, ao que parece, era bem diferente. A terceira vítima de Burke e Hare era uma prostituta de 18 anos, chamada Mary Paterson, que Knox considerou tão linda que não teve como se forçar a usar o bisturi. Em vez disso, numa inversão macabra da história de Pigmalião, ele dispôs o corpo da jovem numa pose deitada condizente e ordenou a um pintor que fizesse um desenho dela como se estivesse viva. Ele conservou o corpo intacto em uísque por mais três meses antes de permitir que seus alunos demonstrassem nele seus talentos. Muitos anos depois, Knox, já em desgraça, publicou *A Manual of Artistic Anatomy* [Um manual de anatomia artística], no qual recordou o corpo perfeito de Mary Paterson, como o da Vênus de Milo, sem nenhum sinal na superfície que indicasse "a existência de qualquer órgão ou cavidade interna". Essa definição da beleza humana é reveladora, em especial por vir de um cirurgião, além de ser uma reação significativa contra o reducionismo científico e seu corpo composto de partes.

Edimburgo não era uma cidade grande, e o desaparecimento de figuras conhecidas logo começou a ser notado. Burke e Hare quase foram descobertos quando alunos de Knox identificaram sua décima quinta vítima na mesa de anatomia, um garoto deficiente mental chamado James Wilson, bem conhecido na cidade como "Jamie biruta". Knox negou que se tratasse do garoto, mas naquele dia começou a lição de anatomia de modo pouco habitual, cortando fora o rosto de Wilson. Os assassinos acabaram sendo apanhados quando o corpo de sua vítima seguinte, a última, foi descoberto no domicílio deles antes que pudessem transportá-lo para a faculdade de Knox. Hare livrou-se da pena de morte ao testemunhar contra Burke, que, por grande ironia, se tornou um dos últimos assassinos na Grã-Bretanha a ser sentenciado à morte e dissecação. Seu esqueleto está atualmente em exposição no museu médico da Universidade de Edimburgo.

Burke e Hare têm uma terrível fama por seus atos, mas um episódio anterior na história da anatomia na Grã-Bretanha talvez ainda seja mais medonho, e ele atinge a elite do *establishment* médico. Em 1774, William Hunter publicou *The Anatomy of the Human Gravid Uterus* [A anatomia do útero humano gravídico], um atlas ilustrado do sistema reprodutivo feminino e do desenvolvimento do feto baseado em 25 anos de trabalho e na aquisição de no mínimo quatorze cadáveres recentes de mulheres que tinham morrido durante o parto ou em várias etapas da gravidez. Como Hunter teve acesso a esses corpos? Como já vimos, mulheres em gravidez adiantada costumam não adoecer (nem cometer crimes puníveis com a forca), de modo que sepulturas recentes e o patíbulo ofereceriam baixa produção. Nas palavras do próprio Hunter, "oportunidades para dissecar o útero humano gravídico à vontade são muito raras". Na realidade, uma razão importante para ele escrever o livro foi dar aos estudantes de medicina uma visão que seria improvável que eles conseguissem ter a partir de dissecações ao vivo. Mesmo assim, talvez até fosse possível, numa cidade apinhada de gente como Londres, onde Hunter trabalhava, tomar providências para ter à disposição, em termos mais ou menos legítimos, quatorze cadáveres ao longo de um período de mais de duas décadas. Em 2010, porém, um historiador da arte chamado Don Shelton submeteu *Anatomy* de Hunter a uma análise estatística, chegando à conclusão de que o autor devia ter trabalhado com o corpo de mais mulheres do que seria concebível que tivessem se originado de "roubos aleatórios de cadáveres", e, portanto, alguns deles somente poderiam ter sido obtidos através de uma campanha sistemática de assassinatos.

O ponto fraco pode ter sido John, o irmão mais novo de William Hunter, que o auxiliava no trabalho. Dali, John seguiu adiante para dar contribuições a muitos ramos da medicina, e é reconhecido como o pai da cirurgia científica. Ele pode ter sido o primeiro a usar a palavra "transplante" em relação a tecidos humanos. Seus experimentos nesse campo foram repugnantes e equivocados aos olhos de hoje: transplantes de tecidos de uma parte do mesmo animal para outra — transferindo o esporão do pé de um galo novo para sua crista, por exemplo —, além de transplantes de tecidos entre animais e entre espécies.

Ele também fez experiências substituindo dentes estragados de seus pacientes. Alguns dentes humanos podem ter sido fornecidos por ladrões de corpos; mas ele conseguiu melhores resultados com o uso de dentes vivos, em especial dentes novos da segunda dentição, arrancados de crianças. Como os dentes da segunda dentição já surgem com seu tamanho pleno, e o dente de um garoto normal não seria menor do que o de um homem normal, ele recomendava especialmente o uso de dentes de garotas para facilitar o encaixe. Mesmo assim, poderia haver dificuldade para conseguir que combinassem. Nesse caso, escreveu Hunter, "a melhor solução é preparar algumas pessoas cujos dentes pareçam se encaixar. Pois, se a primeira não funcionar, talvez a segunda funcione". Os transplantes de dentes tornaram-se muito difundidos até 1785, quando se descobriu que uma jovem tinha morrido de sífilis contraída de um implante infectado. Como uma história moderna observa, "Hunter parece ter sido insensível a críticas éticas".

Não há nenhuma dúvida de que os irmãos Hunter causariam certa inquietação nos comitês de ética médica de nossos tempos. Do mesmo modo, não há nenhuma dúvida de que eles influenciaram enormemente o ensino da obstetrícia e ajudaram a salvar a vida de muitos bebês. Hoje sua reputação é alta: em Glasgow, o Hunterian Museum and Gallery homenageia William Hunter, enquanto o museu do Royal College of Surgeons em Londres traz o nome de John, seu irmão. Contudo, Don

Shelton convida-nos a traçar um paralelo entre eles e cientistas nazistas, como Josef Mengele, cujos dados obtidos a partir de experimentos em vítimas do campo de concentração de Auschwitz também estão disponíveis para uso por pesquisadores, embora o costume seja evitá--los. Outros levantaram objeções semelhantes a um atlas de anatomia publicado pela primeira vez na Alemanha em 1943, que pode ter feito uso de corpos colhidos de campos de concentração. Seu autor, Eduard Pernkopf, era um entusiasta do nazismo, e alguns dos artistas que criaram suas ilustrações coloridas assinaram os desenhos com o adorno do símbolo da SS. Como no caso dos Hunter, o problema moral é agravado pelo fato de a obra de Pernkopf ser excelente em termos técnicos, reconhecida como talvez o melhor atlas de anatomia desde Vesálio. Atualmente, o atlas ainda está disponível numa edição revista, com o acréscimo de novos desenhos, posteriores ao período nazista e com a eliminação do ofensivo símbolo da SS — exceto, aparentemente, em dois casos que escaparam à atenção do editor.

Nenhum nome está mais vinculado à anatomia na imaginação popular que o de Gray. Com o tempo, alguns homens tornam-se os livros que escreveram — o dicionário de *Webster*, o *Thesaurus* de Roget —, mas é raro que se trate de alguém sobre quem se sabia tão pouco quanto Henry Gray. O dicionário Webster's e o *Thesaurus* de Roget são obras de referência geral. O mesmo valeu, no seu tempo, para os guias de Baedeker e as tabelas de horários ferroviários de Bradshaw. Mas por que *todo mundo* teria conhecimento da *Anatomia* de Gray?

Nascido em Londres em data desconhecida em 1827, Henry Gray cresceu sem chamar atenção. Os primeiros registros de sua pessoa mostram que, aos 15 anos de idade, ele entrou para a escola de medicina no St. George's Hospital, perto da casa da família, em Belgravia. Fez isso sem ter cumprido o aprendizado costumeiro, com um boticário, o que sugere que desde muito cedo tinha decidido tornar-se cirurgião. Numa fotografia tirada por um amigo estudante, ele aparece com a testa alta e o cabelo escuro e ondulado, o queixo proeminente e uma boca que se

RETALHANDO O TERRITÓRIO   115

desmancha nos cantos, como a da Mona Lisa. Ele tem olhos escuros, com um olhar franco, e sobrancelhas escuras que se projetam sobre eles, o que lhe dá um ar sombreado, com uma forte semelhança com um poeta romântico. Gray logo mostrou seu talento ao conquistar prêmios importantes para seus ensaios — um sobre anatomia comparada, tema muito em voga na época, em que ele comparava os nervos ópticos de todos os tipos de animais (comestíveis), pegando abertamente os espécimes que conseguia nos mercados de Londres. A esse ensaio seguiu-se outro, também premiado, sobre o baço, que Gray transformou em seu primeiro livro, em 1854. O livro não fez sucesso.

Sem se deixar intimidar, porém, Gray e seu editor procuraram então alcançar a tela mais ampla possível — o corpo humano como um todo. Apesar de seu título, a *Anatomia* de Gray não é obra apenas de Gray. Ela recebeu a contribuição significativa dos desenhos de Henry Vandyke Carter, que também entrou jovem para a escola de medicina do St. George's Hospital, alguns anos depois de Gray. Carter também estava estudando para ser cirurgião e tentava ganhar um dinheirinho extra fazendo ilustrações de espécimes zoológicos para o famoso naturalista Richard Owen quando Gray o abordou com a proposta de ilustrar seu novo livro.

Em 1855, quando concordaram em trabalhar juntos, os dois homens já eram cirurgiões formados e davam aula no hospital, Gray com 28 anos e Carter com 24. Sua ambição era produzir um novo tipo de anatomia que fosse moderna, clara e de preço acessível. A colaboração foi necessariamente íntima e prolongada, mas não sem tensão. No prazo de menos de dois anos, trabalhando na sala de dissecação da escola de medicina em Knightsbridge, eles dissecaram corpos suficientes para produzir 360 ilustrações. Não se sabe como obtiveram os cadáveres, porque os registros do hospital para esse período não foram conservados; mas em geral, naquele período, os hospitais contavam com os corpos dos que morriam em asilos de pobres e em suas próprias enfermarias. Não importa qual seja a verdade, essa dívida permanece sem ser reconhecida. De acordo com Ruth Richardson:

"Há um silêncio no centro da *Anatomia* de Gray, como de fato em todos os livros de anatomia, que diz respeito ao indizível: uma lacuna com a qual nenhum anatomista parece se dispor a lidar, a não ser dando-lhe as costas."

O relacionamento entre os dois é fascinante. Carter desde cedo tinha consciência de que Gray era uma estrela em ascensão no hospital. De início, o garoto de escola pública de Hull considerou Gray e sua turma uns "esnobes", mas logo percebeu que Gray era "muito inteligente e diligente", "um grande trabalhador" e "um camarada simpático". No entanto, quando Gray foi agraciado com o prêmio Astley Cooper por seu ensaio sobre o baço, Carter ressalta que o prêmio foi ganho ao preço de "derrotar homens bons". Ele tanto admira como inveja Gray — e se queixa em seu diário da abordagem decidida de Gray, quando ele mesmo não consegue dar início às coisas e sente certa "inveja" do primeiro livro de Gray, para o qual tinha contribuído com alguns desenhos. Ainda assim, ele também despreza o colega — o objetivo de Gray é o "dinheiro", e ele não é "totalmente franco" ao não deixar claro que Carter não receberá crédito por seu trabalho. Quando os dois embarcam no projeto muito maior, e ostensivamente mais equiparável, da anatomia, Carter considera "mesquinho" o acordo ao qual eles chegam para as ilustrações, mas faz o serviço mesmo assim. Gray deveria receber direitos autorais no valor de £150 para cada mil cópias vendidas; e Carter, um único pagamento de £150. Quando Gray viu as provas da página de rosto com seu nome e o de Carter impressos com tipos do mesmo tamanho, riscou o nome de Carter e deu instruções de que ele fosse impresso em tipo menor. Em edições posteriores, o nome de Carter foi reduzido novamente; e na 17ª edição, publicada em 1909, já havia sido eliminado.

Foi assim que o livro ficou sendo a *Anatomia* de Gray. "Gray's Anatomy" são as palavras que aparecem na lombada da primeira edição de 1858, embora o título correto da obra seja *Anatomy Descriptive and Surgical* [Anatomia descritiva e cirúrgica]. A esperança do editor era que o volume único e jeitoso de Gray sairia

RETALHANDO O TERRITÓRIO 117

ganhando na comparação com as anatomias já estabelecidas, todas em múltiplos volumes — a de Quain, a de Wilson, e assim por diante. E foi o que aconteceu. Para o crítico que fez a resenha no *Lancet*, a *Anatomia* de Gray era "uma empreitada de um esforço nada comum, que exigiu os mais profundos conhecimentos tanto do anatomista como do cirurgião para ser realizada com sucesso. Podemos ser fiéis à verdade ao afirmar que não existe um tratado em língua alguma no qual as ligações da anatomia com a cirurgia estejam demonstradas com tanta clareza e de modo tão pleno."

Foi de fato sua apresentação da anatomia humana, tendo em vista as necessidades da cirurgia moderna, que proporcionou a reputação duradoura da obra de Gray. Sua ênfase era naquilo que realmente seria provável que um cirurgião visse ao abrir um paciente para realizar o tratamento. Com as cirurgias de grande porte se tornando mais seguras e a recente introdução da anestesia por inalação (administrou-se clorofórmio à rainha Vitória durante o parto do príncipe Leopoldo em 1853), a oportunidade era perfeita. A prosa de Gray era simples e profissional, até mesmo desprovida de elegância, sem nenhuma pretensão à imponência. Os desenhos de Carter cumprem a mesma proposta, com brilho. Eles são de uma nitidez excepcional — um feliz acidente decorrente do fato de as placas gravadas terem se revelado grandes demais para o formato do livro. Desapareceram os cenários clássicos e as manobras brincalhonas encontradas em Vesálio e outras anatomias tradicionais, já que Carter tinha a felicidade de não ter sido afetado pela formação em escola de artes. Em vez disso, rótulos com texto aparecem diretamente sobre os desenhos, para ajudar o estudante a associar a aparência ao nome de tantas partes do corpo. O historiador da arte Martin Kemp compara o estilo de Carter — ou sua falta de estilo — a desenhos de engenharia. Para mim, suas ilustrações se assemelham às do catálogo de uma velha loja de departamentos ou a acidentes geográficos identificados num mapa militar.

Apenas três anos depois da publicação da *Anatomia*, na casa onde ainda morava com sua mãe, Henry Gray morreu de varíola, transmitida por seu sobrinho. Estava com 34 anos. Naturalmente seu livro sobrevive, agora em sua 40ª edição, produzida por uma equipe de 85 colaboradores editoriais e doze ilustradores, no lugar de Gray e seu único artista contratado. A *Anatomia* de Gray tornou-se a *Anatomia de Gray*.

Começamos esse passeio pela ciência anatômica com perguntas sobre a existência isolada dos órgãos. Há quase quatrocentos anos, Helkiah Crooke já podia escrever em sua *Microcosmographia*: "A divisão das partes em principais e menos principais é muito famosa e ocupa o centro do palco há bastante tempo." Aquelas partes principais eram o coração, o fígado e o cérebro. Galeno tinha considerado principais também os testículos, por conta de seu papel na reprodução, mas Crooke não lhes concede esse alto posto por eles não serem essenciais à sobrevivência.

Entretanto, a divisão do corpo nessas partes tem algum significado? Eu posso ter partes do corpo, mas não consigo "partir", ou seja, separar uma parte do resto do corpo sem causar sangramento. Será que as partes são, como Darwin acreditava que as espécies tinham de ser, "objetos toleravelmente bem definidos"? Essa separação nos diz muita coisa útil acerca do corpo ou será que nos diz mais sobre as atitudes dos anatomistas ao explorar o corpo?

Uma parte do corpo mais do que qualquer outra mostra como a anatomia humana ainda não está plenamente mapeada nem mesmo hoje. O clitóris parece ter sido conhecido, perdido, encontrado, perdido de novo e encontrado mais uma vez ao longo de 2 mil anos de história da medicina.

A dificuldade poderia ter sido amenizada se tivesse havido um número maior de anatomistas do sexo feminino. Houve algumas, especialmente na Itália, onde certas universidades deram postos influentes a mulheres. No século XVIII, Anna Morandi foi a sucessora de seu marido à cátedra de anatomia na Universidade de Bolonha. Seus belos modelos anatômicos de cera foram adquiridos por Catarina, a Grande, da Rússia, da mesma forma que os de sua contemporânea francesa, Marie Marguerite Biheron, que foi professora de John Hunter em Londres. Um século depois, Marie-Geneviève-Charlotte Thiroux d'Arconville estudou anatomia em Paris e traduziu um livro didático de osteologia de Alexander Monro, o fundador de uma dinastia de anatomistas escoceses. Ela também supervisionou os desenhos para o livro, enquanto tomava providências para preservar seu anonimato na obra, e se certificou de incluir um esqueleto feminino — considerado altamente opcional em anatomias daquela época —, mas, lamentavelmente, permitiu que a cultura, em vez da biologia, ditasse sua aparência. A ilustração de d'Arconville tem a pelve mais larga das mulheres, mas uma cabeça desproporcionalmente pequena e uma caixa torácica com um afunilamento acentuado, indicando ou bem uma influência indevida das expectativas contemporâneas da forma ideal feminina, ou bem que ela usou uma modelo que tinha passado seus anos de crescimento usando espartilho. O esqueleto de d'Arconville tornou-se o símbolo sensual dos osteologistas do sexo masculino por toda parte.

O clitóris era conhecido dos gregos, considerado uma versão imperfeita do pênis masculino ou, numa analogia fantasiosa com a úvula e a garganta, uma espécie de guardião postado diante da entrada do útero. Essa visão parece então ter sido perdida nas traduções da literatura médica do grego para o árabe, e do árabe para o latim, durante os períodos pós-romano e medieval. Falópio redescobriu o clitóris como uma parte definida do corpo, no século XVI, muito embora tenha sido o concorrente de Falópio, Colombo, quem publicou primeiro, acrescentando sua própria observação significativa sobre o papel do clitóris em gerar prazer sexual. Vesálio, porém, não se deixou impressionar e disse a Falópio que "dificilmente seria possível atribuir a mulheres saudáveis, como se fosse um órgão, essa parte nova e inútil". Ele insistia que o clitóris não passava de uma característica patológica encontrada tão somente em "mulheres hermafroditas".

O clitóris voltou a desaparecer de grande parte da literatura anatômica durante o século XIX — com sua identificação tendo sido apagada, por exemplo, em algumas edições americanas da *Anatomia de Gray* — em decorrência do desconforto social (masculino) acerca da sexualidade feminina. Segundo Helen O'Connell, uma urologista australiana, a pior atitude é a encontrada na *Anatomy* de Last, um livro didático atual, popular entre estudantes que se preparam para exames. Em outros livros didáticos de medicina, o clitóris ainda é descrito como o "equivalente feminino do pênis", recebendo um tratamento esquematizado superficial, que talvez não mostre mais que sua aparência externa. É provável que o desenho de um corte em seção, quando chega a ser incluído, seja um que passe pelo plano central do corpo da frente para as costas, do tipo que baste para mostrar a localização central dos atributos funcionais do pênis, mas não representa plenamente a extensão interna tridimensional do órgão feminino.

A mais recente "descoberta" e descrição do "ponto G" revela dificuldades semelhantes. Na Berlim decadentista de Marlene Dietrich e Kurt Weill, um ginecologista chamado Ernst Gräfenberg conquistou boa reputação com a invenção de um dos primeiros dispositivos anticoncepcionais intrauterinos. Ele fugiu dos nazistas em 1940 e acabou estabelecendo um consultório particular em Nova York, onde pôde continuar suas pesquisas sobre o orgasmo feminino. Mas não chegou a viver para ver a expressão "ponto G" ser cunhada em sua homenagem em 1980; e, para ser mais preciso, ele próprio nesse trabalho jamais se referiu a qualquer tipo de "ponto" — somente a uma "zona" — envolvido na ejaculação feminina. É claro que o ponto G não é uma novidade, a não ser como um constructo cultural. Alguns acreditam que ele existe; outros, não, mesmo nos dias de hoje.

O que o debate mostra lamentavelmente é que parecemos incapazes de avançar além da mentalidade de explorador em nossas investigações de um corpo humano, que deve, para nossa conveniência, ser composto de partes isoladas com fronteiras nítidas, como países, e pontos precisos onde se concentram acontecimentos fisiológicos importantes, como se fossem as capitais desses países. Nesse sentido, transformamos a geografia física do corpo numa geografia política.

A CABEÇA

Na igreja dos palhaços, a de Holy Trinity em Dalston, zona norte de Londres, conheço Mattie Faint, que supervisiona o registro cada vez menor dos integrantes de sua profissão. Ele mesmo é palhaço profissional, embora hoje esteja à paisana. O registro não é uma lista de papel, mas uma coleção de ovos. Há dúzias deles enfileirados num armário na parede, numa área exclusiva da igreja. Cada ovo foi pintado, geralmente em preto, vermelho e branco, para ter a aparência de um palhaço em particular, e muitos têm um pequeno chapéu de feltro ou um cone de papel machê. Alguns têm um nariz protuberante, grudado no rosto como groselha vermelha. Alguns portam sinais da aparência natural do artista por baixo da maquiagem registrada — com pequenas rugas pintadas nos cantos dos olhos ou marcas de expressão. Procuro por nomes famosos nas fileiras e localizo Grimaldi — um rosto branco com olhos grandes e simpáticos. Ele tem grandes triângulos vermelhos no lugar das bochechas e três tufos de cabelo laranja. O favorito de Mattie é Lou Jacobs, que introduziu na arena do circo o carro de palhaço ridiculamente pequeno e cujas feições mais características são as sobrancelhas, que formam arcos de um lado a outro do rosto, como o cartaz do McDonald's.

O Registro de Palhaços em Ovos não é uma piada. Ele tem um objetivo sério como lista oficial de palhaços em atividade. Para ser um palhaço, você precisa usar maquiagem especial — caso contrário, será simplesmente um comediante de *stand-up*. Tradicionalmente, os palhaços mantêm sua maquiagem pessoal, mesmo que renovem seus números. "Como palhaço", explica Mattie, "ao contrário dos atores, as pessoas o veem pelo que você é. Você não está à espera de um papel." Logo, se você é um palhaço, seu ovo é de fato um registro de identidade profissional. Uma ou duas vezes, já chegou a acontecer de um ovo ser apresentado no tribunal para resolver casos de violação de direitos. Acho que essa é uma variante feliz em comparação com as fotos 3×4, sem sorriso, com as quais os restantes de nós somos obrigados a nos identificar.

O registro funciona porque estamos acostumados tanto a aceitar uma representação da cabeça como um signo da cabeça de verdade quanto a aceitar que a cabeça pode identificar a pessoa inteira. Na tradição grega e em outras tradições antigas, o tórax é a sede da consciência, mas a cabeça contém a psique, o princípio da vida e da alma, bem como o poder da pessoa. Uma anuência com a cabeça deve ser encarada como um sinal físico de transmissão desse poder no mundo. A seu modo mais enfático e explosivo, um espirro era considerado ainda mais significativo, por ser involuntário. Ele tinha uma força profética: não importava o que a pessoa que espirrou estivesse pensando naquele instante, aquele pensamento haveria de se realizar. Essa crença perdurou até o século XVII. É como uma compensação pela expulsão forçada de parte da alma pela cabeça que atualmente ainda se diz "saúde", quando alguém espirra. Usando a figura da cabeça, nós abreviamos o todo em moedas, em bustos esculpidos, em retratos pintados e, acima de tudo, em documentos oficiais de identidade. Assinaturas, impressões digitais, reconhecimento da íris e perfis de DNA podem todos ser usados para estabelecer nossa identidade. A esses códigos podem no futuro reunir-se segredos biométricos, como a geometria da mão, a forma da orelha e a refletância da pele; ou ainda traços individuais pessoais, como nossa voz, nosso jeito de andar e nossa forma habitual de usar o teclado. Entretanto, foi a fotografia do rosto que se revelou o meio de reconhecimento oficial mais aceitável. Qualquer registro de identidade é sempre uma redução insatisfatória — e muitas vezes um pouco ofensiva — de nosso eu complexo.

A CABEÇA   123

Contudo, a fotografia inspira menos controvérsia do que métodos
que envolvam um alto grau de abstração tecnológica, porque nesse
caso até mesmo nós podemos ver que se trata de nós. Ainda assim, o
que as autoridades querem ver é uma versão particular de você. As
instruções para fotografias de passaportes no Reino Unido estipulam
que você precisa estar com "uma expressão neutra e de boca fechada
(nada de sorriso, cara amarrada ou sobrancelhas arqueadas)". Em
outras palavras, nada de palhaçada.

Não existe prova mais clara de que a cabeça representa a pessoa inteira
do que quando ela está cravada numa estaca. Essa é a indicação definitiva de que o corpo já não existe. Na morte, a cabeça torna-se o troféu do vencedor e um aviso para dissuadir outros. A cabeça de Oliver
Cromwell, desgastada pelas intempéries, ficou famosa por permanecer
do lado de fora de Westminster Hall por mais de vinte anos, como uma
advertência a quem pretendesse ser republicano, até que a estaca que a
sustentava se quebrou numa tempestade e foi guardada em segurança
por uma sucessão de pessoas que se intitularam suas guardiãs. Por fim,
em 1960, trezentos anos após a execução de Cromwell, sua cabeça foi
enterrada no campus da velha faculdade que ele tinha frequentado, em
Cambridge, cidade à qual servira como parlamentar.
　　Às vezes, guarda-se a cabeça porque ela fornece prova concreta
de identidade, mas também pelo motivo mais supersticioso de que se
acreditava que, mesmo na morte, ela abrigava a alma. Essa proposição
passou por um teste improvável durante a execução, na guilhotina, de
um criminoso condenado, Henri Languille, em Orléans, no dia 28 de
junho de 1905. Um médico curioso, Gabriel Beaurieux, examinou a
cabeça do homem quando ela caiu da guilhotina. De início, as pálpebras e os lábios de Languille apresentaram movimentos espasmódicos
por cinco ou seis segundos, o que é uma reação observada normalmente. Beaurieux continuou sua observação e, depois de alguns segundos, o rosto do homem relaxou e os olhos se viraram para cima.
O médico então fez algo extraordinário: gritou o nome do homem.

Viu que as pálpebras se levantavam e que os olhos de Languille se fixavam nos seus, enquanto "as pupilas entravam em foco". Quando os olhos se fecharam mais uma vez, Beaurieux repetiu o grito, e mais uma vez obteve a mesma reação. "Naquele instante, eu não estava lidando com o tipo de olhar vazio, sem nenhuma expressão, que pode ser visto a qualquer hora em moribundos a quem se dirige a palavra. Eu estava lidando com olhos inegavelmente vivos que me fitavam." O conhecimento médico atual afirma que uma cabeça decapitada pode permanecer alerta e consciente até que a queda da pressão sanguínea e a falta de oxigênio causem a falência do cérebro, o que pode de fato levar uma boa quantidade de segundos.

No caos vitoriano do Pitt Rivers Museum em Oxford, encontro algumas cabeças humanas preservadas por encolhimento numa vitrine com a identificação de "Tratamento dado a inimigos mortos". Para abrandar meu choque, uma legenda me relembra com frieza que tirar a cabeça do inimigo foi "uma forma de violência com aprovação social" em muitas culturas, inclusive na inglesa. Essas cabeças encolhidas em particular, ou *tsantsas*, são mais ou menos do tamanho de uma bola de críquete e têm mais ou menos a mesma aparência — são duras, coriáceas e misteriosamente escurecidas pelo tempo. Algumas têm cabelo humano em abundância; outras são enfeitadas com fitas. As cabeças foram feitas pela tribo *shuar* do Alto Amazonas, no Equador e no Peru. A tribo *shuar* acredita que os corpos existem em quantidade limitada. Para eles, a cabeça capturada de um inimigo simboliza a aquisição de mais um corpo para ocupação pelos próprios descendentes do vitorioso. Quando o inimigo era um parente próximo, de sangue, porém, o costume era não pegar sua cabeça como troféu, mas preparar cabeças substitutas usando as de animais. A coleção do Pitt Rivers está suplementada por uma série de cabeças de criaturas adequadamente antropomórficas, como macacos e preguiças. Como os europeus, a tribo *shuar* acredita que parte da alma reside na cabeça; e parte do objetivo de encolher a cabeça de um inimigo é pacificar essa alma.

Talvez você queira saber como se prepara uma *tsantsa*. Para começar, remova cuidadosamente a pele do crânio, fazendo um corte para

A CABEÇA

cima a partir da nuca. Descarte o crânio, o cérebro e outros materiais internos. Costure o corte feito na pele e dê pontos nos olhos e na boca, certificando-se de que a forma do rosto seja preservada. Ferva então a pele até ela se reduzir a cerca de um terço de seu tamanho inicial. Raspe toda a carne que ainda esteja presa ao interior. Passe então para a cura da pele, enchendo a cabeça repetidamente com seixos quentes. Isso fará com que ela seque totalmente, preservando ao mesmo tempo seu formato geral e suas feições características. Por fim, a cabeça encolhida é suspensa por fios, podendo então ser alvo de insultos verbais. Depois disso, a boca é fechada com alfinetes de madeira, antes que possa responder.

A preparação das cabeças dessa maneira era um ritual prolongado, conduzido em etapas durante a retirada, após ataques surpresa. Cada etapa do processo era significativa, e a correta condução do ritual inteiro era mais importante do que o artefato terminado. O Pitt Rivers Museum possui uma série de cabeças encolhidas que considera falsificadas, por causa de irregularidades em sua preparação. Descobri, para minha consternação, que hoje as pessoas da região, para atender ao comércio para turistas, fazem cabeças montadas com couro de animais.

Da mesma forma que a cabeça pode representar a pessoa inteira, o nariz às vezes representa a cabeça. Um nariz vermelho basta para anunciar um palhaço, afinal de contas. O nariz não é o traço fisionômico mais importante, mas é inquestionável que se trata do mais proeminente, em razão de sua natureza singular, sua posição central e sua projeção a partir da cabeça. Por todos esses motivos, o nariz atrai a atenção. Não surpreende, portanto, que ele também seja a feição do rosto que as pessoas mais costumam criticar em si mesmas. Estatísticas da Associação Britânica de Cirurgia Plástica Estética revelam que mais pessoas se submetem à rinoplastia do que a qualquer outra mudança na aparência de seu rosto. (Num segundo lugar distante estão as correções de orelhas para homens e os *liftings* de sobrancelhas para mulheres.)

O hilariante conto de Nikolai Gógol intitulado "O nariz", publicado em 1836, gira em torno da confusão causada quando um nariz assume a vida de uma pessoa. A história começa numa manhã em São Petersburgo, quando o barbeiro Ivan Iakovlevich encontra um nariz no pãozinho do café da manhã e o reconhece como o de um de seus clientes, Kovaliov, um assessor do colegiado, cuja barba ele faz duas vezes por semana. Enquanto isso, Kovaliov acorda e descobre que está com uma extensão de pele lisa no lugar de seu "nariz bastante razoável, de proporções moderadas". Enquanto cumpre suas funções matinais com um lenço grudado no rosto, sem saber o que fazer, ele de repente passa por um "cavalheiro de uniforme" que não é nada mais nada menos que seu próprio nariz. Como assessor do colegiado, Kovaliov detém um posto no serviço público russo equivalente ao de um major no exército. E o nariz? Por seus alamares dourados e chapéu com penacho, "estava aparente que ele tinha pretensões ao posto de conselheiro de Estado". Kovaliov reúne coragem para desafiar o nariz: "A questão é que você é meu próprio nariz", explode ele. Mas o nariz o corrige: "Sou uma pessoa por meus próprios méritos." Na realidade, ele se recusa a ter a menor ligação com seu antigo proprietário, que tem uma posição inferior na sociedade.

Repelido, Kovaliov não sabe o que fazer da vida sem o nariz, em especial por estar com esperança de ser promovido e de conseguir um bom casamento. Isso não fazia parte de seus planos. Por ironia, quando uma pessoa fica de mãos abanando, diz-se em russo que ela "foi deixada com um nariz". Mas Kovaliov foi deixado *sem* nariz. O que *isso* significa? Não é como se ele tivesse perdido um dedo do pé; nesse caso, bastaria enfiar o pé ferido numa bota, e ninguém se daria conta. "Se ao menos eu tivesse perdido um braço ou uma perna, teria sido muito melhor. Ou mesmo minhas orelhas — teria sido duro, mas eu poderia ter suportado a perda. Só que um homem sem seu nariz não é nada." Ele tenta pôr um anúncio no jornal, mas o funcionário se recusa, temendo que um pedido desses ridicularize o jornal, que já é acusado de publicar um monte de bobagens.

Kovaliov fica indignado: "Estamos falando de meu próprio nariz, o que significa praticamente de mim mesmo."

Por fim, o nariz é capturado. Agora precisa ser reunido ao rosto. "E se ele não grudar?" De início, Kovaliov tenta grudá-lo sozinho, mas ele cai em cima da mesa com um baque surdo, como um pedaço de cortiça. Um médico avisa que cirurgia restauradora talvez só piore as coisas. E então, depois de umas duas semanas, o nariz reaparece no rosto de Kovaliov, em circunstâncias tão inexplicáveis quanto as de seu desaparecimento, e Kovaliov retoma sua vida normal, muito animado, como se nada tivesse acontecido.

Seria tolice procurar muito significado no que é em essência um brilhante conto do estilo *nonsense*. Gógol explora com prazer o absurdo visível do nariz humano. A ridicularização que Kovaliov enfrenta enquanto anda por São Petersburgo e que desperta no leitor é amplificada pela ideia desse apêndice facial extremamente ridículo. A aguda ansiedade quanto ao status demonstrada pelo assessor do colegiado significa que, embora afirme não levar os insultos para o lado pessoal, ele simplesmente não admite que seu posto ou seu título sejam alvo de ofensa. Uma vez que sua tromba lhe é restaurada, ele recupera a segurança, mas continua preocupado com o status. Depois de uma passada de reconciliação pelo barbeiro, ele visita uma confeitaria onde se permite o prazer de lançar um "olhar de superioridade a dois oficiais, um dos quais tinha o nariz não muito maior do que o botão de um colete".

A autonomia temporária do nariz de Kovaliov também proporciona um ensaio brincalhão para algumas das ideias da obra-prima inacabada de Gógol, *Almas mortas*, que gira em torno do comércio ilícito de servos que "existem" para fins tributários, muito embora já tenham morrido. Num mundo desses, a questão da propriedade de uma pessoa por outra, seja no todo, seja em parte, adquire um aguçado tom satírico. No final de "O nariz", o narrador de Gógol faz uma provocação ao leitor com a observação de que coisas estranhas acontecem, sim, mesmo em São Petersburgo, mesmo coisas que talvez não sejam benéficas para a nação. Somos levados a entender que a separação de um nariz de seu rosto não é a experiência mais estranha pela qual um cidadão russo poderia esperar passar. O conto provocou o primeiro dos diversos embates de Gógol com os censores, por deixar às claras os absurdos do sistema de hierarquia, privilégios e favorecimentos do qual o Estado dependia. Talvez não seja fora de propósito acrescentar que o próprio Gógol tinha um narigão daqueles.

A ostentação pressupõe a importância. O tamanho e a forma de narizes sempre forneceram material para os que buscam significado e diferença, bem como material para comédias. Por que, pergunta o Gargântua de Rabelais, frei Jean tem um narigão tão bonito? Várias teorias são propostas: foi Deus quem o modelou, "como um oleiro modela seus vasos"; ou ele teve o direito de escolher primeiro quando os narizes foram postos à venda. O próprio Jean sugere que ele "cresceu como massa de pão" no calor dos seios macios de sua ama de leite. Gargântua acrescenta a blasfêmia lasciva de que, "pelo formato do nariz, pode-se avaliar o *ergo-me diante de Ti* de um homem". Tristram Shandy, narrador e personagem-título da obra-prima de Laurence Sterne, do século XVIII, também se refere com tristeza à "sucessão de narizes pequenos" em sua família, observando que o avô foi limitado em sua escolha de esposa, "em razão de seu nariz diminuto". Em suma, não é preciso ser Sigmund Freud para ver que o nariz é um símbolo daquela outra parte avançada do corpo, o pênis. No conto de Gógol, há também uma sugestão de simbolismo. Quando o nariz de Kovaliov é restaurado, ele descobre que se sente revigorado também sob outros aspectos; menos interessado no casamento agora, mas perfeitamente disposto para o sexo.

Os narizes também atraíram a atenção mais séria de homens que trabalhavam com réguas e transferidores. O médico e viajante François Bernier foi o primeiro a tentar classificar a população humana em raças, muito antes que o projeto ganhasse vida própria no século XIX. Ele fez uma viagem de doze anos ao Egito, Oriente Médio e à Índia, e escreveu um relato de suas andanças intitulado *Viagens no império mogol*. Retornou aos salões de Paris com o apelido de

A CABEÇA

Bernier Grão-mogol, muito embora, quando Luís XIV lhe perguntou de qual dos países visitados ele mais tinha gostado, aparentemente tenha respondido "da Suíça". Em 1684, publicou anonimamente suas ideias científicas em *Uma nova divisão da Terra pelas diferentes espécies ou raças que a habitam*. Ele dividiu os povos do mundo em quatro grupos: os lapões, os africanos subsaarianos, os asiáticos centrais e orientais e um grande grupo remanescente que incluía europeus, norte-africanos, povos do Oriente Médio, do sul da Ásia e os indígenas americanos. Sua classificação é digna de nota por deixar de lado em grande parte a cor da pele e contar, em seu lugar, com feições fisionômicas, em particular o formato do nariz. Daquele momento em diante, o nariz participou da maioria dos projetos antropométricos sistemáticos, com seu papel informal na definição da raça conquistando uma nova respeitabilidade científica. Esses dados são úteis hoje em dia no planejamento de cirurgia nasal, mas nunca disseram grande coisa acerca da raça. O fato é que é tão comum que o nariz das pessoas de verdade não se encaixe nos parâmetros de seu suposto tipo racial que ele sempre foi uma medida inútil, que não servia para nada. Talvez seja estranho que Bernier não se tivesse dado conta disso mais cedo, já que, quando estudante em Paris, tinha feito amizade com Cyrano de Bergerac, cujo nariz parece ter feito jus a uma categoria incomparável.

A partir dessa categorização, bastou não mais que um pulo para atribuir índoles distintas a várias formas de nariz. Inevitavelmente, os frenologistas e fisionomistas que deduziam traços humanos a partir de calombos no crânio e feições faciais tiveram seus correspondentes em termos nasais. O anatomista holandês do século XVIII Petrus Camper tentou avaliar o intelecto a partir da inclinação do perfil do nariz, uma noção baseada no fato de que esse ângulo muda da infância para a idade adulta. "A ideia da estupidez é associada, mesmo pela plebe, ao alongamento do focinho", escreveu Camper. Segundo suas medidas, os bustos clássicos tinham os narizes mais verticais, com os modernos europeus, asiáticos e africanos vindo atrás, nesta ordem. Para os antropólogos raciais que seguiram o exemplo de Camper, sua métrica deixava implícita uma hierarquia das raças, embora o próprio Camper tivesse afirmado sua crença em que tanto os negros como os brancos descendiam de Adão e Eva.

O editor americano Samuel Wells discriminou quatro perfis nasais em seus conhecidos anuários frenológicos (sendo quatro um lembrete de esquemas anteriores que associavam tipos faciais aos quatro humores). Suas ideias foram ampliadas com um entusiasmo desagradável por John Orlando Roe, um cirurgião especializado em otorrinolaringologia em Rochester, no estado de Nova York. Em 1887, Roe publicou um trabalho em que definia cinco tipos de nariz: o romano (indicativo de "capacidade de execução ou força"), o grego ("refinamento"), o judaico ("mercantilismo ou desejo de lucro"), o arrebitado ou achatado ("fraqueza e falta de desenvolvimento") e o celestial. O antissemitismo de Roe é espantoso — Wells tinha caracterizado o "nariz judaico ou sírio" com mais simpatia, como indicador de "argúcia, profundo entendimento do caráter, capacidade de previsão experiente e um espírito dominante de mercantilismo". O "celestial" foi um acréscimo do próprio Roe. Não faço a menor ideia da forma que um nariz celestial poderia ter, embora o recurso de imagens do Google tente me ajudar com a informação de que a atriz Carey Mulligan tem esse tipo de nariz. Roe afirma que ele tem os mesmos atributos pouco atraentes do nariz arrebitado, aos quais se somaria a "curiosidade".

O interesse de Roe em promover uma tipologia dessa ordem é infelizmente claro demais: sua especialidade era "corrigir" narizes arrebitados. Com esse objetivo, ele apresentou a inovação de operar a partir do interior das narinas para não deixar nenhuma cicatriz visível. Nos Estados Unidos de fins do século XIX, um nariz arrebitado era considerado indesejável porque era identificado com o nariz dos degenerados imigrantes irlandeses. Cinquenta anos depois, na Alemanha nazista, foi o nariz supostamente grande do judeu degenerado que se tornou anátema. O nariz é visto de acordo com os preconceitos da época.

Laurence Sterne previu grande parte dos absurdos que decorreriam da medição científica de narizes e sua subsequente organização em "tipos". Tristram Shandy encontra na biblioteca do pai um

A CABEÇA

tratado do autor (fictício) Prignitz e cita com aprovação suas conclusões de que as "partes ósseas dos narizes humanos [...] são muito mais parecidas do que o mundo imagina", e "o tamanho e jovialidade de cada nariz em particular, pelos quais um nariz é classificado como superior a outro e apresenta um preço mais alto, deve-se a suas partes cartilaginosas e musculares". Em tom satírico, ele conclui que "a superioridade do nariz é diretamente proporcional à superioridade da imaginação de quem o porta".

O nariz aparece com enorme frequência entre as muitas expressões idiomáticas inglesas baseadas em partes do corpo. Nós metemos o nariz nos assuntos dos outros ou "não sujamos nosso nariz" (ficamos longe de problemas), seguimos nosso faro ou "pagamos pelo nariz" (pagamos os olhos da cara); "deixamos o nariz de alguém desconjuntado" (frustramos os planos de alguém) ou "cortamos nosso próprio nariz por despeito" (por uma vingança, chegamos a nos prejudicar); andamos com o nariz empinado ou "não tiramos o nariz da pedra de amolar" (nos matamos de trabalhar).

Mas na realidade a maioria das partes do corpo humano, tanto externas como internas, tem sua vez. Nós farejamos problemas de longe, mas temos uma boa cabeça para os negócios e olhos hábeis para captar minúcias. Poderíamos, por exemplo, refazer a fala de Shakespeare sobre as sete idades do homem, na peça *Como gostais*, totalmente em termos de locuções referentes ao corpo, associadas àquelas idades. A criancinha tem a pele lisa como bumbum de bebê. Na infância, nossos dentes nascem (damos os primeiros passos), e testamos a água com os pés (não mergulhamos de cabeça em atividades novas). O jovem pode se apaixonar, ficando de pernas para o ar e com o coração na mão. O soldado sai armado até os dentes e, se tiver estômago para tanto, lutará com unhas e dentes. O juiz pode ter as mãos limpas (ser imparcial) ou pode pressionar um prato da balança. Depois, quando nos aposentamos, tiramos o peso dos nossos ombros, até ficarmos de "dentes compridos" (bem velhos) e mal das pernas. Como alternativa, poderíamos partir da cabeça para os pés e caracterizar o homem ou mulher ideal que acabamos de conhecer, que poderia "ter o lábio superior rígido" (não esmorecer), saber levar no queixo, "falar direto do ombro" (sem rodeios) e sempre começar com o pé direito. Seu oposto menos sortudo poderia ser um pobre coitado que é cheio de dedos e tem dois pés esquerdos.

Uma expressão idiomática é definida como um conjunto de palavras que é peculiar a uma determinada língua ou cultura. Acontece, porém, que muitas expressões relacionadas ao corpo têm tradução literal em outras línguas. Os franceses, por exemplo, têm equivalentes para botar a mão na massa, frio na barriga e pulga atrás da orelha; eles também aprendem as coisas de cor, têm língua comprida e consideram que algumas coisas dão nos nervos. Como nós, os italianos "brincam de pezinho" (*fare piedino*) por baixo da mesa. Outros pares linguísticos são menos idênticos: "um dente doce" (preferência por doces) é *une bouche sucrée* (uma boca açucarada). Nós sentimos alguma coisa nas entranhas, enquanto os alemães sentem nos rins (*Das geht mir an die Nieren*). Muitas vezes, é usado um hiperônimo ou um hipônimo, uma alternativa que abranja mais, ou que se satisfaça com menos, de uma determinada região do corpo. Nós falamos do longo braço da lei; os tchecos usam meramente "dedos longos". Nós caímos de cara no chão; os alemães, mais precisos, caem "de nariz". A sinédoque é total quando uma única parte do corpo representa a pessoa inteira, como ocorre quando chamamos alguém de crânio, mão amiga, ou bundão. Às vezes, as línguas saem passeando pelo corpo em busca de novas inspirações: alguma coisa que para nós custa "um rim" para um francês custará "a pele do traseiro" ou "os olhos da cara"; e uma regra prática, "uma regra de polegar", torna-se *une vue de nez* [uma vista de nariz]. A mesma ação corporal universal, como a do nascimento de uma criança, pode gerar uma multiplicidade de expressões. "Estar molhado por trás das orelhas" (ser ingênuo) é exatamente igual em alemão; mas em francês é *encore bleu* [ainda azul], enquanto, em italiano, seu nariz ainda está escorrendo. Em suma, poucas dessas locuções são exclusivas de suas línguas, como se supõe que as expressões idiomáticas deveriam ser.

A CABEÇA

Há algumas exceções. Os alemães parecem dar preferência a órgãos internos. *Ihm ist eine Laus über die Leber gelaufen* (um piolho passou correndo pelo seu fígado) significa que ele está de mau humor. Por outro lado, *Der hat einen Spleen* (a última palavra, inglês para "baço") significa que a pessoa está obcecada por alguma coisa. Em hebraico, uma pessoa que deve ser levada a sério "não foi feita com um dedo". Grandes amigos em espanhol são "como unha e carne". E, em todas as línguas, expressões dessa natureza são acrescentadas o tempo todo: nós agora falamos de "doce para os olhos" (o equivalente a "colírio para os olhos"), de "um dia de cabelo rebelde" (um dia de mau humor) e do cu do mundo. Há também algumas pistas falsas nesse meio. Chutar contra os paus (dar murro em ponta de faca) não é uma obscenidade moderna, como se poderia imaginar, sugerindo a resistência a cretinos que o impedem de avançar, mas uma citação bíblica que se refere à inutilidade de bois de arado darem coices nos paus usados como aguilhões.

Embora algumas dessas expressões sejam criativas e divertidas, nós nos damos mais conta de sua total obviedade. O corpo é nossa fonte mais imediata e conhecida de inspiração linguística. Suas partes e nossas palavras para designá-las estão simplesmente à mão, ao alcance dos braços ou, no mínimo, na ponta da língua. Esses exemplos não brotaram de penas famosas — embora muitos outros, mais criativos, sim — para depois seguirem adiante até encontrar seu lugar na língua, como vimos ao examinar as obras de Shakespeare. Eles são criações vernáculas, em sua maioria quase não chegam a símiles, sendo apenas leves extensões da observação casual. São óbvios e, ao mesmo tempo, também irresistíveis em sua obviedade. As expressões idiomáticas referentes ao corpo, como Rabelais, Cervantes e Shakespeare não se cansaram de repetir, costumam "ser claras como o nariz no seu rosto" (estar na cara).

Por sinal, nós todos somos "peludos como macacos". Os seres humanos têm tantos pelos quanto os chimpanzés. É somente o fato de os nossos serem mais finos, mais curtos e em geral mais claros que os dos chimpanzés que nos dá a liberdade de nos chamarmos de "macacos nus". Mesmo assim, tiramos o maior proveito do que nos coube. Membros de muitas espécies passam tantas horas cuidando de si mesmos e uns dos outros que não deveríamos jamais nos queixar do tempo que nossa companheira passa no cabeleireiro. Por outro lado, somos as únicas criaturas que conceberam a ideia de penteado.

Nosso cabelo é cultural tanto quanto natural: nada marca um filme de época como os penteados da moda de seus atores. Que pelos cortamos, barbeamos ou arrancamos, que pelos deixamos crescer, bem como a forma que lhes damos, tudo isso é uma decisão nossa, mas é uma decisão fortemente orientada tanto por tradições culturais de longa data como pelos caprichos efêmeros da moda. Isso se aplica aos pelos no corpo, em que ocorre um vaivém na moda para raspar axilas, pernas e pelos púbicos. Mas também se aplica, de modo mais evidente, ao cabelo em exposição em nossa cabeça.

Os pelos em nosso corpo, e suas moitas avulsas onde os membros se unem ao tronco, são facilmente explicados como resíduos de uma pelagem completa. Mas o motivo de orgulho que nos coroa a cabeça confunde os biólogos evolutivos. Pode ser que a cabeleira seja principalmente de natureza funcional, uma camada de colmo para servir de isolante térmico para nosso grande cérebro. Ou talvez ela seja simplesmente aquilo que, de qualquer maneira, achamos que é: uma extravagância evolutiva, como a cauda do pavão, que fornece uma base para a seleção sexual. Sem dúvida, é com esse espírito que geralmente encaramos o cabelo. Até mesmo Martinho Lutero, o reformador protestante, de quem seria difícil suspeitar que tivesse feito um comentário desses, declarou: "O cabelo é o mais rico adorno das mulheres."

Uma cabeleira abundante indica força no homem e beleza na mulher — portanto, potencial reprodutivo em ambos. O cabelo adquire um enorme valor narrativo — pense em Sansão, Rapunzel, Sinéad O'Connor, Britney Spears — a partir do fato de que pode ser cortado e, com o tempo, voltar a crescer. Suas idas e vindas são um sinal dessas virtudes abstratas. Por isso, geralmente é um erro personagens de histórias edificantes começarem a gostar demais do próprio cabelo.

A CABEÇA   **135**

"Deus, quando me deu a força, para mostrar/ Como a dádiva era insignificante, prendeu-a no meu cabelo", lamenta-se Sansão Guerreiro no poema de John Milton.

Uma cabeleira abundante assume a forma de desleixo nos homens, cobrindo grandes áreas da pele; e nas mulheres, um comprimento sinuoso. Quando oculto, o cabelo das mulheres equivale à castidade. Prender o cabelo para cima indica que a moça está em idade casadoura. Os cabelos longos e ondulantes são uma indicação de malícia — a extrapolação que nossa cultura cheia de culpas faz a partir do presente de pelos que a natureza nos dá na puberdade. A *Vênus* de Botticelli, a Lorelei, a Russalca, Melisanda, Maria Madalena e *La Belle Dame Sans Merci* [A bela dama desalmada], todas têm o cabelo comprido. A figura alegórica da Oportunidade tem uma mecha de cabelo caída sobre um olho. *Cherchez la femme* [procurem a mulher], em alusão à possibilidade de a mulher ser a causa de qualquer problema. Um emaranhado de cabelo é ainda mais perturbador. O cabelo é uma armadilha, como uma teia de aranha, feita para capturar os homens. Belinda, no poema heroico-satírico de Alexander Pope, "O roubo da madeixa", tem seu cabelo num "labirinto de cachinhos". E, como Simone de Beauvoir observou a respeito de Brigitte Bardot: "As madeixas longas e voluptuosas de Melisanda caem ondulantes até os ombros, mas seu penteado é o de uma criança abandonada, negligente."

Coisas estranhas acontecem aos cabelos quando são cortados. Esse elemento morto, e ainda assim vivo, de nosso corpo torna-se tanto um fetiche como uma fobia. A tricofobia, nojo de cabelos caídos encontrados, por exemplo, em roupas ou entupindo o ralo na banheira, é um dos pavores humanos mais comuns. Ela simboliza o medo de ficar enredado, mas também a sensação de que o cabelo cortado é abjeto, como aparas de unhas, a saliva e as fezes, por ter se separado do corpo que o produziu. Mesmo assim, nós guardamos com carinho uma mecha de cabelo do ser amado e, aparentemente, cada vez mais, até usamos o cabelo de outras pessoas. A cantora Jamelia usava apliques de cabelo para se transformar, como uma heroína de histórias em quadrinhos, de "atarefada mamãe de duas crianças no meu alter ego, Jamelia, a estrela pop", até que foi procurar a fonte dos cabelos para um documentário do canal de televisão da BBC. Uma análise do DNA de seus apliques levou-a à Índia, onde ela encontrou cabeças de mulheres e crianças sendo raspadas, ostensivamente, como parte de uma cerimônia religiosa, só que o cabelo era então reservado para venda a compradores do Ocidente. Embora tenha se tornado global, o comércio de cabelo é um negócio de longa tradição. Jo March em *Mulherzinhas* e Marty South em *The Woodlanders* [Os interioranos] estão entre as personagens de ficção que vendem o cabelo, enquanto a pobre Fantine em *Os miseráveis* é forçada a vender também seus dois dentes incisivos. Jo consegue 25 dólares; Marty, dois soberanos; e Fantine, 40 francos — uma boa grana.

As variadas reações das mulheres diante de sua súbita perda cobrem o espectro das teorias evolutivas que procuram explicar a presença do cabelo em nossa cabeça. Jo, como sua mãe ressalta com total falta de tato, quando tudo está terminado, perdeu o que diversas vezes nos disseram ser sua "única beleza". Jo responde que vai ser bom para sua vaidade, porque, de todo modo, ela estava sentindo orgulho excessivo do próprio cabelo. As quatro irmãs acabam por se casar (o que nunca aconteceu com sua criadora, Louisa May Alcott). Entretanto, Jo garante para si não o marido convencional de boa aparência, mas o professor Bhaer, corpulento, estrangeiro, de meia-idade — numa nova interpretação das leis da seleção sexual. Tendo perdido o cabelo, a camponesa Marty South também perde seu possível pretendente, Giles Winterborne, que, fiel ao estilo de Hardy, morre de exposição às intempéries. Por ironia, ele anteriormente reagira às queixas de dor de cabeça de Marty, já tosquiada, dizendo que devia ser porque a cabeça estava sentindo frio. Enquanto isso, Fantine consola-se por pelo menos ter conseguido aquecer a filha em troca de seu próprio cabelo.

O ROSTO

Em 1859, enquanto acadêmicos se sentavam para avaliar as implicações de *A origem das espécies,* de Charles Darwin, seu incansável
primo Francis Galton embarcava numa investigação sistemática da
beleza na Grã-Bretanha. As jovens de Londres eram as mais belas,
declarou ele por fim; e as mulheres de Aberdeen, as mais feias.

Como ele chegou a essa conclusão? Galton, vocês hão de se lembrar, era um homem dado a medições. Durante sua longa carreira, ele
procurou formas de medir o número de pinceladas necessárias para
fazer um quadro, os parâmetros do bule de chá perfeito e a eficácia
das preces (seu levantamento demonstrou que os membros do clero
não viviam mais do que outras classes profissionais, mas a verdade
é que ele nunca perguntou o que eles pediam em suas orações). A
fim de colher os dados brutos para o que chamou de seu "Mapa da
Beleza", ele rasgava um pedaço de papel conveniente no formato de
um crucifixo. Então, usando uma agulha fixada num dedal, fazia furos no papel para registrar o número de garotas pelas quais passasse
"na rua, ou em outros locais, como atraentes, neutras ou repulsivas".
Os furos para as garotas bonitas eram feitos na parte superior da
cruz; os furos para as mulheres comuns ficavam na barra transversal; e os das feias, na haste da cruz. A vantagem desse método era
que ele podia facilmente apalpar cada parte do gabarito de papel no
bolso e registrar seus dados sem que fosse visto e sem despertar suspeitas entre a população feminina de qualquer cidade que estivesse
avaliando de forma nada vitoriana. "É claro que essa não passou

de uma estimativa meramente individual", admitiu Galton em suas memórias. Mesmo assim, defendeu com ardor seu método científico, afirmando que era "coerente, a julgar pela conformidade de diferentes tentativas com a mesma população". O projeto nunca se completou. Talvez a perspectiva de um levantamento total das britânicas tenha sido demasiada, até mesmo para Galton.

A pesquisa não foi realizada simplesmente por diversão (ou indiretamente pelo lucro, como são, de maneira transparente, as "pesquisas" de beleza conduzidas por fabricantes de cosméticos). No que interessava a Galton, seus dados eram de pouca utilidade, a menos que, como o gado, os seres humanos pudessem ser melhorados. Darwin tinha feito especulações em *A origem das espécies* sobre as variações dos animais sujeitos à domesticação, e isso despertou o interesse de Galton pelas variações entre a população humana. Em 1883, Galton cunhou a palavra eugenia para descrever esse projeto funesto, mas de certo modo a fantasia básica segundo a qual os ricos, inteligentes e fecundos seriam selecionados para melhoramento da raça britânica tinha pouca necessidade da ciência moderna. Como Galton salientou: "Não faz tanto tempo assim que aqui na Inglaterra se acreditava ser perfeitamente natural que o lanceiro mais forte na justa conquistasse a dama mais bela ou mais nobre [...] Que efeito extraordinário poderia ser produzido em nossa raça se seu objetivo fosse o de unir em matrimônio aqueles que possuíssem as melhores e mais adequadas naturezas, em termos mentais, morais e físicos!"

Antes que a procriação começasse, porém, seria necessário fazer uma enorme quantidade de medições. Esse era, naturalmente, o principal prazer de Galton e a razão inocente para sua busca de garotas bonitas. Além de recolher dados de campo nas ruas das cidades da Grã-Bretanha, Galton também procurou capturar a essência da beleza através de outras formas de análise. Uma técnica desenvolvida por ele foi a de usar a nova tecnologia da fotografia, num esforço para identificar características faciais comuns em meio a amostras da população. Ele tentou a "fotografia composta", montando camadas de folhas transparentes de retratos do rosto, uma por cima da outra, na esperança de que a imagem acumulada, meio borrada, correspondesse a uma média representativa; e, anos mais tarde, quando essa técnica não produziu resultados significativos, recorreu ao processo inverso da "fotografia analítica", no qual fracas transparências de uma pessoa em positivo e de outra em negativo eram superpostas para que as feições comuns a ambas fossem anuladas, deixando visíveis somente suas diferenças faciais supostamente significativas. As duas técnicas exigiam uma preparação cuidadosa, com fotografias dos modelos sendo tiradas no mesmo tamanho e com a mesma postura para facilitar a comparação. Galton conseguiu acesso a muitos grupos de pessoas que se distinguiam por seus feitos ou malfeitos, ou ainda por seu berço. [Ver imagem 7 do encarte.] Ele relacionou alguns desses grupos: "cientistas americanos, pastores batistas, pacientes do Hospital Real de Bethlem e do Hospício de Hanwell, soldados rasos de Chatham, crianças, criminosos, famílias, gregos e romanos (aparentemente enfiados no mesmo saco!), crianças do Abrigo de Leeds, judeus, Napoleão I e a rainha Vitória e sua família, pacientes tísicos, homens robustos, doutores, alunos de Westminster". O que acabou se revelando foi que nenhuma aparência característica firme surgiu das imagens compostas. Devemos concluir que essa lista diz mais sobre Galton e sua época do que sobre qualquer categoria de indivíduos.

O resultado principal — e decepcionante — de todas as fotografias compostas de Galton foi demonstrar que, quanto mais indivíduos eram acrescentados à imagem composta, tanto mais qualquer característica facial específica tendia a se dissolver. Até mesmo os criminosos, pelos quais Galton tinha um interesse especial, para poder identificar algum tipo facial que fosse útil para a polícia, pareciam perfeitamente inofensivos, uma vez que alguns de seus retratos fossem superpostos.

Essa tendência teve um efeito estranho no caso da beleza. Como Galton observou muitas vezes, suas fotografias compostas costumavam ter melhor aparência que os retratos individuais a partir dos quais eram feitas. Os criminosos pareciam menos criminosos; os enfermos, menos doentes, e assim por diante. Os bonitos apresentavam uma aparência ainda melhor, como Galton descobriu ao fotografar bustos em moldes de medalhas e moedas antigas do Museu Britânico. Num dos casos, ele ficou empolgado ao extrair uma "combinação de beleza singular dos rostos de seis damas romanas diferentes, compondo um perfil ideal encantador". A fotografia composta em questão mostra um rosto impressionante, com um nariz forte e reto, um queixo proeminente e uma espécie de rigidez no lábio superior. Em busca da beleza, Galton naturalmente não se esqueceu das moedas egípcias do museu, que mostravam a cabeça de Cleópatra. Ele produziu uma fotografia composta com base em cinco espécimes: "Nesse caso, a combinação, como de costume, tem melhor aparência que qualquer de seus componentes. No entanto, nenhum deles dá a menor indicação de sua suposta beleza; na realidade, seus traços não são apenas sem graça, mas, para o gosto normal inglês, simplesmente medonhos."

O que isso nos diz sobre a beleza do rosto humano? Em vez de aceitar que a beleza está nos olhos de quem a vê, a pesquisa de Galton nos convida a procurar nela algo de objetivo. Um rosto composto, a média combinada de vários rostos individuais, é mais bonito que qualquer um dos rostos de pessoas reais que o compuseram. Entretanto ele é também uma média, com tudo o que o termo traz implícito. Quer dizer que a beleza é simplesmente uma suavização? Ou talvez chegue a ser mesmo algo mais sinistro, o rosto humano expurgado de sua individualidade? Um talento importante de modelos de moda consiste em serem capazes de parecer bem em roupas de estilos diferentes, e para isso um rosto normal é um bom começo. Em 1990, duas psicólogas americanas, Judith Langlois e Lori Roggman, da Universidade do Texas, em Austin, retomaram o experimento de Galton, usando computadores para criar, com qualidade superior, imagens compostas de mulheres e dessa vez também de homens. Adaptando a escala das imagens para que se superpusessem exatamente uma à outra, elas conseguiram eliminar o contorno borrado que afetava as fotografias compostas de Galton. Submeteram então as imagens resultantes a uma banca de avaliadores em vez de confiar em sua própria opinião. Os resultados obtidos por Galton foram confirmados, talvez de modo surpreendente. Tanto mulheres como homens foram considerados mais atraentes em imagens combinadas; e, quanto mais indivíduos entrassem em cada imagem, mais atraente essa imagem era considerada, graças à eliminação progressiva de "imperfeições" e assimetrias faciais. As autoras concluíram que suas descobertas condiziam com a pressão da evolução. Em outras palavras, que nós tendemos naturalmente a selecionar parceiros com características próximas da média. É uma conclusão de uma falta de romantismo esmagadora, tanto quanto qualquer cientista poderia desejar; e Langlois e Roggman parecem ter ficado desconcertadas, como seria de esperar, referindo-se, com uma autocrítica indireta no resumo de seu trabalho, à permanente busca da ciência por "uma resposta sucinta para a questão do que constitui a beleza".

Uma bela aparência revela ser vantajosa muito além do universo do namoro. Em circunstâncias em que a seleção sexual não poderia ser menos pertinente, a beleza ainda tem o poder de influenciar nosso discernimento. Uma descoberta tipicamente espantosa é a de que as pessoas atraentes têm maior probabilidade de serem absolvidas em julgamentos.

Existe mais a ser visto no rosto do que a beleza superficial? Se a tendência criminosa pudesse ser diagnosticada a partir da aparência, como Galton esperava demonstrar, então o que dizer das virtudes mais elevadas? Os filósofos gregos acreditavam que era possível ver o caráter no rosto. A figura mais influente no reavivamento desse conceito — chamado fisiognomonia — foi o suíço Johann Kaspar Lavater, um pastor zwingliano que publicou, na década de 1770, uma coleção amplamente traduzida de ensaios sobre o tópico. Lavater contribuiu com sua própria série de classificações de orelhas e narizes em tipos, acreditando, entre outras coisas, que as pessoas que fossem parecidas com determinados animais também teriam alguma coisa da personalidade daquele animal. "Um belo nariz", sugeriu ele, "jamais será encontrado na companhia de um semblante feio. Uma pessoa feia pode ter olhos bonitos, mas não um nariz elegante". O próprio Lavater tinha um nariz grande, que de perfil formava quase um triângulo perfeito, e disso podemos tirar nossas conclusões quanto à imagem que tinha de si mesmo.

Acima de tudo, Lavater ansiava por ver o rosto de Cristo. Acredita que a mera visão do rosto seria uma revelação divina. Ela também forneceria um gabarito ideal: quanto mais você se assemelhasse a Ele, melhor seria seu caráter moral. A dificuldade residia em que, não tendo ocorrido uma segunda vinda, havia apenas representações artísticas nas quais se basear, e é claro que essas representações estavam calcadas nas ideias dos próprios pintores de qual deveria ser a aparência da virtude cristã, talvez conforme vislumbrada no rosto de contemporâneos virtuosos. Esse raciocínio teleológico acaba por não nos dizer nada sobre o semblante divino, e não há nada que afirme que Cristo não se parecia com um lutador de luta romana ou com um motorista de caminhão, em vez do hippie californiano que os artistas adotaram.

Como a frenologia, campo ao qual está relacionada, a fisiognomonia está agora desacreditada em termos científicos. Seus principais adeptos atualmente são aqueles numerosos autores cujos personagens apresentam, na aparência descrita, pistas quanto a seu comportamento e personalidade, bem como os milhões de leitores que aceitam com prazer essa ficção. Entre esses personagens encontram-se o famoso sovina Ebenezer Scrooge, de Charles Dickens, sobre quem somos informados: "A frieza que trazia dentro de si congelava suas feições de velho, pinçava seu nariz pontiagudo, encarquilhava sua face, enrijecia seu jeito de andar; deixava seus olhos vermelhos; seus lábios finos, azuis"; ou Gwendolen Harleth em *Daniel Deronda*, de George Eliot, cuja boca "satisfeita consigo mesma" e olhos de serpente, descritos num capítulo inicial dedicado totalmente ao tópico questionável de sua beleza, dão pistas de seu posterior comportamento manipulador; ou ainda o repulsivo Keith Talent em *Campos de Londres*, de Martin

O ROSTO   143

Amis, cujos olhos brilham "com tremendas concessões feitas ao dinheiro" mas sem "sangue suficiente" para o homicídio.

Instigados, talvez, pelo menosprezo de Galton pelas garotas de
Aberdeen, psicólogos escoceses têm se dedicado com um fervor peculiar a recentes pesquisas que investigam nossa percepção do rosto
humano. Os computadores agora permitem que cientistas manipu-
lem imagens faciais sob aspectos que possibilitam uma investigação
mais profunda do que a que Galton jamais poderia ter conseguido
com suas moedas e imagens compostas. Um projeto especialmente
impressionante, conduzido por Rachel Edwards na Universidade de
St. Andrews, envolveu a alteração de um retrato de Elizabeth I para
dar a impressão de que ela estaria usando cosméticos modernos. Sua
conhecida base de alabastro — na realidade, uma pasta venenosa de
branco de chumbo — foi substituída por um leve bronzeado e uma
aplicação de blush. Com um toque, o exercício confirmou a célebre
beleza da rainha virgem e forneceu uma demonstração convincente
de como a maquiagem é uma influência cultural poderosa em nossa
avaliação da beleza na aparência.

No entanto, a maioria dos estudos atuais concentra-se no reconhecimento facial, mais do que na percepção de beleza. Em geral,
é mais importante ser capaz de reconhecer uma pessoa real do que
construir um ideal artificial. Galton descobriu isso certo dia por experiência própria, quando enviou algumas fotografias compostas que
tinha feito de um par de irmãs ao pai delas. "Sou extremamente agradecido pelos retratos compostos muito curiosos e interessantes de minhas duas filhas", respondeu-lhe o pai, por escrito. "Como conheço
os rostos tão bem, fiquei muito surpreso quando abri sua carta. Pus
uma das fotografias em cima da mesa para a mãe apanhar por acaso.
Ela disse: 'Quando você fez essa fotografia de A? Como ela está parecida com B! Ou *será que é* B? Antes, nunca pensei que fossem tão
parecidas.'" Essa foi uma reação extraordinariamente cortês. A maioria dos retratados, comentou Galton em tom queixoso, "raramente

parece gostar muito do resultado, a não ser como uma curiosidade". Galton não parou para pensar por que exatamente as pessoas deveriam gostar de seus esforços para torná-las mais comuns. Mas ele sem dúvida tirou a conclusão certa das rejeições que recebeu, ao acrescentar: "Nós todos temos a tendência a afirmar nossa individualidade."

Revela-se que identificar um indivíduo não é simplesmente questão de apresentar uma semelhança precisa. Philip Benson e David Perrett, também da St. Andrews, registraram imagens digitais de vários rostos e então intensificaram traços característicos para produzir uma série de caricaturas mais ou menos exageradas de cada rosto. Quando pediram a pessoas que selecionassem qual era a imagem mais semelhante ao modelo, a fotografia que costumava ser mais escolhida não era o retrato verdadeiro, mas uma leve caricatura.

Nós de fato somos muito bons em identificar rostos. É o que os psicólogos chamam de tarefa natural. Isso nós fazemos detectando sua simetria geral e, em particular, o triângulo invertido traçado pelos olhos e pela boca. Os olhos são importantes porque comunicam emoção, enquanto recorremos à boca para ver sinais de prazer ou desagrado. É por isso que não percebemos que a Mona Lisa não tem sobrancelhas, ou que as crianças de *South Park* não têm nariz. Tendo em vista que o reconhecimento de rostos é tão natural, o treinamento especial, como o que às vezes é dado a policiais, pode de fato gerar resultados piores em vez de melhores, se ele perturbar o funcionamento dos mecanismos subconscientes de processamento de imagens.

Recordar e identificar um rosto para nós mesmos é uma coisa. Mas é uma proposta totalmente diferente descrever um rosto de tal modo que então outra pessoa possa também identificá-lo. Nessas circunstâncias, adotamos o método de dividir o rosto em suas partes para as quais temos palavras. Começamos a falar dos olhos, do nariz, da boca, e assim por diante; e talvez de um formato geral da cabeça (redondo, ovalado, anguloso etc.). Além dos órgãos funcionais, nosso inventário falado de componentes faciais também inclui feições como os malares, o queixo e a testa, as sobrancelhas e a linha onde começa

O ROSTO

o cabelo. As orelhas podem ou não ser consideradas importantes, de acordo com sua proeminência (com exceção dos passaportes suecos, para os quais é exigido que o portador seja fotografado de um ângulo tal que uma de suas orelhas esteja visível). Mesmo assim, essa lista não reflete com precisão a forma pela qual nós de fato identificamos qualquer rosto. Ela é simplesmente o meio mais rápido de comunicar o que consideramos ser as feições características que tornam possível a identificação.

Como em tantos outros assuntos, Leonardo da Vinci pode ter sido o primeiro a organizar um inventário de representações desenhadas das feições humanas, o que ele fez com o intuito de se capacitar para ensinar outros pintores a produzir retratos reconhecíveis, com base em apenas um olhar de relance para seu modelo. Em geral, porém, desde os tempos medievais e ao longo da ascensão da pintura de retratos até o advento da fotografia, as pessoas costumavam ser identificadas por meios que nos parecem hoje perigosamente precários, com base em papéis assinados e objetos que portavam, no único traje que usavam ou em várias marcas ou traços que as distinguissem. Xilografias do século XVI de criminosos notórios podem ser parecidas com os cartazes modernos de "Procurado", mas invariavelmente eram produzidas para divulgar a boa notícia depois que o criminoso tinha sido apanhado. A ideia de produzir um retrato antecipadamente, trabalhando a partir da lembrança das pessoas em vez de usar um modelo-vivo (ou àquela altura talvez morto), só foi ocorrer muito mais tarde.

Na década de 1960, muitas forças policiais, procurando aperfeiçoar formas de identificar suspeitos de crimes, investiram no fato de que nós *descrevemos* rostos dividindo-os em partes. Sistemas pioneiros, tais como o Identikit americano, que usava desenhos lineares, e o Photofit britânico, que usava fotografias, permitiram que testemunhas montassem uma imagem de um suspeito como um quebra-cabeça, usando peças tiradas de uma biblioteca de imagens com um estoque de componentes faciais. Os métodos funcionavam bem em entrevistas porque se embasavam num vocabulário comum — e pareciam mais analíticos do que o trabalho com um artista —, mas produziam resultados fracos em termos de semelhança. Cada vez mais, esses sistemas são considerados insatisfatórios por não refletirem nosso verdadeiro modo de *reconhecer* rostos. Computadores mais poderosos aos poucos geraram aperfeiçoamentos. O sistema E-fit desenvolvido por John Shepherd, psicólogo da Universidade de Aberdeen, trabalha com um banco de dados de imagens faciais completas que podem ser manipuladas e mescladas de acordo com as instruções de uma testemunha para produzir uma impressão que ela prefira. Um triunfo inicial do sistema E-fit ocorreu em julho de 1993, quando o assassino em série Colin Ireland, de Londres, se entregou à polícia, ao perceber como era parecido com sua imagem divulgada, feita pelo sistema E-fit.

Desdobramentos mais recentes admitem o fato de que reconhecemos rostos de modo holístico. O sistema Evo-fit, desenvolvido na Universidade de Stirling, começa mostrando às testemunhas uma série de seis rostos verdadeiros, dos quais elas escolhem o mais parecido. Naturalmente, é improvável que a semelhança seja grande de início, mas o procedimento é repetido, fazendo com que as imagens mais parecidas encontradas a cada passada sejam levadas a se unir para "evoluir" na direção de uma imagem final composta mais semelhante. Com efeito, o método permite que a testemunha faça a seleção de características faciais distintas, enquanto o foco do exercício é mantido em rostos inteiros.

A confusão de uma mera semelhança com a verdadeira identidade é uma das causas principais de decisões injustas de um tribunal. Essa é a real motivação por trás do esforço escocês em pesquisar esse campo, que recebeu seu incentivo inicial do Ministério do Interior do Reino Unido, após uma investigação conduzida em 1976 por um comitê governamental sobre casos em que tribunais tinham sido induzidos a erro por identificações visuais incorretas. Quando dizemos, "o rosto dele está gravado no meu cérebro", ou algo semelhante, isso pode ser verdade até certo ponto. Mas uma ligeira alteração naquele rosto — a barba feita, um bronzeado, um corte de cabelo, inclusive aquele mesmo rosto visto de um ângulo diferente — pode ser suficiente para atrapalhar o reconhecimento. Em outras palavras, nós nos lembramos de *quadros*, momentos congelados no tempo, mas conhecemos *pessoas*.

Ou achamos que conhecemos. No dia 18 de outubro de 1997, um garoto que estava desaparecido havia três anos voltou aparentemente a se reunir a sua família no Texas, tendo sido encontrado num abrigo de jovens na Espanha. No aeroporto de San Antonio, "Nicholas" foi recebido com abraços e lágrimas por sua irmã e outros parentes. Sua mãe estava lá também, mas não participou da comemoração geral. Em casa, ao longo das semanas seguintes, o garoto voltou a se encaixar na vida normal, frequentava a escola e conseguia se lembrar de acontecimentos na família. Se um ou outro suspeitou que alguma coisa não estava perfeitamente certa, os funcionários da polícia e da imigração estavam prontos para lhes garantir que tudo estava em ordem. Depois de uns dois meses, porém, "Nicholas" começou a perder o prumo. Por fim, em março de 1998, cinco meses depois de acolher o garoto, a mãe comunicou suas suspeitas de que ele era um impostor, e uma fraude cruel foi revelada. Descobriu-se que o "Nicholas" americano de 16 anos era Frédéric Bourdin, um francês de 23 anos, de cabelo oxigenado e com um talento para guardar de cor os detalhes da vida de outras pessoas. Ele foi condenado a seis anos de prisão por perjúrio e por obtenção de documentos falsos. Quando foi solto, retomou sua carreira de impostor em série; e em 2005 foi flagrado novamente, dessa vez de volta à França, alegando ser Francisco, um órfão espanhol. O verdadeiro Nicholas nunca foi localizado.

A sociedade faz uma exigência desesperada de que nós sejamos de fato exatamente o que parecemos ser. Não são somente os Lavaters e os Galtons que querem que Cristo tenha a aparência virtuosa e criminosos pareçam devidamente cruéis. Se as aparências não corresponderem ao que acreditamos saber, todos nós — na família, na comunidade, em posições de autoridade — estaremos sujeitos a uma profunda inquietação. Podemos nos sentir desafiados, envergonhados e ameaçados quando descobrimos de repente que alguém em quem depositamos nossa confiança não é o que parece ser. É tamanha nossa necessidade de que as pessoas estejam em conformidade com nossa expectativa delas que muitos documentos convencionais de identidade, inclusive com a aparência visual, podem ser desconsiderados se isso produzir uma solução mais adequada. Foi o que aconteceu no caso de Frédéric/Nicholas. O garoto encontrado era bom demais para não se acreditar nele. Ele satisfazia a necessidade daquela família e concluía de modo satisfatório os registros das autoridades. Foi tal a pressão social que até mesmo a mãe cheia de dúvidas foi convencida a aceitar o impostor.

A identidade pessoal é um papel. A maioria de nós acomoda-se numa "personalidade" e a mantém sem muita dificuldade, em parte, pelo menos, porque é isso o que a sociedade exige de nós. A pressão por manter as aparências é constante, e nem sempre conseguimos. Por isso, separamos momentos especiais (despedidas de solteiras, digamos) e lugares especiais (como, por exemplo, o palco) em que não precisamos mais *ser* quem somos. Na realidade, torna-se socialmente necessário que "sejamos" outra pessoa. Em casos mais extremos, o número de equilibrismo fracassa, com resultados catastróficos. Bourdin não conseguia "ser" ele mesmo e procurava seguir em frente "sendo" outras pessoas. Contudo, o desejo subjacente não é o de fingir, mas o de pertencer — o desejo de que o papel representado se transforme na vida. Incapaz de manter a representação de seu verdadeiro eu, ele experimentava outros papéis, um depois do outro; mas acabava também não conseguindo mantê-los.

Com frequência, o que é mais espantoso nesse tipo de história não é a representação, o papel desempenhado com maior ou menor sucesso pela figura central, mas a reação das pessoas em volta. Como observadores, nós nos permitimos o luxo de ficar espantados com a aparente credulidade dessas pessoas: como é possível que tenham se deixado enganar? É isso o que nos perguntamos. De dentro da história, porém, fica claro que sua atitude brota da necessidade, em nome da sobrevivência psicológica pessoal e da coesão social, de acreditar que a pessoa realmente é quem ele ou ela alega ser. Vejamos a famosa história do retorno de Martin Guerre. Em meados do século XVI, um próspero camponês chamado Guerre abandona abruptamente o lar, num povoado nos Pireneus, sua mulher e filho, sem nenhuma causa ou explicação. Anos depois, um homem retorna e é aceito de volta como Guerre pela mulher e pelo povoado. Tudo transcorre normalmente por mais alguns anos, até que a mulher o leva à justiça, alegando agora que ele é um impostor. Quando o caso no tribunal está prestes a ser resolvido (favorável ao homem, como talvez não seja surpresa, e além do mais o restante da comunidade não tem nenhum motivo especial para duvidar de sua identidade), o verdadeiro Martin Guerre faz uma reaparição dramática, tendo perdido uma perna, já que esteve afastado, participando de guerras.

O núcleo psicológico da história é realmente a mulher de Guerre, Bertrande de Rols. Seria ela uma mulher simples, enganada pelo impostor, como outras pessoas foram enganadas e como sugeriram os relatos do episódio (feitos por homens)? Ou, como sugeriu Natalie Zemon Davis, a historiadora cultural que deu ao episódio uma divulgação mais ampla, teria havido motivos suficientes para Bertrande concordar com o fingimento? Seu status tinha sido muito prejudicado pelo abandono de Guerre, e ela precisava garantir uma herança para o filho. Ali, de repente, estava um novo companheiro, plausível e talvez mais satisfatório. "Para além de uma juventude com apenas um breve período de sexualidade, para além de um casamento em que seu marido pouco a entendia, talvez a temesse e sem dúvida a abandonara, Bertrande sonhava com um marido e amante que retornaria e seria diferente", especula Davis.

Dramas desse tipo inspiram algumas das questões mais fundamentais e enigmáticas sobre a identidade. Como sabemos que somos a mesma pessoa que éramos dez minutos ou dez anos atrás? Como nossos entes queridos e outras pessoas sabem? Será que é importante ser o mesmo e sabê-lo? Um Guerre pode levantar dúvidas; mas, quando nosso parceiro volta do trabalho, nós temos certeza de que se trata da mesma pessoa que saiu de manhã. Não é questão insignificante saber como determinamos isso de modo satisfatório. E, além do mais, como vamos encarar o fato de que as células de nosso corpo são completamente renovadas a cada período aproximado de sete anos, de tal modo que em termos materiais não somos de modo algum a mesma pessoa? O rosto é nosso principal marco de reconhecimento, embora o movimento, o gesto e a voz também sejam importantes. Entretanto, o rosto também muda com a idade. Em que sentido realmente continuamos os mesmos?

Filósofos sempre se perguntaram o que faz com que alguém seja um indivíduo reconhecível. John Locke e David Hume afirmaram que a consciência e a continuidade da consciência na memória eram a condição *sine qua non* da identidade pessoal. Para Hume, "o princípio da individualização não é mais do que a imutabilidade e constância de qualquer objeto, através de uma suposta variação do tempo, pela qual a mente tem como detectá-la nos diferentes períodos de sua existência, sem qualquer interrupção da visão". O sono não constitui uma interrupção dessas, porque nós nos lembramos do dia anterior. Mas uma lacuna de alguns anos? Bem, talvez essa seja uma outra questão.

Especulações filosóficas recentes costumam focalizar a atenção em enredos hipotéticos nos quais a continuidade da identidade é de repente rompida. Pede-se que imaginemos, por exemplo, que a mente e o corpo de uma pessoa são de algum modo separados um do outro e embaralhados de várias formas no tempo e no espaço. No entanto, esses vários experimentos imaginários em viagem no tempo, teletransporte e troca de corpos parecem ter acrescentado pouco entendimento. Imaginar a mente de uma pessoa colocada no corpo de outra enfrenta imediatamente o problema do corpo — ele é necessariamente do mesmo sexo? Esse corpo deve lhe parecer semelhante ou o mesmo? Imaginar uma pessoa transportada de volta no tempo, tendo

O ROSTO   151

recebido a aparência e as lembranças de alguma figura histórica, também não funciona. Não podemos dizer que a pessoa nesse caso *seja* a figura histórica, porque qualquer outro poderia ter sido transportado de volta da mesma forma também. A esperança desses exercícios intelectuais é descobrir — já que parece que não temos alma e que nenhuma outra parte inferior de nós contém nosso "eu" — o que realmente faz de nós o que somos. Os especialistas concluem, a meu ver com uma atitude bastante defensiva, que nossa identidade reside na pessoa mais semelhante a "nós" um momento atrás ou a um passo de distância — a chamada "teoria do continuador mais próximo". Isso dificilmente parece ser bom o suficiente diante dos brutais dramas humanos de roubo e confusão de identidades.

Também não adianta de muita coisa para nos preparar para o futuro.

Em novembro de 2005, uma francesa de 38 anos, Isabelle Dinoire, recebeu o primeiro transplante parcial de rosto num hospital em Amiens, depois que seu cão lhe arrancou a mordidas o nariz e boca, enquanto ela jazia inconsciente, depois de uma overdose de drogas. Desde então, mais de uma dúzia de operações semelhantes foram realizadas, na França, na Espanha, na China e nos Estados Unidos. O primeiro transplante facial total foi realizado em março de 2010 num hospital em Barcelona num agricultor que tinha acidentalmente dado um tiro no próprio rosto. Na Grã-Bretanha, uma equipe de transplante facial do Royal Free Hospital de Londres tem autorização ética para realizar quatro operações de transplante que serão monitoradas como ensaios clínicos. A primeira cirurgia ocorrerá assim que tiverem surgido um candidato ao transplante e um doador que sejam compatíveis.

Fui ao hospital para falar não com Peter Butler, que vai chefiar a equipe de trinta cirurgiões, anestesistas e enfermeiros, mas com Alex Clarke, a psicóloga clínica que está trabalhando com ele nesse projeto desafiador. Sua função consiste em preparar potenciais candidatos ao transplante, mas, considerando-se que o transplante facial ainda é uma novidade, o impulso principal de seu trabalho tem sido o de ajudar as pessoas a conviver com a deformação, em vez de lidar com o conjunto diferente de questões levantadas pela perspectiva de receber um novo rosto.

Muitas vezes, quem precisa de ajuda somos todos nós. "As sociedades não tratam bem as pessoas que não têm a aparência comum", diz ela. No passado, Alex trabalhou com a Changing Faces, uma instituição beneficente criada para acabar com o que chama de "discriminação facial", que afeta pessoas com deformações, um preconceito que, de modo inconsciente, é reforçado na cultura popular, em que os vilões são sempre os que têm cicatrizes. A Changing Faces tem se oposto à panaceia de transplantes faciais, por acreditar que o ônus deveria recair sobre a sociedade, que deveria mudar suas atitudes. O Royal College of Surgeons da Inglaterra também foi no passado contrário à ideia, considerando alto demais o risco da rejeição biológica, mas mudou sua posição à luz do caso de Dinoire e outros, bem como da pesquisa psicológica, que parece sugerir que os obstáculos éticos não são tão grandes quanto se havia suposto. A instituição é agora moderadamente favorável ao transplante facial, embora advirta para os perigos de um súbito crescimento de operações "desastrosas" por parte de "equipes inexperientes", como aconteceu após os primeiros transplantes de coração bem-sucedidos na década de 1960.

Os aspectos éticos do transplante facial não têm paralelo em termos médicos. Num sentido biomédico, um transplante de rosto não é diferente de outros transplantes — todos envolvem a substituição de tecidos doentes ou danificados do transplantado por tecidos saudáveis do doador. Há, porém, algumas distinções de contexto importantes, e não necessariamente óbvias. O rosto é externo ao corpo, normalmente com alta visibilidade, nosso meio costumeiro de reconhecimento humano. Junto com as mãos (um dia consideradas indicadores mais verdadeiros da identidade pessoal do que os rostos, por não poderem mudar sua expressão), nosso rosto é a representação mais importante de nosso eu. Mas Alex me diz que não é esse o problema. "Nenhum elemento de

O ROSTO 153

identidade justifica o excesso de escrúpulo quanto às mãos e ao rosto. É só a novidade [da perspectiva cirúrgica]."

Alex tem maior interesse pelas questões práticas. Ela descobriu ser tranquilizador poder demonstrar por meio de simulação no computador que o rosto que surge após a cirurgia não será uma máscara macabra do rosto do doador, mas terá uma aparência totalmente nova, resultante da extensão da pele do doador de um lado a outro sobre os ossos do transplantado. "Isso ajudou a nos afastar da visão de horror da ficção científica", diz ela. Uma preocupação quase maior do que a do transplante em si é a vida inteira de medicação imunossupressora que será necessária para garantir que o transplante não seja rejeitado. Candidatos em potencial a receber transplantes terão de ser examinados para avaliar sua probabilidade de lidar com as exigências físicas de muitas cirurgias e do subsequente regime de medicações. Nem todos conseguem. Clint Hallam, um neozelandês que perdeu a mão num acidente com serra circular, foi submetido a uma cirurgia para recuperar a própria mão, que não foi bem-sucedida e resultou em amputação. Alguns anos mais tarde, ele recebeu o primeiro transplante de mão. Contudo, depois de mais de dois anos usando a mão substituta, Hallam parou deliberadamente de tomar seus imunossupressores, e também essa mão foi amputada.

Há também questões psicológicas a respeito do doador. Que tipo de pessoa deseja doar seu rosto? Trata-se de altruístas como os doadores de órgãos ou de visionários que imaginam alcançar algum tipo esquisito de imortalidade por meio do uso de seu rosto por outra pessoa depois que eles morrerem? O que o transplantado deveria saber sobre a vida do doador? Não foi benéfico para a percepção geral o fato de ter vindo à tona que o doador do rosto de Dinoire tinha sido um suicida.

Finalmente, é preciso que se lembre que, apesar de todo o seu glamour médico, um transplante facial não é em última análise um procedimento que salva uma vida, como o transplante de coração. A decisão de fazer o transplante deve ser ponderada em comparação com alternativas, como enxertos de pele e outras cirurgias estéticas convencionais ou simplesmente tratamento psicológico. Nos casos em que se prossiga com a ideia do transplante, ainda existe uma tarefa de explicar ao público que o objetivo da cirurgia não é de fato dar ao paciente um rosto de aparência normal, mas principalmente restaurar importantes funções fisiológicas, como a capacidade de movimentar a mandíbula. Existe até mesmo alguma necessidade de refrear o impulso de pessoas acostumadas à ideia de cirurgia plástica eletiva, para que não acreditem que um dia poderão sair de uma sala de cirurgia com seu rosto ideal. Poderia ser bom para essas pessoas lembrar a descoberta de Galton, de que a beleza é apenas a média.

O CÉREBRO

Albert Einstein — o maior cientista de todos os tempos, segundo muitos, e o maior judeu desde Jesus, nas palavras de J. B. S. Haldane — morreu na madrugada do domingo, dia 17 de abril de 1955, em sua casa em Princeton. O dr. Thomas Harvey do Princeton Hospital realizou a autópsia e determinou que a causa da morte tinha sido a ruptura de um aneurisma de aorta. Uma dúzia de pessoas mais próximas de Einstein compareceu a uma breve cerimônia fúnebre. Seu corpo foi então cremado. Pouco mais de quatorze horas tinham se passado desde o último alento do físico.

Entretanto, nem todos os restos mortais de Einstein foram convertidos nas cinzas que mais tarde foram espalhadas num local secreto para evitar a atenção de caçadores de celebridades. Pois, em algum momento durante aquela manhã de domingo, Harvey, agindo por iniciativa própria e sem permissão da família do morto, removeu o cérebro de Einstein do crânio, onde havia residido de modo tão proveitoso por 76 anos, e o separou para exame.

Harvey injetou formol nas artérias internas do cérebro e pôs o órgão inteiro no líquido de preservação. O cérebro não revelou nenhum indício imediato dos poderes especiais que tinha possuído em vida. Ele foi cuidadosamente medido e fotografado, para então ser cortado em cerca de 240 pedaços numerados. Muitos desses pedaços ainda foram fatiados em seções finas e acondicionados entre camadas de uma substância semelhante ao celuloide, para poderem ser observados ao microscópio. Harvey parece ter passado muitas dessas amostras para amigos cientistas; outras ele guardou. Um médico de Chicago supostamente recebeu uma amostra como presente de Natal. Outra foi adquirida por um catedrático de matemática japonês que colecionava *memorabilia* de Einstein. Quando um jornalista localizou Harvey em Wichita, Kansas, em 1978, encontrou os pedaços remanescentes do cérebro de Einstein armazenados em potes de vidro numa caixa de papelão com o rótulo de uma marca de sidra.

Partes do cérebro de Einstein já estão nas mãos de cientistas há mais de cinquenta anos. O que aprendemos sobre como a genialidade se manifesta no corpo físico? Harvey prometeu publicar suas conclusões depois que ele próprio tivesse estudado o cérebro, mas muito tempo se passou sem que nenhuma pesquisa fosse divulgada. Finalmente, em 1996, Harvey publicou um artigo na revista *Neuroscience Letters*, em que fornecia os resultados de sua comparação de uma seção preparada do córtex pré-frontal direito de Einstein — uma parte do cérebro que se considera estar dedicada a controlar a personalidade e a avaliar e comparar pensamentos — com as de um grupo de controle constituído de cinco idosos. Sua revelação estarrecedora foi que o cérebro de Einstein não possuía neurônios em quantidade maior, nem de tamanho maior, do que o dos outros.

Marian Diamond da Universidade da Califórnia em Berkeley teve só um pouco mais de sucesso quando solicitou a Harvey uma amostra, que recebeu no que tinha sido um vidro de maionese. Em parte do lobo parietal no alto da cabeça, ela encontrou uma proporção mais alta de células neurogliais em relação a neurônios do que o normal. As células neurogliais colaboram com os neurônios no cérebro em termos que ainda não são bem compreendidos, contribuindo para o crescimento e o funcionamento do cérebro, e descobriu-se que elas aumentam em animais quando estes são colocados num ambiente estimulante. Não se pode dizer se o excedente neuroglial de Einstein estava presente desde o nascimento ou se foi consequência de sua imersão no Institute of Advanced Studies de Princeton.

O CÉREBRO

Sandra Witelson e outros da McMaster University em Hamilton, Ontário, afirmam ter realizado o primeiro exame da anatomia macroscópica do cérebro de Einstein somente em 1999. Usando paquímetros, eles compararam dimensões extraídas de fotografias feitas por Harvey de 35 cérebros normais masculinos e não descobriram diferenças significativas, a não ser nas regiões parietais, "importantes para a cognição visual-espacial e para o pensamento matemático". Os lobos parietais de Einstein foram medidos, revelando ser cerca de um centímetro mais largos que os da média dos controles de Witelson. Ao contrário de todos os outros cérebros masculinos — e ao contrário de outros 56 cérebros femininos também examinados —, o de Einstein também parecia não ter uma característica chamada de opérculo parietal, uma tira de tecido que margeia o sulco lateral, uma das fissuras principais que dividem o cérebro nos lobos que o compõem. Sem isso, especularam os cientistas canadenses, os lobos parietais de Einstein puderam se expandir além do tamanho normal e entrar em contato mais próximo com outras regiões do cérebro, com as quais eles podem então ter construído um número extraordinário de conexões neurais. Witelson conclui que "o intelecto excepcional de Einstein [...] e seu modo de pensamento científico, descrito por ele mesmo, podem estar relacionados à anatomia atípica em seus lobos parietais inferiores", mas lamenta acrescentar que seu trabalho "obviamente não resolve a questão, há tanto tempo sem solução, do substrato neuroanatômico da inteligência".

A tentativa de localizar as origens da genialidade em grandes cientistas não é novidade. Quando Isaac Newton morreu, em 1727, o escultor flamengo Jan Rysbrack fez, com gesso de paris, uma máscara mortuária do grande homem para ajudá-lo na preparação da extravagante estátua em memória de Newton que agora se encontra na Abadia de Westminster. Ela mostra um rosto atarracado e anguloso, com uma ruga larga e severa representando a boca e uma testa igualmente severa. O semblante do grande homem é notavelmente diferente do conhecido retrato de autoria de Godfrey Kneller, pintado a óleo, que lhe dá um rosto longo

158 ANATOMIAS

e lábios vermelhos, femininos. Também Rysbrack preferiu suavizar as feições autênticas na escultura definitiva. Tanto a máscara como o busto foram desde então copiados muitas vezes em gesso, comprados e vendidos como relíquias de algum santo, para ficar em exposição na mesa de trabalho de pensadores pretensiosos de gerações posteriores. Foi assim que Newton se tornou um dos temas prediletos dos frenologistas.

O pioneiro dessa nova ciência, o alemão Franz Joseph Gall, começou a colecionar esse tipo de cabeça em 1792, desenvolvendo gradualmente uma teoria de localização da função cerebral, que ele afirmou ter-lhe ocorrido pela primeira vez quando ainda estava na escola. Foi lá que ele percebeu que um colega com excelente memória verbal tinha uma característica física diferente: olhos grandes e salientes. Essa aparente correlação, observada novamente em estudantes quando ele frequentou a universidade em Viena, levou Gall a acreditar que uma área do cérebro diretamente atrás dos olhos devia ser responsável pela memória verbal. Gall tirou medidas sistemáticas das protuberâncias e reentrâncias nas centenas de amostras de cabeças que tinha acumulado. Acreditando que os melhores sujeitos para estudo eram os que exibiam os comportamentos ou as capacidades mais extremas, ele procurava obter os crânios de assassinos, loucos, estadistas renomados e líderes militares, bem como os de gênios das artes, ciências e filosofia. Sua ambição era nada menos que fundar uma anatomia e fisiologia do cérebro que acabasse por revelar uma psicologia completa do homem.

Através desse processo de "cranioscopia", Gall identificou no cérebro 27 "órgãos" separados, que descreveu em termos dos instintos e faculdades mentais que ele supunha que proporcionassem. Estariam incluídos aí a sabedoria, a bondade, a amizade, a coragem, o orgulho, a vaidade, a cautela e a firmeza de propósito, assim como outros relacionados aos sentidos (de lugar e espaço, musical, numérico e matemático) e à capacidade de memória (pessoas, palavras, fatos). Havia também regiões do cérebro que ele identificou com o talento para a poesia, para a sátira e para a mímica. Pelo menos duas das qualidades — a tendência a roubar e a tendência a matar — refletem decerto o acesso de Gall a sujeitos em presídios. As ideias de Gall iam contra toda a ortodoxia da época, para a qual o cérebro era um órgão homogêneo cujas funções não podiam ser localizadas; além disso, elas foram consideradas por demais materialistas pela igreja e pelas autoridades vienenses. Sua localização precisa do sentimento religioso em apenas uma das 27 áreas do cérebro pode não ter sido favorável a sua causa. Em 1805, ele deixou Viena em busca de apoio para sua teoria em algum outro lugar da Europa, e acabou se estabelecendo em Paris, onde, em 1810, publicou sua teoria completa, acompanhada de um magnífico atlas ilustrado do cérebro. [Ver imagem 8 do encarte.]

Um jovem médico britânico, Henry Reeve, estava entre os muitos que assistiram às palestras de Gall. Embora de início tivesse ficado impressionado, numa segunda ocasião, Reeve considerou Gall vulgar e afetado, escrevendo em seu diário que, "como muitas coisas vistas a certa distância, numa inspeção mais de perto, o véu desaparece e, com ele, o prazer". Talvez a reação de Reeve não tenha sido típica, porém, já que as ideias de Gall haveriam de ser adotadas na Grã-Bretanha, e mais tarde nos Estados Unidos, com mais entusiasmo do que tinham sido no continente europeu.

O principal auxiliar de Gall em sua viagem pela Europa foi seu dissecador e palestrante assistente, Johann Kaspar Spurzheim. Contudo, Spurzheim viu uma oportunidade maior na popularização do tema que estava agora se tornando conhecido como frenologia, e os dois se desentenderam em 1812. Spurzheim reorganizou o sistema de órgãos cerebrais de Gall, dando a muitos deles nomes novos e atraentes, além de acrescentar outros oito à lista. Eram agora 35 órgãos que ele dividiu em intelectuais e afetivos ou morais. Seus rótulos chamativos incluíam a Amatividade, a Habitabilidade, a Adesividade, a Combatividade, a Destrutividade, a Veneração, o Amor-Próprio e o Maravilhamento, que substituiu a categoria de Gall da religião. Spurzheim também iniciou a prática de gravar essas regiões identificadas em pequenos bustos para escrivaninhas, que se revelaram suvenires populares como símbolos da nova ciência.

Enquanto Gall tinha se interessado pelo estudo do cérebro como ciência pura, Spurzheim e seus seguidores viam tanto uma plataforma moral como uma oportunidade comercial na demonstração e no oferecimento de leituras da personalidade. Sociedades frenológicas surgiam por toda parte. Virou moda fazer com que apalpassem nossas protuberâncias. Todas as farmácias vendiam bustos frenológicos. Começaram a se multiplicar periódicos científicos dedicados à frenologia, que tinham suas páginas cheias de análises detalhadas dos famosos e dos mal-afamados, com base em medições do crânio ou de moldes da cabeça.

O melhor disso tudo, naturalmente, era que já se sabia a resposta antes de começar o trabalho. Em 1846, George Combe, de Edimburgo, a maior autoridade britânica nesse campo, publicou uma análise detalhada do crânio do pintor Rafael. Ele descreveu o crânio em si como um "oval belo e elegante; e sua superfície era notavelmente lisa e uniforme". A seu ver, essa regularidade era essencial para a grandeza de Rafael como pintor: "O bom gosto resulta de uma combinação harmoniosa de todos os órgãos, com um bom temperamento; e, ao contemplar esses dons naturais em Rafael, vemos a origem de seu apurado refinamento e elegância." William Stark, o presidente da Associação Frenológica em Norwich, mantinha uma coleção de moldes de cabeça, cada um dos quais com a legenda de um único traço pessoal que, do mesmo modo, é curiosamente consistente com os fatos conhecidos da vida daquela pessoa. Por exemplo, a "dissimulação" é identificada como a faculdade mais proeminente num homem já conhecido por ser um "devedor sagaz".

O genial cérebro de Newton recebeu tratamento semelhante, sem grande rigor. Em 1845, o *Phrenological Journal (and Magazine of Moral Science*, para usar seu título completo e distingui-lo de vários outros *Phrenological Journals*) publicou as conclusões de que a cabeça de Newton indicava "talentos matemáticos da mais alta ordem", já que era dotada de amplas faculdades de Peso, Forma, Dimensões, Ordens e Números, além de uma "porção razoável de Causalidade e

O CÉREBRO

Comparação", o que explicava sua capacidade para detectar a relação de causa e efeito, e descobrir analogias, semelhanças e diferenças. Hoje o desafio consiste em decidir se esse tipo de estudo é de fato menos válido que a análise do cérebro de Einstein, que, como vimos, encontra algo de especial a dizer sobre as regiões parietais no alto da cabeça, "importantes para a cognição visual-espacial e para o pensamento matemático".

A frenologia desperta curiosidade por ter seguidores sérios e toda a parafernália da ciência legítima — publicações, sociedades, conferências —, ao mesmo tempo que era atacada por outros cientistas como charlatanice, sendo alvo de sátiras em teatros e revistas, além de ser ridicularizada por um público cético. Por exemplo, o famoso caricaturista George Cruikshank zombou das faculdades do cérebro identificadas por Spurzheim, ilustrando a "Adesividade" — que significa a propensão a fazer amizades — com um casal atolado na lama até os joelhos. Outros sugeriram novas faculdades bizarras e específicas, como por exemplo um talento "para conduzir tílburis". É difícil pensar em outra ciência que tenha levado uma vida tão dupla durante a fração de século e pouco mais em que a frenologia persistiu.

O ponto forte da frenologia estava em sua promessa social. As dimensões morais da mente humana podiam ser avaliadas pelo expediente quase ridiculamente fácil de fazer medições físicas da cabeça. O frenologista com um faro para a boa oportunidade podia se estabelecer como protopsicanalista, orientador vocacional, consultor de recrutamento ou mesmo casamenteiro, de acordo com a necessidade de seu cliente.

Enquanto isso, os críticos do método ressaltavam suas falhas evidentes, como o número aparentemente arbitrário de órgãos do cérebro e suas qualidades intercambiáveis e contraditórias, que permitiam que uma infinidade de conclusões fosse extraída de uma avaliação da personalidade. Apropriadamente, a cabeça de Voltaire foi adotada como base pelos que buscavam desacreditar a frenologia. Parecia que esse "descrente famosíssimo, e pior, o inimigo mais violento e implacável do cristianismo", exibia um órgão de Veneração inviavelmente grande.

Por que o célebre filósofo tinha uma coisa dessas se estava claro que não a usava? Mas a frenologia não se deixaria abater com tanta facilidade. Em 1825, um frenologista escreveu que o exemplo de Voltaire de fato *confirmava* a veracidade da técnica, tendo em vista que, embora o francês não demonstrasse grande veneração *por Deus*, ele sem dúvida a demonstrava diante da corte francesa, onde buscava apoio.

Como vimos, Thomas Edison não conseguiu captar uma imagem em raios X do cérebro para William Randolph Hearst em 1896. As primeiras imagens rudimentares em raios X do cérebro somente foram feitas em 1918, quando se descobriu ser possível introduzir ar em seus ventrículos para acentuar o contraste com o tecido ao redor. No entanto, uma técnica prática para ver o interior do cérebro rotineiramente surgiria apenas na década de 1970. O que ela nos mostraria? Ela revelaria as sedes dos poderes que nos elevam acima dos animais?

Referências científicas tipicamente descrevem o cérebro como o órgão mais complexo no corpo humano. Não é essa sua aparência. Ele é menos variado que o coração, menos intrincado que os pulmões. Removido da cabeça, fatiado em seções e espremido entre camadas de vidro para fácil inspeção, como o vi preparado em museus de medicina, ele é branco e opaco — no sentido literal, é claro, mas também no sentido figurado. Ele esconde bem seu mecanismo. Talvez seja simplesmente a vaidade humana que insista em sua complexidade.

O próprio Hipócrates pode ter feito a descoberta de que o cérebro não é uma simples massa pesada e encaroçada. Em torno do ano 400 a.C., baseado provavelmente em seus exames de soldados gregos feridos em combate, ele compilou um livro intitulado *Dos ferimentos na cabeça*. Ali ressaltou, por exemplo, que ferimentos num lado do cérebro costumavam resultar em convulsões no lado oposto do corpo. Posteriormente, Galeno procurou localizar a alma no cérebro e afirmou que o cérebro tinha partes dedicadas a funções corporais específicas. Grandes vultos medievais, como o estudioso persa Avicena, consideravam que os quatro ventrículos do cérebro que contêm o

O CÉREBRO 163

fluido cerebroespinhal são espaços de armazenamento para imagens e ideias, controlando respectivamente a percepção, a imaginação, a cognição e a memória. Muito mais tarde, Descartes acreditou ter localizado a alma no minúsculo corpo pineal, na base do cérebro. Os frenologistas pouco fizeram pelo avanço da ciência, mas também compartilhavam a convicção de que o cérebro não era uma unidade homogênea de funcionamento holístico, mas um órgão com partes distintas. Essa convicção fortaleceu-se com o advento de novas formas de sondar e mapear o cérebro.

Muitas vezes os métodos são brutais. Como no tempo de Hipócrates, a guerra é um incentivo ao conhecimento. Na guerra russo-japonesa, um oftalmologista chamado Tatsuji Inouye conseguiu mapear o córtex visual em novos detalhes, com base em ferimentos a bala recebidos no lobo occipital, na parte de trás da cabeça. Ele se beneficiou — se é que podemos dizer assim — do uso pelos russos de novas armas, que disparavam balas mais penetrantes, mas que causavam menos danos à carne ao redor do que as armas anteriores. Neurologistas britânicos conseguiram do mesmo modo avançar no entendimento do papel que o lobo occipital desempenha na visão, por conta da fraca proteção nessa área, proporcionada pelos capacetes Brodie usados por soldados britânicos. (Infelizmente para eles, os frenologistas tinham, com bastante falta de imaginação, preferido localizar as faculdades visuais logo atrás do olho, muito longe do lobo occipital, ao qual atribuíam qualidades de amor e amizade.)

Estudos posteriores realizados em Montreal por Wilder Penfield, um neurocirurgião nascido nos Estados Unidos, relataram a reação de pacientes de epilepsia conscientes à estimulação cerebral por eletrodos. Penfield utilizou a técnica para planejar cirurgias no cérebro com o objetivo de aliviar convulsões que atingiam regiões específicas do corpo. Mas o resultado que ele obteve foi um novo mapa do cérebro. A jogada de mestre de Penfield foi contratar uma artista plástica quando publicou suas conclusões em 1937. A sra. H. P. Cantlie desenhou um "homúnculo cortical", no qual as várias funções sensoriais e motoras do corpo apareciam descritas em escala proporcional ao volume da área do cérebro considerada responsável por seu controle. (Ver imagem 9 do encarte.) Infelizmente, o diagrama — que mostrava polegares exagerados e dedos, mãos e pés grandes em comparação com os membros e o tronco do corpo — ficou um pouco parecido com um sapo esmagado na estrada. Mais instrutiva e duradoura é uma versão posterior que Penfield publicou, na qual os órgãos motores e sensoriais são dispostos em torno dos hemisférios do cérebro numa visão seccional transversal à cabeça. Os lábios e os polegares sobressaem em especial. Essa ideia de representação gráfica enraizou-se e inspirou variantes cada vez mais grotescas desde então, além de ter tido seus precursores no homúnculo do pensamento medieval, que era literalmente um homem pequeno ou homenzinho, uma espécie de Mini-Mim, que poderia ser invocado por um alquimista ou um mágico. Essas figuras humanas deformadas talvez sejam também invocadas em termos imaginários nos monstros e dragões desajeitados de nossos pesadelos e desenhos animados, com seus dedos que agarram e seus passos pesados.

Imagens reais do cérebro chegam a nós por meio de uma magia diferente. O segredo está no fenômeno da ressonância magnética nuclear, uma descoberta de tamanha importância que foi assinalada pela outorga de prêmios Nobel em seis ocasiões: três de física, dois de química e o mais recente, de medicina, concedido em 2003 por sua aplicação na forma do exame médico gerador de imagens, conhecido em inglês como MRI [RM].

Fui fazer essa imagem de meu cérebro mais de vinte anos atrás. Era a primavera de 1988, e essa forma de geração de imagens mal acabava de obter aprovação para uso clínico. A técnica era tão recente que ninguém tinha pensado em eliminar do nome o termo "nuclear", que por algum motivo não tranquilizava os pacientes em potencial. Só que não sou um paciente, mas estou escrevendo um artigo para a revista *Popular Science*.

Quando chego ao Albany Medical Center na capital do estado de Nova York, Gary Wood, o chefe de neurorradiologia, em seu jaleco branco, começa a me fazer algumas perguntas preliminares. "Você está com algum problema de saúde? Tem algum objeto de metal: canetas, clipes de papel?" Deposito num armário minhas chaves, uma caneta e meu gravador. Então o médico abre uma grande porta blindada com cobre e me faz entrar na sala de ressonância magnética.

Um grande equipamento em forma de rosca enche a sala. Ele exibe o logo da General Electric; curiosamente, a companhia fundada quase cem anos atrás por Thomas Edison e sediada ali perto em Schenectady. Plástico branco bem moldado esconde um magneto de cinco toneladas. (Os magnetos para exames médicos de RM podem gerar campos com cerca de 15.000 gauss; em comparação, o campo magnético da Terra apresenta em média apenas 0,5 gauss, enquanto o ímã na porta de sua geladeira talvez gere cerca de 50 gauss.) O assistente de Wood ajuda-me a subir numa maca que se projeta da abertura do magneto e então liga um interruptor. Levado pela força hidráulica (nenhum motor funciona perto desse magneto enorme), deslizo quase em silêncio para o interior do magneto até minha cabeça ficar posicionada em seu centro. Qualquer sensação de claustrofobia é amenizada pelo espelho que tiveram a consideração de dispor em ângulo acima dos meus olhos para eu poder ver além dos meus pés, através da janela de observação da sala, até onde Gary e seus colaboradores estão monitorando o exame. Através de uma ligação de áudio bidirecional, eu os ouço digitando instruções no computador e batendo papo, animados com seu novo equipamento. "Não se mexa", ordenam-me. Gary aperta um botão. Um zumbido rápido e surdo enche meus ouvidos, mas eu não sinto nada enquanto a máquina colossal esquadrinha as profundezas de meu cérebro.

Depois, Gary me mostra o que gravou no monitor. É a primeira vez que pude ver por dentro de meu corpo. Entretanto, mesmo tão no início de seu uso, descubro que estou calejado pela familiaridade genérica das imagens. "A ressonância magnética mudou nossa noção de transparência, de modo que podemos ver aquelas estruturas cuja forma e função tinham sido anteriormente o território de poetas e filósofos", foi o que li numa história bastante deslumbrada da técnica de geração de imagens médicas. Mas o que é "ver"? Tenho consciência de que a imagem para a qual estou olhando não é uma simples fotografia, mas uma imagem altamente indireta, uma manifestação digital de uma série de sinais de radiofrequência, que são eles mesmos resultantes de minúsculos campos magnéticos produzidos por átomos de hidrogênio em meu cérebro em reação ao impressionante sinal emitido pelo equipamento de geração de imagens. Parece-me possível que os poetas e filósofos ainda estejam em vantagem.

Talvez percebendo minha ambivalência, Gary aponta para tons diferentes de cinza na tela, que representam a carcaça exterior de meu crânio, minha medula óssea e até mesmo meu fluido cerebroespinhal. "Agora vamos dar uma folheada", diz-me ele. "Vamos simplesmente atravessar sua cabeça." Uma série de imagens aparece na tela, enquanto Gary persegue meus nervos ópticos desde os olhos até o interior do cérebro. Ele para ao chegar a uma imagem, um corte transversal mostrando claramente meu nariz, garganta e os seios da face. "Isso aqui está parecendo um comercial de descongestionante nasal", diz ele, rindo. Quando vou saindo, ele me dá de recordação uma cópia impressa do exame. Infelizmente, já não tenho essa imagem e não posso dizer se meu lobo parietal é expandido, nem se meu sulco lateral é fechado, como o de Einstein.

Aperfeiçoamentos na geração de imagens por ressonância magnética, ocorridos desde a época de meu exame, agora permitem que os cientistas obtenham imagens ao vivo, animadas, do cérebro em funcionamento. Experimentos com imagens de ressonância magnética *funcional* (RMf) envolvem tipicamente o exame do cérebro de um sujeito enquanto ele ou ela realiza tarefas específicas. Isso gera imagens que realçam as partes do cérebro que estão temporariamente em maior atividade. O processamento de imagens digitais aplicado aos exames de ressonância magnética em geral exibe uma seção do cérebro inteiro em preto e branco, com a área em atividade indicada

O CÉREBRO

com um realce colorido. Graças a essa manipulação, agora falamos satisfeitos das partes do cérebro que se "iluminam" quando temos pensamentos específicos, muito embora, a rigor, a "iluminação" observada seja uma indicação de maior fluxo sanguíneo, não necessariamente de uma atividade mental em particular.

Essa nova tecnologia é um auxílio importante no diagnóstico de doenças no cérebro, mas também proporciona uma nova ferramenta para a investigação de como o cérebro funciona normalmente. Muitos estudos estão em andamento para examinar aspectos da atividade mental humana que tendemos a considerar importantes na definição de quem somos enquanto indivíduos. Eles incluem escolhas morais que fazemos, a manifestação de preconceito e o exercício da criatividade pessoal. Até mesmo simples decisões sem consequências requerem o exercício da escolha, o que é uma expressão da personalidade. Neurocientistas do Oxford Centre for Functional MRI of the Brain criaram um experimento que exigia que os participantes pressionassem botões para passar de um estado arbitrário A para estados B e C. Quando os participantes escolhiam livremente, sua ação era acompanhada de um aumento de atividade numa determinada parte do cérebro e de atividade reduzida em outra parte. Por outro lado, quando o mesmo participante recebia, de uma segunda pessoa, orientação quanto ao que fazer, esse quadro se invertia. O experimento parece mostrar que os mecanismos neurais subjacentes a nossa avaliação de escolhas que fazemos são diferentes se essas escolhas forem forçadas ou se forem feitas livremente.

E o que dizer de um verdadeiro dilema moral? Joshua Greene da Universidade de Harvard pediu aos participantes de seu estudo que imaginassem uma situação na qual o choro de um bebê ameaça denunciar a presença de um grupo de pessoas que está se escondendo de soldados inimigos: você sufoca o bebê para salvar a vida dos outros? Os resultados que obteve mostraram que regiões do cérebro associadas ao planejamento, raciocínio e atenção tiveram atividade comparativamente maior quando as pessoas escolhiam prejudicar alguns indivíduos para salvar outros. Em outras palavras, as pessoas pensam mais quando suas decisões trazem consequências para terceiros. É o que no mínimo nós esperaríamos de outros seres humanos.

O colega de Greene em Harvard, Jason Mitchell, vem usando a ressonância magnética funcional para investigar empatia e preconceito. Compreender outras pessoas significa que nos imaginamos no lugar delas. É mais fácil fazer isso quando a outra pessoa é parecida conosco. Mitchell pediu aos participantes do estudo, definidos segundo seu pensamento político e social, que avaliassem pessoas imaginadas que fossem tanto muito parecidas como muito diferentes deles. As imagens que ele registrou do cérebro mostram que a percepção de um "outro" semelhante aciona uma região do cérebro conhecida por estar associada ao pensamento autorreferencial, ao passo que a percepção de um "outro" não semelhante aciona uma região diferente. Não revelam *por que*, mas sem dúvida mostram um pouco do que acontece *quando*, por exemplo, pessoas de cor branca associam mais prontamente rostos de cor negra a atributos negativos e rostos de cor branca, como seu próprio rosto, a atributos positivos. Esse tipo de trabalho pode oferecer um caminho para compreender preconceitos raciais e de outra natureza.

Obras criativas, tais como quadros, sinfonias e romances, são consideradas expressivas em termos altamente pessoais. Mas será que o processo criativo pode ser visto enquanto ocorre no cérebro? Charles Limb, da Escola de Medicina da Universidade Johns Hopkins em Baltimore, no estado de Maryland, tentou captar um relance disso registrando exames de ressonância magnética funcional de talentosos músicos de jazz enquanto eles improvisavam ao piano — inventando música que nunca tinha sido imaginada ou tocada antes. Uma média tirada das imagens do cérebro de uma série de improvisadores mostra áreas específicas do cérebro sendo ativadas e outras desativadas, sugerindo que também a criatividade é localizada. Estudos como esses, que geram imagens do cérebro normal, ganham legitimidade ao colher dados de uma amostragem de participantes, não de uma única pessoa. Posso perceber como talvez fosse perigoso interpretar a imagem do exame de uma única pessoa de um modo particular ao estudar alguma coisa

O CÉREBRO

tão pessoal e subjetiva como o preconceito ou a criatividade. Contudo, não posso deixar de me perguntar se esses agregados estatísticos, à semelhança das fotografias compostas de Galton, não correm o risco de descartar justamente a informação que estão tentando reunir.

A ressonância magnética funcional também está sendo aplicada a propósitos menos elevados. Exames de ressonância magnética de pessoas em regimes de emagrecimento feitos no momento em que elas escolhem comer alimentos saudáveis ou *junk food*, por exemplo, parecem iluminar áreas do cérebro associadas ao autocontrole. Fabricantes de produtos e agências de publicidade estão naturalmente muito interessados nessa atividade do cérebro — e em conseguir evitá-la. Agora que a geração de imagens por ressonância magnética provou ser uma técnica de diagnóstico e que o custo do equipamento está caindo, empreendimentos comerciais estão começando a pensar no que ela pode lhes oferecer. Gemma Calvert é uma ex-psicóloga acadêmica e atualmente diretora administrativa da Neurosense, uma companhia que usa as imagens do cérebro para sondar os recessos misteriosos da mente dos consumidores. "Existe uma percepção geral de que essa é uma tecnologia que se desenvolveu para a medicina", admite Gemma. "E que agora ela está sendo usada para fins comerciais; e onde é que isso vai parar?" Mas é claro que as grandes corporações não têm nenhum escrúpulo dessa natureza. A Neurosense usou a geração de imagens do cérebro a pedido de um programa britânico no horário do café da manhã num canal de televisão comercial, apresentando o resultado, de seu próprio interesse, de que os espectadores prestavam mais atenção a anúncios transmitidos de manhã e tinham melhor lembrança deles.

"Você não deveria encarar com ceticismo o fato de que essa tecnologia nos permite ver como o cérebro realiza uma determinada tarefa", diz-me Gemma, em tom de repreensão. "O problema surge quando se começa a fazer perguntas de cunho mais social. Será que um dia alguém vai ser capaz de usar essas tecnologias para ler o que estou pensando? Eu sou uma daquelas que gostaria de ver isso." Por enquanto, porém, a perspectiva permanece no campo teórico, exigindo equipamento com resolução muito mais alta do que os disponíveis hoje, que pudessem captar o disparo de neurônios individuais no cérebro. Essa atividade talvez indicasse o que alguém estaria pensando em resposta a um estímulo. "Mas ainda assim isso não chegaria à noção de experiência. Essa coisa da sensação de estar vivo é a grande questão."

Enquanto isso, em San Diego, uma empresa chamada No Lie MRI mostra uma direção para a qual essa tecnologia está voltada. Ela espera usar a ressonância magnética funcional para permitir que seus clientes avaliem candidatos a empregos e requerentes de benefícios de seguros. Como a técnica de geração de imagens monitora diretamente o sistema nervoso central, em vez do sistema nervoso vegetativo, que controla as funções corporais, a No Lie MRI alega poder evitar as restrições legais americanas aplicadas ao uso de detectores de mentiras por parte de empresas privadas. Seu plano é instalar VeraCentres, que nos fazem pensar em Orwell, onde as pessoas serão entrevistadas enquanto são examinadas por um equipamento de ressonância magnética. Atualmente a empresa está fazendo pressão para que "provas" colhidas por meio do exame de ressonância magnética funcional sejam admissíveis em tribunais americanos. Até mesmo organizações neutras, como a Sociedade Britânica de Psicologia, reconhecem a probabilidade de que seja apenas uma questão de tempo para os exames de ressonância magnética do cérebro serem aceitos em tribunais, muito embora, como no caso das provas de DNA, a aura da ciência que os cerca possa significar que os jurados lhes deem uma credibilidade que eles nem sempre mereçam.

Em seu empenho em apanhar mentirosos, a No Lie MRI pode estar deixando de ver o todo. Para um neurocientista, e cada vez mais para todos nós, nós somos nosso cérebro. Pode não estar longe o dia em que um homem entre no tribunal e acuse seu próprio cérebro do crime, e as provas darão sustentação a essa alegação. Ou, colocando de outro modo, qualquer réu poderá no futuro ser capaz de apresentar um sofisticado equivalente moderno da alegação de insanidade. Nesse caso, a questão é saber se faz algum sentido punir a pessoa — ou seu cérebro.

O CORAÇÃO

O coração é um órgão muscular oco de forma cônica, localizado entre os pulmões e alojado na cavidade do pericárdio.

O coração é piramidal, ou melhor, turbinado, e de certo modo corresponde à proporção de uma pinha.

O coração das criaturas é o fundamento da vida, o Príncipe de tudo, o Sol de seu microcosmo, do qual toda a vegetação depende, a partir do qual todo vigor e força fluem.

O coração, como uma casula.

O coração, como uma almofada de pum feita de carne.

O coração é, acima de tudo, traiçoeiro; e é irremediavelmente mau.

O coração tem razões que a própria razão desconhece.

O coração é faminto e inquieto; ele precisa de alguma coisa de que se alimentar. Se não receber nada de Deus, sairá caçando entre as criaturas; e nisso costuma perder a si mesmo, bem como a seu objetivo.

O coração é sempre inexperiente.

O coração é um caçador solitário.

O coração é, portanto, muitas coisas para muitas pessoas, como confirmam essas diversas descrições. As três primeiras aqui relacionadas são de anatomistas de diferentes períodos, extraídas respectivamente da *Anatomia* de Gray, da *Microcosmographia* de Helkiah Crooke e de *De Motu Cordis* de William Harvey. A seguinte, "O coração, como uma casula", é de *Pantagruel*, de François Rabelais, que era anatomista além de monge, advogado e escritor. Certa ocasião, em Lyon, em 1538, um cadáver falou com Rabelais, pelo menos conforme relatado num poema contemporâneo de Étienne Dolet. O cadáver, quando soube que deveria ser dissecado pelo famoso Rabelais, teve a nítida sensação de ter se vingado dos juízes, que apenas procuraram aumentar sua pena ao sentenciá-lo à morte seguida de dissecação: "Ora, Fortuna, podeis mesmo vos enfurecer: recebo todas as bênçãos." A símile seguinte, possivelmente mais informativa, é de *The Book of the Heart* [O livro do coração], de Louisa Young. As afirmações restantes foram colhidas do Livro de Jeremias do Antigo Testamento, de Blaise Pascal, filósofo francês do século XVII, e de seu contemporâneo John Flavel, um religioso inglês; e dos autores americanos Henry David Thoreau e Carson McCullers.

A ideia de que o coração representa de alguma forma importante nosso próprio âmago remonta a Aristóteles e mais além. Segundo Young, histórias egípcias e gregas de mais de 3 mil anos atrás revelam que o coração já era considerado a sede da "identidade, da vida, da fertilidade, da lealdade e do amor". Se isso era verdadeiro em termos fisiológicos, haveria de permanecer ignorado por muitos séculos. Mas o fato de que era absolutamente o caso num sentido simbólico foi abonado durante uns 1.300 anos, quando Galeno, no século II d.C., colocou o fígado, o coração e o cérebro no comando do corpo tripartite (abdome, tórax e cabeça), sendo o coração o centro inevitável dos três.

Ao contrário de todos os outros órgãos internos, o coração é nitidamente discernível como um local de atividade: ele bate, e bate com um ritmo que muda em reação ao mundo ao redor, mais rápido na presença de um amante ou de algum perigo, mais lento durante o sono e quando da aproximação da morte. Médicos clássicos encaravam o coração como a fonte do calor do corpo e ligado ao sangue, mas é espantoso que sua real função como uma bomba que envia o sangue ao corpo inteiro ficasse tanto tempo sem ser compreendida. Leonardo da Vinci chegou muito perto da verdade quando observou o que Galeno não tinha observado: que o coração tem quatro cavidades, é altamente muscular e é a fonte de todos os vasos sanguíneos.

O CORAÇÃO

Se ao menos tivesse percebido que alguns desses vasos transportam o sangue que sai do coração e que outros o trazem de volta, Leonardo decerto teria tirado a conclusão óbvia e firmado sua reputação como bem mais do que um amador no campo da anatomia.

Quando seguro um coração na mão, fica de imediato evidente que ele um dia deve ter feito alguma coisa. Em comparação com os pulmões ou o cérebro, com o fígado ou os rins, que têm uma textura uniforme e inescrutável, esse órgão possui uma arquitetura rebuscada. Afasto as finas pregas de gordura que o envolvem, como papel de seda em torno de uma peça de porcelana. Ele tem uma base muscular, com suas várias cavidades (duas aurículas e dois ventrículos) por cima. Sem o sangue, ele apresenta um peso notável no fundo. Vasos sanguíneos descrevem caminhos serpenteantes sobre sua superfície externa. Esse coração em particular foi separado através da aorta, revelando-a como um túnel enorme com cerca de dois centímetros de diâmetro. Leio que o coração bombeia mais de 5 mil litros de sangue por dia e que ele pode fazer o sangue jorrar a uma altura de 1,80 m através desse tubo. Como foi que, no passado, as pessoas puderam imaginar que o corpo simplesmente fabricasse o sangue no ritmo colossal certamente exigido por essa tubulação tão larga? A principal veia do corpo, a veia cava, tem quase o mesmo diâmetro no ponto em que entra no coração. Outros quatro grandes vasos sanguíneos, as veias e artérias pulmonares que transportam o sangue dos pulmões e para eles, onde ele é oxigenado, têm cerca de um centímetro de diâmetro. O projeto inteiro faz com que eu me lembre do diagrama de uma estação de metrô. Imagino que seja um quebra-cabeça devolver o coração para o corpo dissecado de onde o retirei, de tal modo que os tubos cortados se encontrem, mas na realidade ele desliza com facilidade para a cavidade deixada para ele pelos pulmões, encontrando sua orientação correta à medida que se encaixa no lugar, como um animal se acomodando em seu ninho.

Em alguns lugares, vejo abas onduladas de carne. São as válvulas que regulam o fluxo sanguíneo. Elas produzem a característica batida dupla do coração, que é tipicamente registrada em inglês como "*lub-dub*" ou "*lub-dup*". Se você pronunciar essas duas sílabas em voz alta, sua língua imitará a ação dos dois conjuntos de válvulas que regulam o fluxo sanguíneo. Parte da razão pela qual William Harvey teve condições de descobrir a circulação do sangue, o que Galeno e Leonardo não conseguiram fazer, pode ter decorrido dos avanços na engenharia hidráulica obtidos no começo do século XVII, incluindo, por incrível que pareça, a invenção de Pascal da prensa hidráulica. Talvez esses mecanismos para bombear água tenham permitido que Harvey visse o coração com outros olhos. Qualquer que tenha sido o caso, Harvey esclareceu o mecanismo do coração e do fluxo sanguíneo com uma clareza científica exemplar, embora permanecesse desconcertado, por não saber para que servia tanta atividade. Essa explicação teria de aguardar a descoberta do oxigênio e do papel dos glóbulos vermelhos, o que ocorreria mais de um século depois. Infelizmente, uma vez que seu livro foi publicado, as coisas pararam de correr tão bem para Harvey. Seu amigo e biógrafo John Aubrey escreveu que ele "sofreu uma forte redução na clientela, e que o povo acreditava que ele tivesse perdido o juízo. Além disso, todos os médicos eram contrários a sua opinião e o invejavam. Muitos escreveram contra ele".

A importante descoberta de Harvey não prejudicou, porém, a interpretação convencional do coração como o centro das coisas. Embora na realidade fique ligeiramente descentrado (mais para a esquerda) no corpo, o coração representa uma centralidade sensível, um meio caminho entre a cabeça e o sexo, o ponto de apoio da razão e do desejo. Seu papel recém-compreendido no bombeamento do sangue pelo corpo inteiro simplesmente fortaleceu sua importância metafórica, como o próprio Harvey não demorou a perceber quando escreveu sua arrebatada dedicatória a Carlos I. O coração era agora apreciado como um regulador do corpo e se tornava, portanto, ainda mais poderoso como símbolo do autocontrole moral. Nós falamos do fundo do coração, quando estamos sendo sinceros. Guardamos segredos no fundo do coração. Mesmo sabendo que o cérebro é o

O CORAÇÃO

centro da percepção e da cognição, ainda é no coração que desejamos *sentir* as coisas. No Ocidente, há muito tempo o coração é o órgão associado mais de perto às emoções, embora no Oriente ele costume estar mais ligado ao intelecto e à intuição. No passado, as crenças ocidentais também exigiam que o coração cumprisse esses deveres. "Pois como ele pensa em seu coração, assim ele é", diz a advertência em Provérbios 23:7. A oração conhecida como *Sarum Primer*, segundo o livro de 1514 em que foi encontrada, diz o seguinte:

> *Deus esteja em minha cabeça*
> *E em minha compreensão;*
> *Deus esteja em meus olhos*
> *E em minha visão;*
> *Deus esteja em minha boca*
> *E em minha fala;*
> *Deus esteja em meu coração*
> *E em meu pensar;*
> *Deus esteja em meu fim*
> *E em minha partida.*

Nessa data, o coração está identificado com o pensar, enquanto a cabeça, ou o cérebro, está voltada para a compreensão. Por ironia, a descoberta de Harvey pouco mais de cem anos depois, de que o coração era uma bomba — uma bomba central, de importância dominante no corpo, mas afinal de contas apenas uma bomba —, foi uma das primeiras descobertas revolucionárias a começar a convencer as pessoas de que o cérebro era de fato mais importante, assinalando o que a historiadora da cultura Fay Bound Alberti chama de "transição científica de um corpo cardiocêntrico para um craniocêntrico".

Em 1997, um cardiologista canadense, Andrew Armour, publicou um artigo em que fazia a afirmação revolucionária de que o coração de fato possui um "pequeno cérebro" só seu. Circuitos neuronais observados no coração podem ser capazes de "processar informações locais", sugeriu Armour. Com isso, o coração é reapresentado não como análogo a uma bomba ou outro dispositivo mecânico, mas, em termos mais modernos, a um sistema de computação: o cérebro é nosso computador de grande porte, enquanto o coração e talvez outros órgãos também são servidos por processadores locais. Rejeitadas em certos círculos como pseudociência, as conclusões de Armour foram aproveitadas com ardor por igrejas e teósofos, por fornecerem provas científicas para o coração pensante do texto bíblico.

De uma forma ou de outra, o coração mantém seu lugar em nossos corações, por assim dizer. Metáforas relacionadas ao coração parecem muito reais. Morrer de "coração partido" é sem dúvida uma das formas mais horríveis de se morrer, mesmo que esse órgão elástico e esmagável não possa ser partido num sentido físico. Ele pode se enfraquecer, tornar-se atrofiado e enfermo, mas nunca chega a ser o objeto quebradiço sugerido pelo símbolo de um coração com um raio que o parte em dois. O status emblemático do coração é sustentado por seu tamanho compacto e sua portabilidade. Em especial no caso de santos e mártires, o coração costumava ser enterrado separadamente do resto do corpo. Essa prática teve origem em parte na necessidade — entranhas e órgãos eviscerados eram enterrados primeiro para reduzir o mau cheiro de um cadáver em decomposição na igreja. No entanto, ela era também simbólica. O coração, como Young nos conta, também pode ser "posto em conserva, enviado, doado, guardado, comido ou usado num colar". Um coração poderia até mesmo ser repatriado de guerras no estrangeiro quando a peste impedisse o retorno do corpo.

Considerando-se sua importância simbólica, talvez seja surpreendente que nos contentemos em manter um grande desconhecimento quanto à real aparência do coração. Essa coisa pulsante, íntima, desempenha um papel tão invisível em nossas vidas que nem mesmo conhecemos sua forma. Isso vale para o coração humano e também para o dos animais, por este último ter sido marginalizado na cozinha, não

O CORAÇÃO   177

detendo de modo algum uma posição central, mas sendo classificado
entre as vísceras. Ao mesmo tempo, o coração tornou-se cada vez
mais padronizado como símbolo. Desenhos do século XVII mostram
o coração sombreado como um objeto tridimensional, talvez nem
sempre delineado com precisão anatômica; mas, mesmo assim, pelo
menos exibindo algo da morfologia irregular do órgão verdadeiro.
Entretanto, durante os séculos XVIII e XIX, em cartas de baralho,
em xilogravuras e bordados, e finalmente em cartões comerciais para
o dia dos namorados, o coração tornou-se muito mais familiar como
uma figura achatada e simétrica.

Como o coração veio a ser representado por esse símbolo estilizado, bidimensional, de aparência extremamente irreal — um triângulo invertido, vermelho, de dois lobos? As teorias são numerosas
e antigas. Em hieróglifos egípcios, um vaso representava o coração.
Será nosso ícone para o coração a silhueta de um vaso? O contorno
floreado de uma lira oferece uma explicação grega. Ou ele pode ser
simplesmente um desdobramento daquele triângulo invertido usado
para representar o sexo feminino, um simbolismo tornado célebre
pela estilista Mary Quant, que fez com que seu marido raspasse os
pelos púbicos dela nesse formato. Na realidade, o desenho que hoje
interpretamos como um símbolo do coração teve seu início como a
representação de uma folha de hera ou um cacho de uvas. O símbolo
do naipe de cartas que chamamos de copas (*hearts*, em inglês) era
originalmente uma folha dessas.

Os corações na arte e na literatura medieval costumavam ser descritos com a forma de peras ou pêssegos. O afresco de Giotto que
representa a Caridade, na Capela Scrovegni em Pádua, mostra-a oferecendo um coração em forma de lágrima, tirado de uma fruteira. A
certa altura, porém, o motivo achatado da folha de hera parece ter
prevalecido como a forma preferida para o coração humano. O primeiro coração fendido pode ter sido descrito no livro de emblemas
de Francesco da Barberino, *I Documenti d'Amore*, datado de cerca
de 1310, enquanto o primeiro coração estilizado numa anatomia

ilustrada data de 1345. Em igrejas, a adoração ao Sagrado Coração de Jesus aos poucos suplantou a devoção franciscana às cinco chagas de Cristo. Posteriormente, o Sagrado Coração em si tornou-se o símbolo da reação da igreja católica romana ao protestantismo. Contudo, esse símbolo lúgubre não deixou de ter seus problemas. Em fins do século XIX, por exemplo, missionários católicos em Ruanda descobriram-se acusados de canibalismo por aqueles a quem pretendiam converter, em função da natureza explícita do emblema que adotavam em sua cruzada.

A forma simplificada do coração foi recortada em móveis pelos *amish* e pelos carpinteiros do movimento inglês das Artes e Ofícios. Hoje, ela aparece na marca de muitos produtos, prometendo, de modo confuso, ou que eles são saudáveis ou que são uma peraltice deliciosa. Há inclusive uma opção de teclado em meu computador Apple que insere um símbolo do coração, que até este momento não tinha para mim nenhuma finalidade: ♥.

O designer nova-iorquino Milton Glaser foi o primeiro a pôr o ♥ numa frase: I ♥ NY [Eu ♥ Nova York]. Esse slogan duradouro — que data de 1976 — teve um sucesso muito além das expectativas de seu criador. Ele manda um abraço caloroso e inconfundível, desarmando o visitante da cidade, que, de outro modo, poderia tremer diante do caos urbano. "I ♥ NY" é engenhoso porque, acima de tudo, tem no seu cerne uma verdade relacionada ao amor ao lugar e a como isso pode por sua vez criar a noção de comunidade. Ele também apresenta uma esperteza mais calculista. O logo é fácil de copiar. Há imitações do símbolo "I ♥ NY" pela cidade inteira, e isso não é por acaso. Embora seja feito um enorme esforço para garantir que o logo de uma empresa seja reproduzido somente pelas pessoas certas da forma certa, o de Glaser não é uma marca registrada. A ideia era que todos e qualquer um pudessem usá-lo. Foi uma estratégia com resultados imprevisíveis, mas, depois de mais de trinta anos, gerou dividendos incríveis. É verdade que ele nem sempre é copiado com precisão. A forma do coração pode não inchar exatamente do mesmo jeito que o original; é mais que provável que a fonte não seja aquela (American Typewriter) que Glaser escolheu. Mas, a seu modo, o design cumpre sua função ainda melhor por causa disso, mostrando, tão bem quanto todos os outros aspectos, que os nova-iorquinos não são conformistas em nada. E ainda existe uma difusão multicultural inimaginada, muito além dos cinco distritos da cidade. Homenagens desajeitadas são prestadas por outros estados: "Virginia ♥ is for lovers" [O ♥ da Virgínia é para quem ama], por exemplo, ou "I L♥ VERMONT" [Eu A♥ VERMONT], ambos adesivos oficiais para para-choques. "J' ♥ Quebec" [Eu ♥ Quebec], "Me ♥ Antigua" [Mim ♥ Antigua] e "I ♥ Allah" [Eu ♥ Alá] são encontrados mais além. Todas essas variantes relembram Nova York também em termos subliminares, aumentando sem esforço a mensagem de muitas culturas em contato, juntas, um fato extremamente intrínseco à vida de Nova York, mesmo quando cada uma anuncia sua própria paixão.

O rim tem uma forma quase tão agradável quanto a do coração. Qualquer doce do dia dos namorados que se preze deve ter a forma do coração para que sua finalidade amorosa não se perca. Hoje em dia, porém, nós também encontramos bolos com formato de rim, feitos para comemorar o sucesso de cirurgias de transplante. Seguindo o estilo dos bolos de festas, esses costumam ser realistas a ponto de serem medonhos, às vezes com o ureter e os principais vasos sanguíneos esculpidos em glacê em cores codificadas, como se tivessem sido copiados de um manual de anatomia. As implicações desse novo costume parecem ainda não ter sido bem estudadas. O oferecimento de presentes com o formato do coração tem o significado claro de representar o oferecimento do próprio coração. Um bolo ou outro doce com o formato de um rim começa bastante bem como uma espécie de bolo de um "novo nascimento". Ao comê-lo, o transplantado talvez reencene a incorporação do órgão doado. Mas o consumo simbólico do rim doado por parte de qualquer outro conviva parece ligeiramente macabro.

A maioria dos órgãos tem, como o coração, uma forma que é característica, mas ainda assim irregular o bastante para se esquivar a uma descrição fácil. Em outras palavras, um coração tem a forma praticamente igual ao de qualquer outro coração, mas não suficientemente parecida com algum objeto familiar que possa ser usado como um indicador visual. O rim vai mais adiante, tendo uma forma tão peculiar que emprestou seu nome a uma miscelânea de outros objetos naturais e feitos pelo homem, desde "kidney beans" [feijão reniforme] às piscinas particulares anunciadas como reniformes, projetadas com essa forma supostamente para que sua aparência seja mais natural do que a do retângulo tradicional.

Também as folhas de plantas às vezes têm a forma de um rim, ou são reniformes, para usar o termo técnico. Existe uma única explicação para a ocorrência dessa forma incomum em tantos organismos naturais (mesmo que não em piscinas). Já vimos como o coração estilizado pode ter se desenvolvido (e talvez os naipes de ouros, paus e espadas, também), a partir de representações diagramáticas de folhas diferentes. D'Arcy Thompson, em sua obra magistral, *On Growth and Form* [Sobre o crescimento e a forma], mostra como todas essas formas se originaram de pequenas alterações nos vetores radiais e tangenciais do crescimento da folha (ou seja, o ritmo ao qual o crescimento se lança para cima a partir da haste e o ritmo ao qual ele se espalha para os lados). Um forte impulso para cima e um fraco impulso para os lados resulta numa folha lanceolada, ou num losango, ("de ouros"), enquanto o aspecto cordiforme surge quando a força que se espalha é maior em comparação com a força que se lança para cima, de tal modo que a folha se abre mais em torno do ponto de inserção na haste. Uma restrição ainda maior ao crescimento nominal para cima leva à forma de rim, atarracada, porém simétrica, vista nas folhas de plantas como a erva-capitão, muitos feijões e nossos próprios rins.

Muitas formas difíceis de descrever vêm à tona no romance de Vladimir Nabokov, *Bend Sinister* [Barra sinistra]. Motivos visuais

O CORAÇÃO

recorrentes — poças oblongas e "espatuladas", o contorno cheio de água de uma pegada, uma nódoa de tinta com a forma de um lago —, todos parecem sugerir alguma coisa de importância vital que foi esquecida pelo personagem central em luto recente, Adam Krug, que está engajado numa luta contra o regime totalitário chefiado por um antigo colega de escola. A história tem também uma quantidade de imagens de órgãos humanos — uma bola de futebol inflada tem "seu fígado vermelho bem guardado"; há um "cólon negro" de nanquim na gola de alguém; o traseiro de uma pessoa é como "um coração invertido". As formas e cores, bem como as recordações que elas parecem representar, permitem que o leitor participe um pouco da condição sinestésica à qual Nabokov era sujeito. Esses fios simbólicos acabam por convergir quando o torturador de Krug derrama um copo de leite, formando uma poça no formato de um rim e fornecendo um lembrete desnecessário de que a mulher de Krug morreu após uma operação no rim.

Há muitos mistérios que ainda estão por serem revelados, ligados às formas curiosas que o corpo e seus órgãos adotam com o crescimento. Um dos não menos importantes desses mistérios é a questão da explicação para termos dois rins. A regra geral da natureza é nos dar exatamente a quantidade certa de tudo o que nos é necessário, nem mais nem menos. Dois olhos dispostos na horizontal dão-nos a visão binocular com a qual podemos avaliar distâncias. De modo semelhante, o espaçamento de nossas duas orelhas ajuda-nos a determinar de onde um som está vindo. A Federação Nacional dos Rins do Reino Unido diz, porém, que não se sabe por que motivo temos dois rins. Pode ser um efeito secundário da duplicidade anatômica geral que produz duas pernas muito cedo no desenvolvimento do embrião. Isso também explicaria por que possuímos desnecessariamente dois testículos ou dois ovários. Ou ainda pode ser o legado de alguma necessidade em alguma época distante de nosso passado evolutivo. A maioria dos animais possui dois rins, como nós; mas alguns têm mais. E até mesmo o embrião humano desenvolve realmente três pares de rins cerca de um mês após a concepção, com somente o último dos três se tornando órgãos funcionais.

No final, nem a forma nem o número de rins tem tanta importância quanto sua função. Um em cada quatrocentos de nós de fato possui um único rim, formado pela fusão no istmo central de dois rins de localização normal. Esse tipo de rim "em ferradura" costuma trabalhar perfeitamente sem produzir nenhum sintoma ou prova de sua existência. É um caso típico da anomalia que pode passar totalmente despercebida, por ser interna; e que, no entanto, caso se encontrasse na superfície do corpo, poderia com enorme facilidade causar repulsa nas pessoas.

O fato de ser redundante tornou o rim o órgão pioneiro nos transplantes de tecidos humanos. O rim que permanece no corpo de um doador vivo logo cresce em torno de 80%, praticamente restaurando a plena função renal. Cirurgiões da Escola de Medicina de Harvard realizaram a primeira cirurgia bem-sucedida de transplante de rim no mundo em 1954, usando gêmeos idênticos como doador e receptor para reduzir o risco de rejeição do órgão. O receptor viveu mais oito anos; o doador morreu somente em 2010, aos 79 anos de idade. No Reino Unido, 2.732 pessoas receberam um rim novo no ano de 2011, com pouco mais de mil sendo transplantes de doadores vivos, mas há quase 7 mil pessoas na lista de espera. Nos Estados Unidos, cerca de 15 mil operações são realizadas anualmente, mas a lista de espera está chegando aos 100 mil, com um crescimento veloz. Calcula-se que, já em 2015, essa quantidade de pacientes vá sofrer falência renal *a cada ano*, pacientes para os quais um transplante de rim pode ser a única esperança.

Expandir a faixa de doadores é uma tarefa sobrecarregada de dificuldades tanto médicas como éticas. Por exemplo, doadores em potencial, não aparentados do receptor em perspectiva, foram avaliados no passado, mas concluiu-se que eram casos-limite de "psicopatologia". "Doadores com vínculos emocionais" são considerados

O CORAÇÃO

mais confiáveis. Outra proposta controversa é a de conceder clemência a prisioneiros no corredor da morte em troca de um rim. Essa ideia quase digna de Swift parece tentadora quando nos lembramos de que há mais de 3 mil condenados à pena de morte nos Estados Unidos. Contudo, como esse número permanece praticamente estacionário desde 1996, esse parece ser mais um gesto político que uma solução prática.

A ideia do transplante é uma conclusão bastante fácil, se acreditarmos que as partes do corpo são distintas e separáveis do corpo que as contém. Já no ano de 400 a.C., cirurgiões gregos realizavam experiências com transplantes de ossos humanos. Razões para o fracasso eram de ordem médica — não havia nenhuma noção de rejeição, nem do sistema imunológico. Entretanto, havia também fortes razões morais para a hesitação — como, por exemplo, os meios forçados pelos quais as partes do corpo eram obtidas na época, e a óbvia violação da primeira imposição do juramento hipocrático de não causar dano.

O sucesso dos primeiros transplantes de rim em meados do século XX foi logo suplantado pelo mais charmoso e mais simbólico transplante do coração. Por ser único, um coração não poderia ser fornecido por um doador perfeitamente compatível, um irmão gêmeo, por exemplo, como poderia acontecer com um rim. Em vez disso, para garantir um resultado funcional, exigia-se um cuidado pré e pós-operatório muito maior, além de uma enorme habilidade do cirurgião. Christiaan Barnard, o cirurgião da Cidade do Cabo que se tornou conhecido no mundo inteiro ao realizar as primeiras operações bem-sucedidas, praticou antes com o coração de cães, tendo realizado mais de cinquenta transplantes. (Ele também enxertou uma segunda cabeça num cachorro, simplesmente, ao que parece, porque podia fazê-lo.) O primeiro transplantado de coração humano de Barnard sobreviveu dezoito dias; o segundo, dezoito meses. Depois desses sucessos iniciais, porém, a imagem dos transplantes de coração sofreu alguns reveses, quando outros cirurgiões começaram a executar a operação com índices de sobrevivência muito inferiores e quando alguns pacientes do próprio Barnard, por total coincidência, começaram a exibir comportamento psicótico depois de se recuperarem da cirurgia.

Hoje ocorre que os transplantes são uma opção padrão, embora extrema, no repertório do cirurgião. O transplante é amplamente aceito, principalmente por razões pragmáticas, tendo em vista o aumento vertiginoso da procura por órgãos de substituição. Mas ele continua a ser, nas palavras de Lesley Sharp, antropóloga da Universidade de Columbia, "ao mesmo tempo assombroso e estranho". É um procedimento médico, sem dúvida, mas nenhum jargão mecanicista — o coração caracterizado como apenas uma bomba; o fígado e os rins, como meros filtros — consegue disfarçar o fato de que se trata de um ato pessoal, um gesto de uma pessoa para outra, que dá a impressão de que deveria no mínimo obedecer às habituais normas sociais de doação. Como Sharp explica: "órgãos doados de cadáveres surgem ao mesmo tempo como partes intercambiáveis, como dádivas preciosas e como algo que abriga a alma transmigrada do morto".

Cirurgiões e neurologistas rejeitam a noção de que aspectos da personalidade possam ser transferidos de uma pessoa para outra durante operações de transplante. Mas nada pode impedir os pacientes transplantados de imaginar coisas acerca do doador de seu novo órgão, em especial quando esse órgão é o coração. Pacientes que manifestam a sensação de que outra pessoa reside dentro deles — somente pouquíssimos, insistem os conselhos de medicina — são classificados como vítimas da "síndrome de Frankenstein". Fay Bound Alberti dá o exemplo de Claire Sylvia, uma transplantada de coração que antes da operação era uma dançarina com hábitos alimentares saudáveis e depois, de modo inexplicável, passou a adorar *nuggets* de frango. Mais natural é a culpa que o transplantado pode sentir por ter recebido um órgão de substituição, sem dar nada em troca. Michelle Kline, por exemplo, sentia tanta culpa por ter recebido o rim de seu irmão que não conseguiu falar com ele de modo algum até se provar digna disso, tornando-se Miss Pensilvânia e finalista do concurso de beleza para

O CORAÇÃO

eleger a Miss Estados Unidos. Quando a viu ser coroada, seu irmão comentou: "Estávamos bem lá em cima no palco."

Por seu lado, os parentes de um doador falecido podem achar que a identidade do doador sobrevive no corpo "novo". Regras sobre o anonimato de doadores estabelecem que a ligação direta não seja feita entre os parentes do doador e o transplantado; mas falhas eventuais já ocorreram. Ralph Needham recebeu um transplante duplo de pulmão de um doador que tinha morrido depois de um grave traumatismo craniano. Ele comentou acerca da viúva do doador: "O marido dela me doou dois pulmões bons. Ela acha que o marido continua vivo em mim, mas não me sinto à vontade com isso. Para mim, os pulmões agora são *meus*."

O entendimento social de um órgão como doação não casa bem com a forma com que a medicina moderna de fato atua. Embora os órgãos geralmente sejam disponibilizados em instituições de saúde geridas pelo Estado ou em organizações sem fins lucrativos, não demora muito para que o dinheiro comece a falar mais alto. Atribuir um preço a órgãos humanos é no mínimo censurável, e sua comercialização é largamente proibida. Mesmo assim, nós os armazenamos em bancos, por exemplo. Na realidade, um único cadáver pode render 150 partes utilizáveis, com um "valor" total superior a US$ 230.000. Apesar de a doação de órgãos depender de doadores altruístas que não obtêm nenhuma compensação em dinheiro, a especialidade dos transplantes é considerada "uma das mais lucrativas na medicina" nos Estados Unidos.

Levanto algumas dessas questões éticas com James Neuberger, diretor médico assistente da UK National Health Service Blood and Transplant, ele mesmo um cirurgião especializado em transplantes de fígado. Ele começa ressaltando a acentuada disparidade de atitudes de um país para outro. "Onde a morte é debatida e encarada com mais liberdade, a doação é mais aceita, por exemplo, em países católicos. Mas, no sudeste asiático, a doação após a morte é muito rara. Se é religião ou cultura, não sei dizer."

Quanto a certos aspectos da psicologia do doador, ele adota a opinião médica materialista que eu já esperava. "A preocupação é com o corpo e com percepções do que acontece com seu corpo e seus órgãos após a morte; mas, se você está morto, está morto, no que me diz respeito. As pessoas não veem a aparência que o corpo tem depois de seis meses. Não resta muita coisa." E então ele me surpreende: "Minha visão pessoal é que o que diferencia os seres humanos dos animais não é o corpo, mas o espírito." Ele é mordaz quanto à resistência a doar órgãos com base na ideia de que desse modo a pessoa não se apresentaria a Deus intacta: "Nunca ouvi esse tipo de coisa quando as pessoas extraem as amígdalas." Mas imediatamente abranda o tom, acrescentando que sabe de casos em que pessoas amputadas desejaram ser enterradas junto com o membro decepado, que tinha sido conservado. "O primordial é saber o que as pessoas de fato sentem, e por que motivo se preocupam."

Neuberger tem esperanças de que o transplante como o entendemos hoje acabe sendo um episódio breve na história da medicina. Numa conferência de tecnologia em março de 2011, Anthony Atala, diretor do Wake Forest Institute for Regenerative Medicine em Winston-Salem, Carolina do Norte, descreveu como impressoras tridimensionais do tipo que começa a ser usado para produzir itens de plástico, sob medida, poderiam ser adaptadas para "imprimir" tecido humano. Nesse caso, o ferimento de um paciente é submetido a um escaneamento óptico, e a informação digital colhida desse modo é usada para determinar o tamanho e a forma do tecido necessário para preencher o ferimento. Essa forma é então fabricada por meio do depósito de células saudáveis cultivadas, camada após camada, numa matriz adequada, onde elas possam se fundir para formar um órgão funcional. Atala "imprimiu" um rim de amostra para a plateia da conferência. "É igual a fazer um bolo", disse ele.

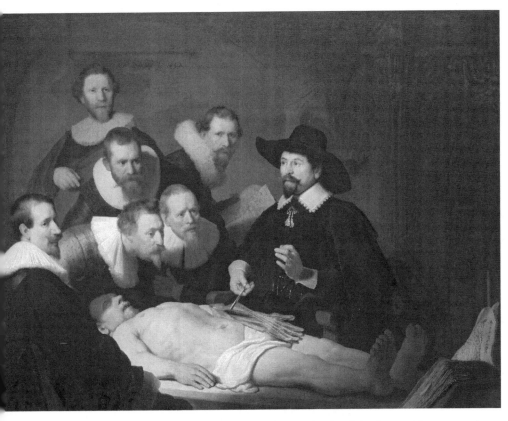

1. Rembrandt van Rijn, *A lição de anatomia do dr. Tulp*, 1632.
REAL GABINETE DE PINTURA, MAURITSHUIS, HAIA.

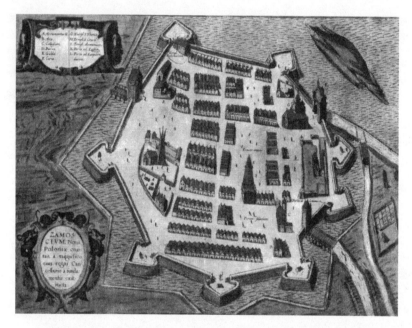

2. Planta em gravura da cidade de Zamość, Polônia, extraída de Georg Braun e Franz Hogenberg, *Civitates Orbis Terrarum*, volume 6, 1617.
ULLSTEIN BILD/TOPFOTO.

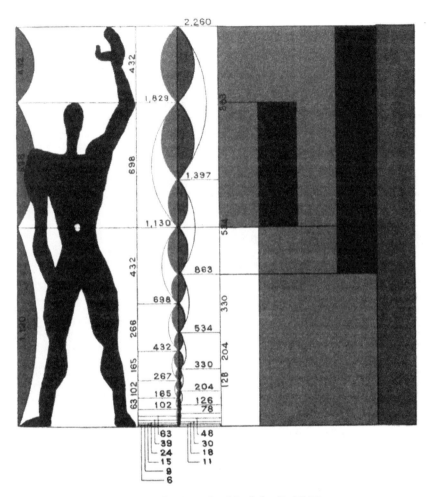

3. Le Corbusier, "Le Modulor", 1945.
FLC/ DACS 2012.

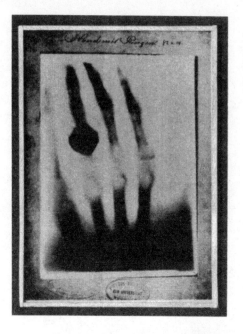

4. Fotografia em raio X, feita por Wilhelm Röntgen, da mão de sua esposa, 1895.
SCIENCE MUSEUM, LONDRES, WELLCOME IMAGES.

5. Retrato em xilogravura de André Vesálio, extraído de seu *De Humani Corporis Fabrica*, 1543.
WELLCOME LIBRARY, LONDRES.

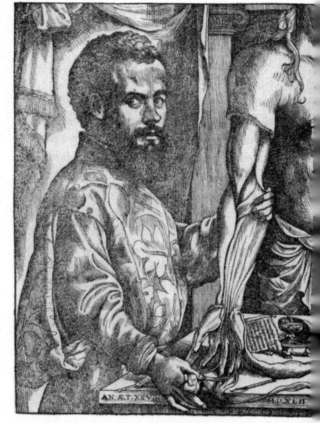

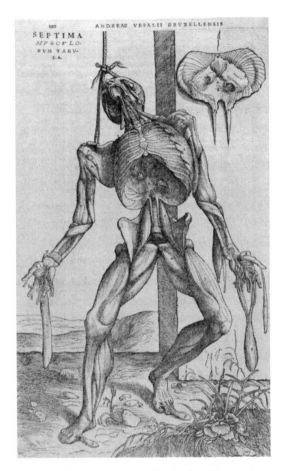

6. Xilogravura extraída de *De Humani Corporis Fabrica*, de Vesálio, 1543.
WELLCOME LIBRARY, LONDRES.

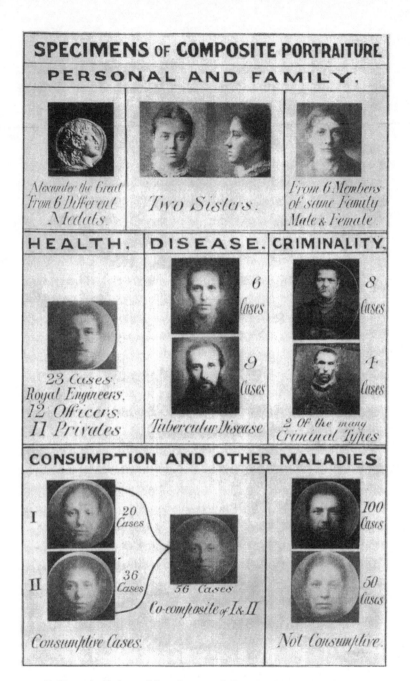

7. Francis Galton, "Specimens of Composite Portraiture", 1883 [adaptado].
WELLCOME LIBRARY, LONDRES.

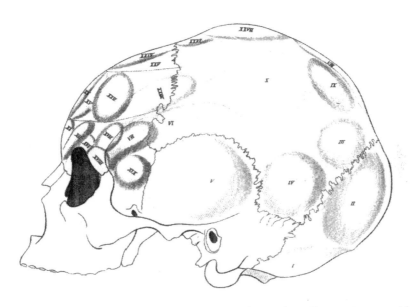

8. Crânio humano exibindo 27 "órgãos" do cérebro. Ilustração extraída de Franz Joseph Gall e Johann Kaspar Spurzheim, *Anatomie et physiologie du système nerveux et général*, 1810.
WELLCOME LIBRARY, LONDRES.

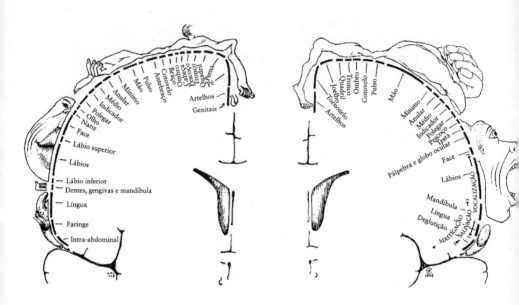

9. Homúnculos corticais (sensorial, esquerdo; e motor, direito). Ilustração extraída de Penfield e Rasmussen, *The Cerebral Cortex of Man*, 1950, figs. 114 e 115.
WELLCOME LIBRARY, LONDRES.

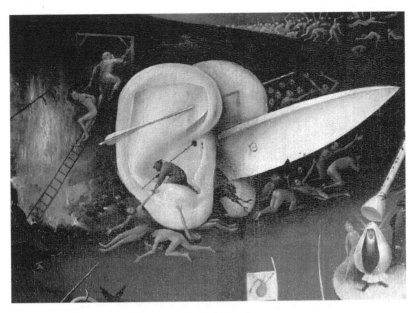

10. Hieronymus Bosch, *O jardim das delícias terrenas: Inferno*, c. 1500-1505 (detalhe).
PRADO/GIRAUDON/THE BRIDGEMAN ART LIBRARY.

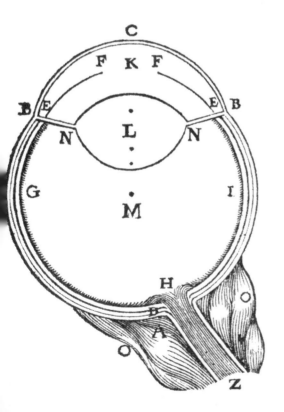

11. René Descartes, diagrama do olho em corte transversal, ilustração extraída de *La Dioptrique*, 1637. WELLCOME LIBRARY, LONDRES.

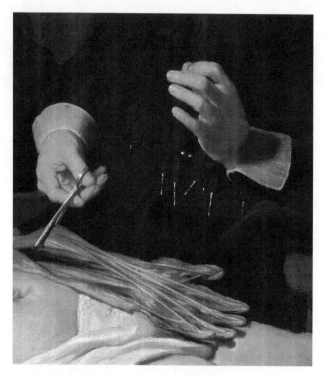

12. Rembrandt van Rijn, *A lição de anatomia do dr. Tulp*, 1632 (detalhe).
REAL GABINETE DE PINTURA, MAURITSHUIS, HAIA.

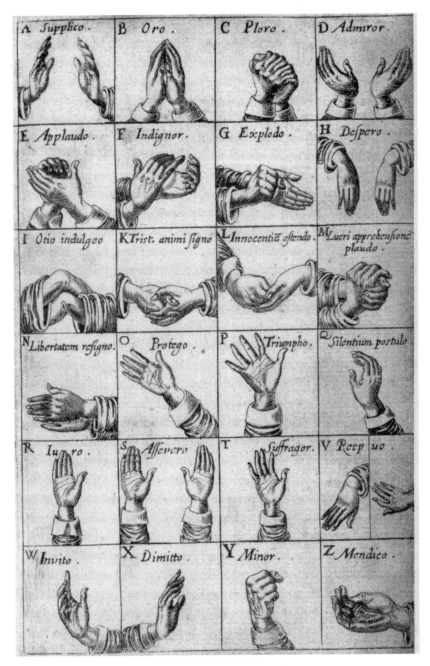

13. Gravuras de gestos de mãos, extraídas de John Bulwer, *Chirologia*, 1644, p. 151.
WELLCOME LIBRARY, LONDRES.

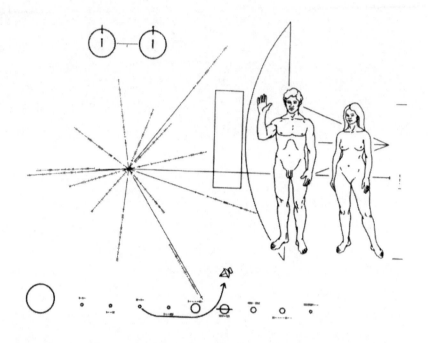

14. Placa fixada na espaçonave *Pioneer 10*, 1972.
NASA.

O SANGUE

Dos dados experimentais que reuniu e que revelavam a incrível potência e capacidade do coração, William Harvey concluiu com uma lógica irresistível que o sangue bombeado através desse órgão não poderia em hipótese alguma ser gerado no ritmo necessário e que, portanto, devia ser transportado, repetindo um circuito pelo corpo. O Capítulo 1 de seu *De Motu Cordis* leva esse raciocínio a uma conclusão nítida. Eis o que diz na íntegra:

> E agora permitam-me apresentar sucintamente minha visão da circulação do sangue e propor sua adoção geral.
>
> Como tudo, tanto por argumentação como por demonstração ocular, mostra que o sangue passa pelos pulmões e coração, pela força dos ventrículos, sendo daí enviado para distribuição a todas as partes do corpo, onde abre caminho pelas veias e porosidades da carne e depois volta pelas veias de todas as partes da periferia para o centro, das veias menores para as maiores, sendo por elas finalmente descarregado na veia cava e na aurícula direita do coração, e isso em tanta quantidade e em tamanho fluxo e refluxo, para lá pelas artérias e de volta pelas veias, como não seria possível que fosse fornecido pela ingestão de alimentos, sendo muito maior do que poderia ser exigido pelos meros fins da nutrição, torna-se absolutamente necessário concluir que o sangue no corpo do animal é impulsionado numa circulação e apresenta movimento incessante; que esse é o ato ou função que o coração desempenha por meio de

sua pulsação; e que essa é a única e exclusiva finalidade do movimento e contração do coração.

Trata-se de um relato científico exemplar, simples e abrangente em sua descrição, totalmente isento daquele tipo de floreio literário barroco que caracteriza tantos escritos do século XVII. Em especial, a circularidade agradava a Harvey, levando-o a fazer uma analogia com o ciclo da água descrito por Aristóteles. Em pouco tempo, a saudável circulação do sangue descoberta por Harvey inspiraria metáforas de outras circulações salutares, como a do comércio dentro do incipiente Império Britânico.

A circulação do sangue começou a explicar fenômenos que até então estavam sem resposta, como por exemplo de que modo uma infecção numa parte do corpo conseguia se espalhar bem rápido para outras. Contudo, opiniões tradicionais sobre o próprio sangue — o líquido vermelho que escorre de nossos ferimentos e para o qual nosso corpo parece ser um recipiente — praticamente não precisaram ser alteradas de início. O fato de que o sangue circulava, em vez de ser gerado, não deu motivo para modificar tratamentos médicos estabelecidos, como a sangria (em que uma veia é aberta para liberar uma quantidade de sangue) e as ventosas (em que um recipiente aquecido é posto na pele com o objetivo de atrair o sangue para uma área afetada). Com efeito, para Harvey, sua suposta eficácia era explicada pela primeira vez pela circulação do sangue. A descoberta de Harvey assinalou uma mudança radical em relação à visão galênica de que o sangue era fabricado no fígado, ganhava vida e vermelhidão no coração e era então despachado para todos os cantos do corpo, para nunca mais voltar, como a luz do sol. No entanto, essa revolução num dos quatro humores hipocráticos — sendo os outros a fleuma, a bile negra e a bile amarela — fez pouco para perturbar o equilíbrio desse sistema de medicina, que continuou a orientar médicos por mais uns dois séculos depois de Harvey. Outras crenças antigas ligadas ao sangue — o horror e o medo dele, os rituais e tabus em torno de sua aparência — continuaram, todas elas, intactas.

No judaísmo, todo sangue é considerado a fonte da vida. Somente a carne do animal deve ser consumida. O sangue deverá ser descartado no solo ou derramado em sacrifício no altar do Senhor, segundo o Deuteronômio. O sangue humano é impuro. Na opinião de alguns antropólogos, esse tipo de restrição ao sangue tem como origem alguma memória popular de sacrifícios humanos, mas sem dúvida também indica uma percepção primitiva de que o sangue pode estar infectado com alguma doença.

Embora o cristianismo tenha surgido do judaísmo, sua atitude para com o sangue é acentuadamente diferente. Como o Deus cristão é revelado no sacrifício sangrento de Jesus, o sangue é uma parte essencial do ritual. Até o Quarto Concílio de Latrão em 1215, a cerimônia cristã que envolvia pão e vinho era meramente simbólica da Última Ceia. O Concílio decretou que o pão e o vinho deveriam ser considerados o verdadeiro corpo e sangue de Cristo; e, ao fazer isso, inventou um ritual, a eucaristia, que poderia ser repetido em cada igreja de toda a cristandade, em que os fiéis poderiam entrar em comunhão física com Cristo. Desse modo, vê-se o sangue, medita-se sobre ele, e ele chega a ser bebido. Pelo milagre da transubstanciação, os fiéis podem compartilhar do corpo de Cristo sem repulsa, evitando com elegância qualquer sugestão de canibalismo. Aquele ritual muito mais antigo, porém, é o que vem inevitavelmente à cabeça de um antropólogo, e o altar cristão sempre apresentará uma leve ressonância da mesa de sacrifícios pagãos.

O sangue é impuro ou poluído assim que deixa o corpo. Ele compartilha essa propriedade com outras emissões corporais, como a urina, as fezes e o muco. Só que ele *normalmente* não sai do corpo, como essas outras substâncias. Portanto, sua aparição no mundo exterior é sempre extraordinária. Muitas vezes, é claro, ele é um mau presságio. John Keats, que um dia tinha sido aprendiz de cirurgião, reconheceu sua própria morte iminente, de tuberculose, aos 25 anos de idade, quando viu sangue arterial em seu travesseiro. "Não posso me enganar. Essa gota de sangue é minha sentença de morte." Destinado a morrer da mesma doença um século mais tarde, Kafka interpretou seu sangue de modo bastante diverso, quando, "na piscina coberta, cuspi alguma coisa vermelha. Estranho e interessante, não foi?". Uma evacuação normal ou um pouco de muco não são nem estranhos nem interessantes. Mas o sangue exige atenção.

Os homens consideravam o sangue menstrual especialmente perturbador. A penitência de jejuar por algumas semanas era por tradição exigida de mulheres que entrassem numa igreja enquanto estivessem menstruadas. A "exclusão" das mulheres do templo era um ritual de quarenta dias de "descontaminação" de uma nova mãe após dar à luz, período durante o qual era exigido que ela se afastasse do templo e da sociedade, um costume seguido em alguns lugares até mesmo no século XX. A desigualdade sexual é estabelecida desde o nascimento: segundo o Levítico, uma menina é trabalho em dobro, pois deixa a mãe impura por 14 dias, em comparação com sete dias para o nascimento de um menino. O sangue menstrual era temido como um lembrete do útero, o órgão da fertilidade feminina que poderia com tanta facilidade formar uma base alternativa para adoração, em vez do sistema rebuscado criado pelos sacerdotes do sexo masculino. O sangue menstrual não é um tabu universal, como a antropóloga Mary Douglas demonstra ao fazer referência ao povo Walbiri do centro da Austrália, onde as mulheres são sujeitas a controle físico brutal pelo marido, o que parece anular a necessidade de regras mais sutis de poluição sexual. Mas esse tabu era e continua a ser muito difundido (basta pensar em anúncios de absorventes internos que curiosamente usam tinta azul para demonstrar sua eficácia). Em geral, o aparecimento de sangue no homem é um sinal de fraqueza e inépcia, como quando ele é ferido em combate ou, mais provável nos dias de hoje, quando se corta ao se barbear. Nas mulheres, porém, ele é um lembrete da força vivificante; e em

O SANGUE

sociedades dominadas pelo sexo masculino isso conduz a uma divisão social, que se manifesta, por exemplo, na calúnia de que uma mulher menstruada tem o poder de embaçar espelhos, azedar vinho, sufocar bebês no berço e inevitavelmente causar num homem todos os tipos de enfraquecimentos desagradáveis.

Encontro algumas dessas observações em *A History of Women's Bodies* [Uma história do corpo das mulheres], escrita por um homem, Edward Shorter, com uma escolha de título "um pouco chamativa". No prefácio, ele anuncia em tom de revelação que pretende "provar a teoria de que o corpo da mulher tem uma história só sua". Meu exemplar de biblioteca dessa obra de 1982 apresenta generosas anotações com expressões de incredulidade por parte de gerações recentes de estudantes do sexo feminino, nem tanto com as histórias em si, mas com a constante atitude de Shorter de encarar como problema e como assunto médico seu tema, o corpo da mulher, atitude que parece a seu próprio modo perpetuar antigos preconceitos patriarcais. Quase metade do livro está dedicada ao assunto do parto, por exemplo; e um capítulo tem o título "As mulheres apreciavam o sexo antes de 1900?".

Antes que tivéssemos conhecimento dos genes, o sangue era também compreendido como o meio de transmissão de nossa hereditariedade. O sangue é a família. "Não sou seu parente consanguíneo? Não sou de seu sangue?", pergunta Sir Toby Belch em *Noite de Reis*, fazendo referência a sua sobrinha, Olívia. O sangue também é a tribo. "Pois gente de nosso sangue derramou sangue dos Montéquio", afirma Lady Capuleto em *Romeu e Julieta*. E o sangue é a raça. A pureza racial costuma ser avaliada em termos de sangue, como foi o caso da lamentável "regra de uma gota", adotada como lei em muitos estados sulistas dos Estados Unidos no início do século XX. De acordo com essa regra, qualquer pessoa com um grau ínfimo de sangue africano ("uma gota" de sangue) era legalmente definida como negra (em estados mais liberais, a definição correspondia a uma linhagem com um oitavo ou um quarto de sangue africano). Naturalmente, era impossível fazer vigorar a lei, e na prática casos levados a tribunais se baseavam em provas de ascendentes recentes. Exames genéticos atuais sugerem que mais de um quarto dos americanos "brancos" não passariam pela "regra de uma gota".

Descubro que muitas dessas antigas crenças parecem persistir quando, pela primeira vez, me inscrevo para doar sangue. Antes de mais nada, devo completar um questionário *on-line*. Ao fazê-lo, concordo em permitir que "informações médicas, religiosas ou de outra natureza sigilosa e pessoal apresentadas por mim sejam usadas pelo Serviço Nacional do Sangue". O formulário faz muitas das perguntas esperadas sobre minha saúde geral e provável exposição a infecções. Há também uma seção a respeito de "estilo de vida", que procura saber minha probabilidade de exposição aos vírus da hepatite e HIV; e se eu já fiz acupuntura, *piercings* ou tatuagens; bem como uma sondagem discreta quanto a minhas preferências sexuais. Há diversas perguntas que são impossíveis de responder com certeza total, como, por exemplo, se eu já "fiz sexo com alguém que algum dia usou drogas injetáveis", ou se já "fiz sexo com alguém que possa um dia ter feito sexo em partes do mundo onde a AIDS/ HIV é muito comum (isso inclui a maioria dos países na África)". Tampouco posso ter certeza absoluta de que, nas quatro últimas semanas, não estive "em contato com nenhum portador de uma doença infecciosa".

Qualquer nova doença imediatamente inspira o medo de que seja transmitida pelo sangue. De início, os cientistas relutaram muito em acreditar que a AIDS fosse transmitida pelo sangue, por causa das terríveis implicações de seu contágio. Por outro lado, uma vez que uma infecção em particular *esteja* de fato associada com o sangue, revela-se muito difícil rever a opinião geral. No Canadá e em outros países, homens que se declaram gays e bissexuais estão proibidos de doar sangue. Entretanto, métodos mais eficazes de triagem do sangue doado para detectar o HIV e a hepatite, e a probabilidade menor de que esses homens sejam portadores desses vírus, por serem

O SANGUE

mais bem informados, levaram agora as autoridades canadenses a cogitar um relaxamento da proibição. Antes, porém, para ver se essa seria uma decisão prudente, era necessário realizar mais pesquisas, para as quais foi oferecido um fundo de meio milhão de dólares. De modo nem um pouco característico, nenhum cientista se apresentou para assumir a tarefa.

Ainda mais estranhas são as perguntas em meu formulário sobre "Viagens fora do Reino Unido". Essas parecem partir do pressuposto de que as fronteiras da nação sejam barreiras impenetráveis para doenças e sangue impuro. Elas me fazem pensar na fala de João de Gaunt em *Ricardo II*: "Esta fortaleza construída pela Natureza para si/ Protegida de doenças e do punho pesado da guerra." Perguntam-me se estive no exterior nos últimos doze meses, e fazem com que eu sinta não ter sido apropriado o fato de naturalmente ter estado no exterior. O questionário também quer saber se eu "alguma vez na vida morei ou permaneci fora do Reino Unido por um período contínuo de seis meses ou mais". Minha lealdade nacional mais uma vez é considerada insuficiente. Marco os quadradinhos de "sim", e o questionário *on-line* se encerra de imediato, agradecendo pelo meu tempo com esta confusa expressão de consolo: "Você ainda pode ter condições de doar sangue." Por curiosidade, volto a entrar no *site* e minto direto para chegar ao fim. Dessa vez, sou recompensado com a mensagem: "Parece que você está em condições de doar sangue", o que interpreto como o jeito deles de dizer: "Achamos que podemos aceitar seu sangue."

Eu me pergunto o que vai acontecer com meu sangue se eu tiver permissão para doar. Será que ele vai ser misturado com o sangue de pessoas de outras etnias, de pais estrangeiros, amantes de férias em lugares exóticos? Será que a tendência das políticas de saúde é no sentido de um banco de sangue global que reconheça nossa condição humana comum (ao mesmo tempo que distingue entre grupos sanguíneos para garantir a compatibilidade de anticorpos)? Ou será que o movimento contrário é mais forte, movimento este que está em crescimento, ao que ouvi dizer, em especial nos Estados Unidos, em que as pessoas acumulam bancos de seu próprio sangue para uso exclusivo?

No dia marcado, eu me encaminho para o prédio da administração local. Lá estão dispostos uns seis sofás, com pessoas de uniforme azul circulando atarefadas em torno deles. Assino minha presença e sou incentivado a tomar um grande copo d'água ou de suco sem açúcar. Até esse momento estive relaxado quanto à ideia de me tornar um doador de sangue, mas agora sinto um frio no estômago, e meu braço está se retesando na expectativa da agulha. A maioria dos doadores neste dia é de mulheres. As idades parecem cobrir toda a faixa permitida para doadores, dos 17 aos 66 anos. Sento-me para esperar, folheando sem vontade os panfletos que procuram me tranquilizar sobre o procedimento que estou prestes a encarar. Um tem na capa uma fotografia de um *spaniel* entristecido. Curioso por saber como a imagem pode ser pertinente, abro-o e leio que a primeira transfusão de sangue, anotada por Samuel Pepys em seu diário, ocorreu em 1666, quando, de acordo com as atas da Royal Society, um *spaniel* recebeu sangue de um "pequeno mastim". O texto prossegue, com mais franqueza do que discernimento: "O *spaniel* sobreviveu (embora o mastim tivesse menos sorte), e os cientistas se sentiram estimulados a passar para pacientes humanos." Estou só me perguntando por que motivo todos se sentiram assim tão animados, levando-se em conta o falecimento do cão doador, quando meu nome é chamado.

Para começar, uma enfermeira repassa minhas respostas ao questionário. Examinamos as respostas que deixei em branco. Explico que estive no exterior, sim — fui à Itália e à Holanda. Estou liberado: se tivesse estado no nordeste da Itália ou em um ou dois outros lugares, poderia ter sido excluído por causa do risco do vírus do Nilo Ocidental. Eu também tinha hesitado diante de uma pergunta sobre cirurgias em hospitais. O tratamento ambulatorial para remoção de meus dentes do siso contava? E a ocasião em que engessaram minha perna quebrada? Isso exige que a enfermeira consulte uma colega.

O SANGUE

Finalmente, sou considerado aceitável e passado para uma segunda enfermeira, que verifica a densidade de meu sangue, pondo uma gota dele numa solução de sulfato de cobre. Isso confirmará se tenho pelo menos o nível médio de ferro no sangue, que é o limite mínimo para doação. A gota boia e depois afunda. Passei.

Sou mandado para um dos sofás, onde uma terceira enfermeira insere a agulha em meu braço direito (não no esquerdo!). A picada é quase totalmente indolor — sem dúvida feita com mais competência que na última vez em que a enfermeira no consultório de meu clínico geral coletou uma amostra de meu sangue. Ela então liga a máquina que, durante mais ou menos os dez minutos seguintes, recolherá 470 mililitros de meu sangue. Tenho uma sensação de calor no lugar onde o tubo que transporta o sangue é fixado com fita em meu antebraço — calor que sai de meu próprio corpo. Logo a bolsa plástica está gorda com um líquido vermelho-escuro. A quantidade não é exatamente o lendário quartilho — "isso é praticamente um braço inteiro", como disse o comediante Tony Hancock. Enquanto estou ali deitado olhando para o teto do prédio da administração local, pergunto à enfermeira que efeito ela calcula que esse esquete clássico teve sobre a doação de sangue na Grã-Bretanha. Ela dá uma risada sem achar graça e não diz nada.

Depois que tudo termina, sou convidado a descansar alguns instantes e a beber mais líquido. Doadores habituais estão sentados à vontade, trocando histórias sobre quando doaram sangue pela primeira vez e que incentivo ou motivação tiveram para começar. O vigário local está entre eles, atacando os biscoitos. Eu me pergunto quanto realmente vale meu sangue. A coleta é um esforço intenso. Há mais de uma dúzia de pessoas trabalhando nesse posto. Sua meta para a sessão é de 115 doadores, o que lhes dará pouco mais de cinquenta litros de sangue. Será que um copo de suco e três biscoitos recheados de chocolate são uma justa compensação por minha contribuição? Pergunto o que acontece agora com meu sangue — ou com o sangue que ainda estou chamando de meu. Dizem-me que ele é levado para o

Centro de Transfusão de Sangue do National Health Service, na zona norte de Londres, para ser testado e armazenado. Posteriormente, descubro que existe um preço a cobrar por meu sangue. O mercado interno no NHS estabelece que ele seja "vendido" pelo Centro de Transfusão de Sangue para hospitais — meus 470 mililitros valem aproximadamente £125. Isso dá um monte de biscoitos.

Saio do prédio da administração local. O sol está mais brilhante? O ar, mais penetrante? Não tenho certeza. Estou meio tonto, como me avisaram que poderia me sentir, ou será que é simplesmente a acomodação natural por ter saído de um ambiente fechado direto para um luminoso dia de primavera? Duas semanas depois, fico impressionado ao receber um telefonema pessoal de agradecimento. Segue-se uma carta padronizada que confirma meu grupo sanguíneo e me diz que "fiz algo realmente espantoso". Com ela vem o que suponho ser um tipo de cartão de fidelidade, com a sugestão de que eu sempre o tenha comigo. Ele é vermelho e diz que fiz de 1 a 4 doações; o nível mais alto é para aqueles que tiverem feito mais de cem doações.

Muitos estudos acadêmicos examinaram essa transação incomum — um sistema de doação em que o doador e o receptor são anônimos entre si, em que nem todos podem doar, em que não há nenhuma troca de presentes em retribuição. Quando lhes perguntam, os doadores costumam alegar motivos humanitários e altruísmo como razões para doar sangue, mas uma satisfação egoísta subjacente também demonstrou ser um fator de peso. Posso acreditar nisso quando volto para minha segunda doação, quatro meses depois da primeira. Nessa ocasião, o ferro em meu sangue está um pouco baixo demais, e sou mandado de volta para casa. A sensação de rejeição é surpreendentemente forte.

Doar sangue é um ato humanitário, um ato realizado "mediante óbvios custos físicos", segundo um estudo. É um sacrifício mais óbvio do que doar dinheiro para alguma instituição beneficente ou ajudar uma idosa a atravessar a rua. Mesmo assim, doar sangue, ao que se sugere, pode tornar-se parte de quem se é, parte do que define uma pessoa. Os autores traçam uma comparação com o hábito de frequentar a igreja. Numa pesquisa que perguntou aos doadores de primeira viagem por que tinham resolvido doar sangue, encontra-se um mecânico de manutenção que cita John Donne: "Nenhum homem é uma ilha."

É importante saber mais sobre os motivos dos doadores, para promover a doação. A carta padronizada que recebi do centro de transplantes e doação de sangue do NHS diz que somente 5% das pessoas que poderiam doar chegam a fazê-lo com regularidade. Doadores de repetição valem muito mais para o serviço de saúde, embora as pesquisas tenham se concentrado quase totalmente em doadores iniciantes. Parece que o dinheiro não é a resposta. Transformar a troca numa atividade comercial — pagando em dinheiro em vez de biscoitos — é em geral considerado contrário aos motivos comunitários identificados em pesquisas. Isso também teria a probabilidade de mudar o perfil dos doadores para incluir aquelas pessoas que precisam do dinheiro, e isso por sua vez levantaria questões (nem sempre racionais) sobre a qualidade do sangue provavelmente obtido. Nos Estados Unidos, durante as décadas de 1950 e 1960, cartazes com os dizeres "Paga-se por sangue" apareceram em regiões de cortiços, e os doadores eram estimulados a doar sangue em troca de crédito para a família. Contudo, o número de doadores aumentou em termos apenas discretos nessa época, enquanto na Grã-Bretanha, após o estabelecimento do NHS, a taxa de doações quase quadruplicou.

A inscrição de doadores continua a crescer, mas a um ritmo mais lento desde então, o que sugere a questão de como aumentar a oferta diante da crescente demanda por sangue (embora, na realidade, também se saiba que a *percepção* de que há uma necessidade permanente é um fator importante para fazer com que os doadores de primeira viagem voltem a doar, e esse ponto é explorado pelas instituições encarregadas de doações). Fala-se em descobrir novas formas de aumentar os níveis das doações. Mas pode haver limites ao que é realizável, limites que remontam a nossos temores mais profundos sobre nosso sangue vital. Na década de 1960, o mal-afamado ativista americano, favorável à eutanásia, Jack Kevorkian, conhecido como "Dr. Morte" — também autor de uma suíte musical intitulada *A Very Still Life* [Uma vida muito calma] e pintor eventual com seu próprio sangue —, propôs que o sangue fosse colhido de cadáveres humanos recentes. Suas experiências iniciais confirmaram que o sangue cadavérico poderia ser usado em transfusões, mas seu trabalho foi rejeitado por colegas de hospital. Ele sugeriu na revista *Military Medicine* em 1964 que a técnica poderia ser útil no campo de batalha, mas não conseguiu despertar o interesse do Pentágono. A ideia poderia em princípio não ser mais censurável do que a de colher órgãos de doadores cadastrados. Afinal de contas, o sangue é apenas mais um tecido, um dos tecidos conectivos, assim chamado porque percorre o corpo inteiro sem estar associado exclusivamente a órgãos localizados. Parece, entretanto, que as barreiras culturais são maiores do que as médicas.

Talvez meu generoso gesto cívico seja um resquício de um antigo costume entre camponeses de se submeter a uma sangria a cada equinócio de primavera e de outono. A existência dessa tradição está muito ligada a Galeno, cujo pensamento moldou tanto a medicina islâmica como a ocidental por muitos séculos após sua morte, em torno do ano 200 d.C. Reforçada por tentativas medievais de associar aspectos da saúde humana ao calendário astrológico, ela se tornou um ritual sazonal, que só veio a se extinguir já em período avançado do século XIX. Era comum liberar, ou deixar escorrer, mais ou menos tanto sangue quanto o que coube na bolsa que enchi para o NHS. Em museus médicos eu tinha visto os instrumentos sangrentos usados para isso — a simples lanceta e um dispositivo escarificador semelhante a uma versão em miniatura de um rolo subsolador para arejar gramados, que poderia infligir muitos ferimentos pequenos e rasos numa área da pele. A sangria persistiu por séculos, principalmente porque costumava funcionar. Era um remédio prático para pessoas que sofressem de pressão sanguínea alta, fortes hemorragias

O SANGUE   199

menstruais, hemorroidas e diversas inflamações e febres. Sem dúvida era também eficaz como um placebo — como comprimidos hoje em dia —, além de surtir o salutar efeito espiritual de inspirar pensamentos sobre Cristo na cruz.

Isso não quer dizer que não houvesse ocasiões em que fazer uma sangria era exatamente o procedimento errado. No dia 14 de dezembro de 1799, George Washington acordou com um grave resfriado, localizado na garganta. Um criado preparou um bálsamo com melaço, vinagre e manteiga, que o general não conseguiu engolir. Em vez disso, ele exigiu que 280 ml de sangue fossem tirados de seu braço, pois tinha anteriormente recorrido à sangria com bons efeitos em seus escravos. Quando os médicos chegaram, continuaram o tratamento, com o primeiro esgotando 1,1 litro em duas venissecções; e o segundo tirando mais 900 ml. Como tinham temido tanto seu criado como sua mulher, Martha, esse foi o pior tratamento; e ao entardecer daquele dia o primeiro presidente dos Estados Unidos estava morto. No final, pode não ter restado quase sangue algum em seu corpo.

O sangue era o mais importante dos quatro humores, o sistema que governou a prática médica por mais de dois milênios, desde antes de Hipócrates até bem depois da ascensão da anatomia e da medicina moderna, com Vesálio e Harvey. Os quatro humores eram em si invisíveis, mas seus sinais eram vistos no sangue, na fleuma, na bile amarela e na bile negra. O sangue carregava todos os humores pelo corpo, além do fluido mais leve conhecido como espírito. A fleuma incluía uma série de secreções ricas em proteínas como as lágrimas, o suor e o muco nasal. A bile amarela era vista no pus que aparece em torno de um ferimento em cicatrização e nos sucos estomacais. A bile negra era vista no sangue coagulado ou em fezes anormalmente escuras. Os quatro humores representavam o equilíbrio no microcosmo humano, como os quatro elementos (terra, ar, fogo e água) e as quatro estações representavam no macrocosmo. As doenças eram consideradas desequilíbrios em um ou mais de um dos humores. Os coléricos tinham um excesso de bile amarela associada com as mesmas propriedades quente e seca do elemento fogo. Os fleumáticos eram seu oposto, frios e úmidos, como a água. Os melancólicos combinavam o seco e o frio, como a terra, enquanto os tipos sanguíneos eram mornos e úmidos, como o sangue e o ar. (Talvez seja uma indicação do poder lógico desse sistema de entrelaçamento perfeito que o fato de ele ser obviamente embasado no clima do Mediterrâneo tenha passado despercebido com tanta facilidade aos olhos dos médicos do norte da Europa, onde o ar é frio, e a terra, úmida.)

Os médicos não tinham como suplementar uma deficiência em qualquer um dos humores. Por isso, na prática, o tratamento era fundamentado no alívio de um suposto excesso. A sangria era o método mais direto. Um excesso de fleuma podia ser tratado com expectorantes; de bile amarela, com eméticos; e de bile negra, com laxantes. O corpo inteiro tornava-se uma espécie de rede hidráulica de canais, transbordamentos e comportas, das quais o excesso de fluido deveria ser escoado para manter tudo em bom funcionamento. Os quatro humores talvez pareçam vagos e inadequados para nós agora, mas o sistema que descreviam era ao mesmo tempo coerente e robusto, como demonstra sua enorme longevidade. Ele era também baseado em provas em um grau notável. Resta-me a conclusão de que é provável que uma sangria equinocial me seja mais benéfica do que alguma dieta desintoxicante moderna, embora eu creia preferir os rituais do centro de transfusão de sangue do NSH a me submeter ao escarificador.

A ideia dos humores sobrevive não apenas em nossa crença contínua no valor de diagnóstico de um exame de sangue, do som de uma tosse, da aparência das fezes ou de um corte em cicatrização, mas também em nosso reconhecimento, durante os últimos cem anos, da importância da endocrinologia. Agora é o sistema endócrino e os hormônios que ele libera em nossa corrente sanguínea que entendemos como os governantes de nosso metabolismo e nossos humores; e já começamos a falar de dopamina, melatonina, endorfinas e adrenalina do mesmo jeito como nossos antepassados falavam dos humores invisíveis.

A ORELHA

Existe uma linhagem de médicos, provavelmente com gravatas-borboleta, imagino, percorrendo as galerias de arte do mundo, em busca de representações artísticas de sua especialidade. Em geral estão aposentados, mas ainda mantêm o fascínio pela parte específica do corpo que os atraiu para a medicina em primeiro lugar. É assim que ex-especialistas em hepatologia examinam detidamente a precisão de cenas clássicas que mostram Prometeu acorrentado a uma rocha, com a águia bicando seu fígado (talvez assombrada com a regeneração noturna do órgão, para que Prometeu passe por tudo aquilo de novo no dia seguinte). Ortopedistas, com sensação de triunfo, detectam os pintores que, por motivos de elegância da composição ou por pura desatenção, deram a seus modelos dois pés esquerdos. (Acontece com mais frequência do que se poderia pensar.)

Inspirados por esse exemplo, vamos examinar o estranho caso da orelha na arte holandesa. A orelha goza de um status singular na arte do retrato. Costuma-se acreditar que a mão é a parte mais difícil de desenhar. Dos traços faciais, os olhos, o nariz e a boca são quase inevitáveis em qualquer retrato. As orelhas, porém, são de certo modo opcionais. As orelhas (ou, o que é mais comum, a orelha) sempre podem ser cobertas pela aba de um chapéu ou por uma extravagante gola de rufos. Fica implícito que a orelha é um exercício para virtuoses, algo que só deveria ser tentado pelos desenhistas mais ambiciosos. Mesmo no quadro de Vermeer, *Moça com brinco de pérola*, somente o lobo da orelha do qual pende o famoso brinco está visível. Os médicos frequentadores de galerias que me fizeram seguir nessa direção específica, e a quem sou extremamente grato, são um cirurgião plástico, Wolfgang Pirsig, e um historiador da medicina, Jacques Willemot, que juntos organizaram um volume intitulado *Ear, Nose and Throat in Culture* [Orelha, nariz e garganta na cultura]. Eles confirmam essa suposição. "Não surpreende encontrar orelhas proeminentes nas obras de quatro pintores extraordinários, que realizaram a maioria de seus retratos com uma fidelidade considerável à natureza: Hieronymus Bosch, Leonardo da Vinci, Albrecht Dürer e Rembrandt", escrevem eles. Esses artistas foram grandes desenhistas além de grandes pintores.

Para a maioria dos pintores, as orelhas não chegam a fazer diferença — elas ficam de lado, literalmente. Quando desenhei uma dissecação parcial de cabeça, descobri que a orelha era inevitável. Calculei que tinha conseguido uma boa aproximação da curva do contorno e dediquei um esforço considerável ao sombreamento das dobras, ficando satisfeito com o resultado até perceber que tinha posto a orelha uns três centímetros abaixo do lugar certo na cabeça. Os velhos mestres não cometem erros tão elementares. Mas de fato tratam a orelha como um apêndice extraordinariamente maleável e móvel. Na verdade, é comum que pintores desenvolvam uma "orelha padrão", pela qual se pode identificar que uma obra é de sua lavra — hábito que, embora não faça jus à grande diversidade de orelhas, é decorrente desse fato, o de que o formato das orelhas varia mais entre indivíduos do que muitas outras características do corpo.

O personagem principal da *Virgem com o cônego Van der Paele*, de Jan van Eyck, de 1436, que está exposto no Museu Groeninge em Bruges, decididamente não é a Virgem entronizada no centro, nem o menino Jesus em seu colo. É o outro personagem do título. O cônego está sendo apresentado à Virgem no interior da igreja de São Donato em Bruges. A Virgem tem um ar desinteressante e a expressão neutra, mas o cônego aparece cheio de personalidade e desgaste. Ele está

A ORELHA

ajoelhado, ranzinza, à direita no quadro. Acaba de tirar os óculos (então, ainda uma novidade) para revelar um rosto marcado com rugas e cicatrizes. Seu queixo projeta-se de um mar de papadas molengas. Um olhar implacável sai de seus olhos aquosos, sobrecarregados com pesadas olheiras. Ele está vestido em trajes humildes, em comparação com a Virgem e com São Jorge, de armadura, e São Donato, em vestes de brocado e mitra, que o estão acompanhando. Com suas roupas simples e semblante amarfanhado, ele quase dá a impressão de ter sido recortado de uma fotografia moderna e inserido no quadro numa colagem profana.

No passado, a representação chegou mesmo a ser de um realismo mais sinistro. Parece que o cônego Van der Paele tinha uma grande verruga ou tumor na orelha esquerda. A seu crédito, ele posa para o pintor de modo que vejamos seu lado esquerdo. E, a crédito do *pintor*, ele pintou a verruga. Nessa obra, como em outras, fica evidente que Van Eyck tinha prazer em retratar os detalhes feios da fisionomia humana. Só que hoje a verruga sumiu. Também não há nenhuma explicação para seu desaparecimento. O aerógrafo a excluiu da história. Segundo um relato, a verruga foi encoberta durante uma restauração do quadro, realizada em 1934, mas o museu não responde a meus pedidos de confirmação ou negação dessa história.

Sabe-se agora que as verrugas resultam de infecções virais, mas até o século XVII elas costumavam ser associadas à bruxaria, de modo que talvez houvesse boas razões desde o início para omiti-las de um retrato. Não se pode duvidar que, em grandes quadros, muito mais verrugas foram deixadas de fora do que mantidas. A retenção desse tipo de imperfeição mostra um compromisso com um realismo verdadeiro, tipicamente representativo dos ideais não hierárquicos do Renascimento no norte da Europa. A mais famosa verruga da arte também é de autoria de um pintor descendente de holandeses, Peter Lely, que obteve enorme sucesso na Inglaterra, conseguindo o feito de trabalhar tanto para Carlos I como para Carlos II, após a restauração; e, no intervalo entre os dois, produzir um retrato memorável de Oliver Cromwell. Não se sabe ao certo se Cromwell teria de fato pedido para ser pintado "com verrugas e tudo", como diz a lenda. Horace Walpole, escrevendo um século depois do ocorrido, é a fonte dessa citação. Ele transcreve uma instrução de "mostrar todas essas asperezas, espinhas, verrugas e tudo o mais, como você me vê, ou não lhe pagarei um centavo pelo quadro". Cromwell tinha realmente uma verruga proeminente no lábio inferior, como atestam tanto o retrato de Lely como a máscara mortuária do próprio Cromwell.

Rembrandt é renomado pela série de autorretratos igualmente implacáveis que pintou ao longo de sua carreira. Em 2003, mais um de nossos médicos transformados em críticos de arte, Ben Cohen, um cirurgião especialista em otorrinolaringologia, percebeu que, em muitos deles, a orelha do pintor parece inchada e machucada. Em retratos posteriores, vê-se um brinco no lobo não danificado abaixo do tecido endurecido da parte ferida da orelha. Cohen especula que Rembrandt tenha sido vítima de uma tentativa malsucedida de furar a orelha, mas mesmo assim tenha voltado para que a operação fosse feita corretamente mais tarde. "Ele deve ter sido um rapaz muito determinado para correr o risco de mais uma lesão à orelha", escreve Cohen. Como no caso da representação da orelha deformada do cônego Van der Paele por Van Eyck, o quadro fornece prova de honestidade artística. Rembrandt poderia facilmente ter evitado pintar a orelha danificada, se escolhesse se retratar do outro lado.

As orelhas adquirem vida própria em O *jardim das delícias terrenas*. O tríptico de Hieronymus Bosch, pintado aproximadamente na virada do século XVI, é bem conhecido, mas é tão apinhado de extravagâncias caóticas que seus detalhes costumam escapar a um exame razoável. Seus três painéis mostram Adão e Eva no Jardim do Éden à esquerda; uma cena central do paraíso lotado de figuras nuas fazendo travessuras, aves exóticas e frutas de tamanho exagerado; e à direita uma cena sinistra do inferno. Essa é uma das visões mais fantásticas da história da pintura. Vemos monstros devoradores de homens, atos de bestialismo, mãos e pés decepados, cabeças decapitadas, fogo e fezes, e até mesmo um porco com uma touca de freira, ilustrando um conjunto bastante engenhoso de punições para os sete pecados capitais.

Numa posição proeminente no quadro, pouco acima da figura central de um homem com troncos de árvores no lugar das pernas e uma casca de ovo quebrada como corpo, que bem pode ser o próprio Bosch, há uma grande faca presa entre um gigantesco par de orelhas. A disposição das orelhas com a faca avançando entre as duas não pode deixar de sugerir órgãos genitais masculinos. Alojada entre as dobras da orelha voltada para nós está uma figura preta em miniatura, que parece içar outro homem ali para dentro. Eles podem ser demônios invasores, já que originalmente os brincos eram usados para afastar demônios desse orifício. Como essa orelha não traz nenhum adorno, ela está desprotegida. Com a mão livre, a figura negra segura uma lança que fura a carne da orelha. As duas orelhas são também perfuradas separadamente por uma grande flecha. [Ver imagem 10 do encarte.]

O que significa esse dispositivo complicado? (Parece absurdo, mas é possível comprar estatuetas dele, com ou sem os invasores em miniatura, na National Gallery em Londres, muito embora o quadro esteja de fato no Prado, em Madri.) Indo muito além do realismo narrativo desenvolvido pelos pintores do norte da Europa, no esforço de fazer com que paroquianos comuns entendessem histórias bíblicas, a pintura de Bosch cria seu próprio mundo de pesadelo, digno de Sigmund Freud. Detalhes isolados referem-se nitidamente a pecados específicos. A gula e a luxúria são castigadas com rigor. Vemos figuras vomitando e um infeliz com o ânus em chamas, enquanto deixa passar uma sucessão de pássaros pretos. Talvez as orelhas tenham sido cortadas para interromper o fluxo de mexericos e curiosidade que alimenta a inveja e a ira. Quem, sendo culpado de um pecado como esse e vendo essas orelhas perfuradas, não começaria a sentir um formigamento nas próprias orelhas?

O inferno de Bosch é também um lugar barulhento, tão cheio de instrumentos musicais que alguns de seus residentes estão tampando as orelhas para se proteger da algazarra. Médicos salientam, porém, que as orelhas gigantes não possuem canais auditivos — de qualquer modo, elas não têm como ouvir. A orelha interna e a média contêm os mecanismos por meio dos quais nós conseguimos ouvir, enquanto a orelha externa ou aurícula atua apenas como um captador de sons, explicação dada com clareza brutal no filme *Cães de aluguel* de Quentin Tarantino, quando o gângster Mr. Blonde decepa a orelha do policial capturado e então fala bem de perto para ver se o policial ainda consegue ouvi-lo. As aurículas captam e direcionam o som para a orelha interna. Quando pessoas com orelhas de abano procuram fazer uma cirurgia para torná-las menos salientes, é provável que de fato acabem ouvindo menos em consequência disso. René Magritte (que era belga, não holandês) sugere de modo explícito como o som poderia ser canalizado para dentro da orelha num pequeno guache, não menos surrealista que a imagem de Bosch. Seu *Sem título (Concha na forma de uma orelha)* mostra uma concha gigantesca e vermiforme jogada numa praia; suas recursões em espiral têm como modelo a aurícula humana.

O coloquialismo inglês "uma palavra em sua concha" [uma palavra ao pé do ouvido], usado tipicamente por alguém que está prestes a fazer uma confidência, reconhece essa semelhança. Na realidade, sua orelha é mais parecida com uma concha do que você talvez perceba. Nossa capacidade para ouvir sons de tons diferentes depende da cóclea, um osso oco, com o formato de uma concha de caracol, localizado na orelha interna. Ela funciona um pouco como uma trompa invertida. Há minúsculas células capilares ao longo de todo esse tubo que vai se afilando, afinadas de acordo com sua posição, como as cordas de um piano. Elas vibram em resposta a diferentes frequências de som transmitidas para o interior da cóclea pela ação do tímpano sobre os três ossinhos da orelha média. Essas vibrações acionam sinais nervosos na direção do cérebro, sinais que interpretamos como som. É espantoso que esses milhares de cílios consigam cumprir sua função de forma simultânea, de tal forma que, na sinfonia de Haydn que estou escutando enquanto escrevo, posso distinguir cada instrumento que está sendo tocado por seu tom e seu timbre individual. Quando, com o envelhecimento, perdemos a capacidade de ouvir tons agudos, isso ocorre porque algumas dessas células capilares morreram. Minha leve falta de ouvido musical, por outro lado, não é explicada por nenhuma carência física na orelha, mas por um relativo subdesenvolvimento de parte de meu cérebro, que provavelmente poderia ser corrigido com exercícios auditivos adequados, se eu algum dia encontrasse tempo para isso.

Há quem acredite que a orelha externa tenha outra função importante além de captar os sons. Na década de 1950, um médico e acupunturista francês, Paul Nogier, observou que ela se assemelha a um feto humano enrodilhado (nesse caso, o lobo da orelha representa a cabeça; e a dobra interior, conhecida como anti-hélice, a espinha do feto). O sistema de medicina alternativa que ele criou com base nessa semelhança é chamado de auriculoterapia. A orelha do paciente é vista como um homúnculo ou um mapa do corpo inteiro, com a estimulação de pontos diferentes nela sendo usada para tratar perturbações em partes correspondentes do corpo. A ideia talvez não esteja muito afastada da crença dos gregos antigos de que a orelha proporcionava um canal, através da boca e da garganta, para chegar ao cerne do corpo; e apresenta ecos da cauterização usada no passado como tratamento para fortes dores corporais, como a dor ciática, em que parte da carne da orelha podia ser extirpada com um ferro em brasa. Percebendo que a orelha que vemos no quadro de Bosch está sendo furada em dois locais, Nogier e um colaborador consideraram esses pontos posições da agulha na acupuntura e testaram o efeito em alguns de seus pacientes. Eles afirmam que a estimulação do ponto de entrada da agulha de acupuntura foi eficaz em reprimir a libido, enquanto a estimulação do ponto de saída aumentava o interesse sexual.

*

Os cabelos compridos da época resultaram em que Antoon van Dyck (que fez sucesso na Inglaterra no segundo quarto do século XVII, chegando a ser sagrado cavaleiro como Sir Anthony) pintasse muitos retratos, mas poucas orelhas. Uma das exceções é uma de suas primeiras obras, feita quando o pintor estava com 19 anos, que mostra o momento em que Cristo é capturado no Jardim do Getsêmani, depois de ser traído por Judas. O quadro é um caos de ação violenta. No primeiro plano, o apóstolo Pedro está imobilizando no chão Malco, o servo do sumo sacerdote, que veio fazer a detenção, e está prestes a lhe decepar a orelha, numa tentativa de impedir a prisão. A orelha em questão refulge vermelha, como que prevendo o corte. O Pedro de Van Dyck está brandindo uma faca curta, em vez da espada mencionada na Bíblia, o que faz com que a ação se assemelhe mais a um crime comum de rua, mais próximo a nossa experiência. Jesus avisa a Pedro que guarde sua arma (pronunciando o conhecido "todos os que pegarem a espada pela espada perecerão", do evangelho de Mateus). No evangelho segundo Lucas, que era médico, Jesus também cura a orelha com um toque de sua mão, a única ocasião em todas as Escrituras em que ele cura um ferimento recente. Esse episódio bíblico foi assunto recorrente para pintores. A maioria não perde a oportunidade de mostrar Pedro cometendo o ato sangrento, mas alguns mostram o momento posterior, seja com a orelha sendo exibida em triunfo, seja focalizando Jesus com seu gesto remediador. Wolfgang Pirsig contou 54 desses quadros, com os pintores muitas vezes escolhendo de modo arbitrário entre a orelha esquerda e a direita, segundo a conveniência da composição, muito embora dois evangelhos especifiquem que foi a orelha direita de Malco que foi decepada. Em três exemplos descuidados, Cristo, ao efetuar a cura, está na realidade implantando a orelha errada na lesão no lado da cabeça de Malco.

Apesar de, pela descrição que os evangelhos apresentam do incidente, parecer provável que Pedro tivesse infligido um ferimento mortal a Malco, a amputação de uma orelha é, de longa data, uma punição preferida. A Guerra da Orelha de Jenkins — agora um episódio quase esquecido da história britânica — teve início exatamente com uma mutilação dessas. Em 1731, embarcações da guarda costeira espanhola abordaram um navio mercante britânico, o *Rebecca*, que passava por Havana em seu caminho de volta à Inglaterra, proveniente da Jamaica. O capitão da guarda costeira decepou a orelha esquerda de Robert Jenkins, comandante do *Rebecca*, entregando-a a ele para que guardasse como advertência do que aconteceria a outras embarcações britânicas que dele se aproximassem. De fato, quando chegou à Inglaterra, Jenkins contou sua história ao secretário do rei em Hampton Court, mas a questão caiu no esquecimento. O orifício em si somente se tornou uma *cause célèbre* sete anos depois, quando as relações com a Espanha estavam se deteriorando por causa de direitos de tráfico de escravos nos territórios americanos. Jenkins foi convocado a se apresentar diante de um comitê da Câmara dos Comuns em março de 1738 e supostamente exibiu a orelha preservada todo esse tempo num pote. Jenkins foi de fato uma testemunha relutante, tendo se recusado a atender à primeira convocação; e parece provável que o comitê fosse tendencioso, com os parlamentares exercendo pressão a favor da guerra. Não foram feitas atas detalhadas da sessão do comitê; e, se Jenkins chegou a exibir alguma coisa, pode bem não ter sido sua orelha, mas apenas um pedaço conveniente de carne de porco enfiado em sua mão, como um acessório, por algum lobista. Mesmo assim, a orelha — desaparecida ou apresentada — proporcionou um símbolo útil da crueldade da Espanha papista a ser exposto ao público britânico. No ano seguinte, a Grã-Bretanha declarou guerra à Espanha.

Podemos atribuir a culpa pela história à imaginação hiperativa do historiador conservador Thomas Carlyle, que cunhou a expressão "a guerra da orelha de Jenkins" em sua monumental história de Frederico II da Prússia, publicada em 1858. Ele faz referência a Jenkins apresentando "sua orelha enrolada em algodão: — deixando todos em polvorosa (exceto as autoridades) quando a viram". Só que as "autoridades" têm a última palavra. O tópico da orelha de Jenkins aparece como uma das perguntas mais frequentes no *website* do Parlamento britânico, onde ela gera a resposta impassível de que "parece extremamente improvável que ele a tivesse guardado por sete anos!".

Bárbaras mutilações de orelhas continuam até nossos tempos. J. Paul Getty III teve a orelha direita decepada quando foi sequestrado por gângsteres italianos em 1973. Seus sequestradores exigiram um resgate enorme da família Getty, que se recusou a pagar. "Se eu pagar um centavo agora, terei 14 netos sequestrados", disse o avô de Getty, homem famoso pela avareza. Após três meses de impasse, os sequestradores de Getty cortaram fora sua orelha e a enviaram para um jornal, junto com uma mecha de cabelo. Eles também reduziram suas exigências. Supostamente o avô teria pago então 2,2 milhões de dólares, "o máximo que seus contadores disseram que poderia ser deduzido de seus impostos". Quatro anos mais tarde, Getty submeteu-se a uma cirurgia em Los Angeles para criar uma aurícula como prótese, usando um segmento de cartilagem extraído de sua costela.

A orelha mais conhecida da arte holandesa é naturalmente a orelha esquerda de Vincent van Gogh, uma parte que lhe falta e adquire tamanha importância que muitas vezes parece bloquear nossa visão dos quadros do homem. Ela se tornou o que o crítico Robert Hughes chama com repulsa de "a Orelha Sagrada".

Alguns dias antes do Natal de 1888, Van Gogh brigou com seu amigo Paul Gauguin, que ele tinha convencido a vir trabalhar com ele em Arles. O holandês estava brandindo uma navalha antes que os dois fossem cada um para seu lado. Posteriormente, Van Gogh cortou fora sua orelha esquerda e a deu de presente a uma prostituta chamada Rachel. "Guarde esse objeto com cuidado", ele lhe implorou. O que ela deveria fazer com o presente não está claro, da mesma forma que não está claro o que aconteceu com a orelha depois disso. Van Gogh voltou para casa para dormir, onde a polícia o encontrou na manhã do dia seguinte, jazendo quase inconsciente num travesseiro ensopado de sangue. Pelo menos, essa é a versão oficial. Contudo, uma investigação por parte de dois alemães, historiadores da arte, descortinou outra possibilidade. Hans Kaufmann e Rita Wildegans acreditam que foi Gauguin quem infligiu a lesão, usando uma espada durante a briga, e que os dois pintores, em seguida, concordaram em encobrir o fato com a história (ligeiramente) mais plausível. Afinal de contas, são os relatos escritos de Gauguin que fornecem a maior parte das provas da história oficial.

O que isso ainda não explica é por que motivo, se foi a orelha esquerda que foi decepada, é a direita que aparece coberta por um curativo exagerado em seu *Autorretrato com orelha enfaixada*, pintado um ou dois meses depois. Outro autorretrato de 1889, feito quando o artista tinha até certo ponto recuperado a saúde mental, mostra-o num perfil de três quartos do lado esquerdo — com a orelha intacta. Quando noticiaram a teoria de Kaufmann e Wildegans, alguns jornais publicaram o retrato com a orelha direita enfaixada, enquanto distraidamente se referiam à orelha esquerda na matéria que o acompanhava.

Naturalmente, a explicação é que Van Gogh se pintou a partir de sua imagem num espelho. Nos dois quadros, ele está usando o mesmo sobretudo, abotoado no alto. O botão está do lado esquerdo e passa pela casa do lado direito — do modo usado em casacos femininos. Os casacos masculinos em geral são abotoados ao contrário. E isso confirma que Van Gogh trabalhou com uma imagem espelhada. O mesmo se aplica a um esboço feito pelo dr. Gachet, seu amigo, mostrando Van Gogh em seu leito de morte com o tecido lesionado em torno da orelha esquerda nitidamente visível.

Usar um espelho parece algo simples de fazer. Pintores que faziam autorretratos vinham usando espelhos desde que estes se tornaram disponíveis de modo geral, ocasião em que, talvez não por coincidência, o gênero teve início. Rembrandt, por exemplo, de repente pôde pintar autorretratos maiores, quando adquiriu um espelho maior. Mas a prática levanta uma pergunta mais profunda quanto à identidade. Será que não importa se somos mostrados com a esquerda no lado direito e vice-versa — mesmo que não para o observador, que talvez nem se dê conta, pelo menos para o próprio artista? Nesse sentido óptico muito óbvio, o quadro não representa o verdadeiro eu do artista. Ao pintar o cônego Van der Paele, Jan van Eyck mostra-nos a feia realidade de sua orelha deformada. Vincent van Gogh, pintando a si mesmo, mostra-nos um reflexo da verdade, mas talvez também uma verdade mais profunda. Faz-se com que o recurso enganoso do pintor comum, de usar um espelho, pareça ser menos uma questão de procedimento inconsciente e mais uma questão de afirmação deliberada, pelo impacto da assimetria da lesão. Para Van Gogh, como para tantos autorretratistas antes dele, era relativamente sem importância ele nos deixar uma imagem espelhada de seu "verdadeiro" eu. Era mais significativo que ele nos mostrasse seu ferimento: em janeiro de 1889, a autolesão *é* o autorretrato.

Que podemos concluir acerca da orelha a partir dessa pequena galeria? Vimos a orelha como local de feiura e imperfeição, como um símbolo com muitos significados, como objeto de punição, como prova de amor e como emblema de uma mutilação caracterizada pelo ódio a si mesmo. É a plasticidade desse apêndice humilde que lhe permite desempenhar tantos papéis. A orelha externa é composta por inteiro de tecidos moles e cartilagem. Não há um osso de apoio. Isso significa que ela pode ser deformada e reformada, arrancada e substituída. É um exemplo de tecido humano arbitrário.

É assim que a carne da aurícula pode representar o corpo inteiro, vivo ou morto. O monumento Mimizuka em Kyoto — pouco conhecido mesmo entre os japoneses — contém pilhas de orelhas decepadas de coreanos, levadas como troféus durante a invasão japonesa na década de 1590. Foram levadas orelhas em vez de cabeças simplesmente por ter sido tão alto o número de mortos: segundo uma fonte, eles teriam chegado a 126 mil. A remoção da aurícula de uma vítima viva deixa somente um pequeno ferimento e não corta nenhum vaso sanguíneo importante, sendo, portanto, improvável que resulte em morte. A orelha também pode representar a pessoa inteira, como vimos no caso do desafortunado Jenkins.

A função dessa eflorescência carnosa na ajuda à audição parece quase ínfima — é a orelha interna que se incumbe do trabalho verdadeiro. A aurícula dá a impressão de ser uma espécie de mordomia — talvez um bônus erótico, um lugar útil para apoiar óculos ou um mero ornamento. Ela é carne como meio para escultura, uma noção incentivada por suas curvas deliciosamente barrocas. As pregas que adornam a curva externa da orelha derivam, por sinal, de uma característica embrionária conhecida como seis montículos de Hiss. Alguns desses montículos contam histórias quase esquecidas. Uma malformação denominada ponto de Darwin, por exemplo, é o vestígio que resta de uma prega que no passado permitia à aurícula fechar-se por cima da abertura do canal auditivo, enquanto outro dos montículos esteve um dia associado à criminalidade e ainda é, às vezes, alvo de pedidos de cirurgia estética.

Essas ideias florescem na arte e na ciência contemporâneas, em que a orelha continua a ser um local para a demonstração de poderio técnico. Como observa a crítica de arte Edwina Bartlem: "Por estranho que pareça, orelhas artificiais são sinais poderosos da engenharia de cultura de tecidos e das biotecnologias em termos mais gerais." A iconicidade da orelha foi ainda mais reforçada em 1995, quando Charles Vacanti, da Universidade de Massachusetts, e Linda Griffith-Cima, do Massachusetts Institute of Technology, tiveram êxito no cultivo de tecido animal na forma de uma orelha humana no dorso de um camundongo vivo. A protuberância não tinha nenhuma função auditiva. Era apenas tecido que cresceu, nutrido pelo camundongo, numa armação de poliéster que poderia ter sido feita em qualquer formato. Então por que uma orelha? Um objetivo da experiência era mostrar que poderiam ser cultivadas estruturas cartilaginosas de um tipo que no futuro poderia ser adequado para uso em transplantes de orelha. O prazer escultural da forma também pode ter desempenhado um papel nisso. Ademais, a possibilidade instantânea de reconhecimento de uma orelha permitiu que leigos de imediato vissem o potencial da tecnologia. Talvez também tenha ocorrido aos cientistas a esperança de gerar algum efeito de choque. Em todo caso, o camundongo com a orelha no dorso rapidamente passou a ser um símbolo não tanto do potencial de criação de partes do corpo humano para reposição, mas sim do tipo de bobagem que os cientistas podem aprontar quando têm liberdade para isso.

Em 2003, um grupo australiano denominado Tissue Culture & Art [Arte & Cultura de Tecidos], baseado na Universidade da Western Australia, começou a trabalhar com o artista Stelarc numa peça chamada *Extra Ear ¼ Scale* [Orelha extra, escala de ¼], que ao mesmo tempo parece uma paródia e uma extensão desse trabalho. A ideia era cultivar uma réplica da orelha de Stelarc, em escala de um para quatro, a partir de tecido *humano*. Oron Catts e Ionat Zurr, os artistas por trás da Tissue Culture & Art, escreveram acerca do exercício original realizado em Massachusetts: "Ficamos assombrados com as possibilidades esculturais comparativas que essa tecnologia poderia oferecer. A orelha em si é uma forma escultural fascinante, removida de seu contexto original e colocada no dorso de um camundongo. Ali pudemos observar a orelha em toda a sua grandiosidade como escultura." Desde então, Stelarc passou à construção de uma "orelha" em tamanho natural, enxertada em seu próprio antebraço. O procedimento exigiu uma cirurgia prévia para fazer crescer mais pele no braço e depois para inserir uma armação de polímero poroso que se ligasse ao novo tecido na forma adequada. Cirurgiões realizaram operações semelhantes como parte de procedimentos para reconstruir orelhas lesionadas. Stelarc, porém, foi além da cirurgia estética, com uma tentativa perturbadora de suplementar a cota de órgãos em funcionamento no corpo. A obra terminada, *Ear on Arm* [Orelha no braço], incorpora um microfone, bem como equipamentos eletrônicos adicionais para transmitir som e se comunicar através de uma conexão Bluetooth, permitindo que pessoas em locais distantes ouçam o que a "orelha" estiver "ouvindo". "Um órgão para a internet", diz Stelarc.

O OLHO

René Descartes, filósofo francês, passou o período mais produtivo de sua vida na república holandesa, onde se movimentava com frequência entre os centros acadêmicos — Franeker, Dordrecht, Leiden, Utrecht —, desenvolvendo seu conhecimento de matemática, física e fisiologia, antes de se instalar no remoto povoado litorâneo de Egmond-Binnen para redigir sua nova teoria sobre tudo. Em 1632, ele podia ser encontrado em Amsterdã. É bastante possível que estivesse na plateia da demonstração de anatomia do dr. Tulp.

Descartes não era nenhum filósofo de poltrona. Suas ideias radicais sobre o corpo humano como uma espécie de mecanismo e o rigor intelectual que logo o transformaria num adjetivo — cartesiano — eram baseados em observação direta e em suas próprias experiências. Numa ocasião específica, durante a década de 1630, ele tomou a iniciativa incomum de adquirir o olho de um boi para entender com mais precisão as complexidades da visão.

Descreveu suas conclusões num ensaio intitulado *La Dioptrique*, trabalho que é relegado a segundo plano em comparação com aquele que lhe servia de prefácio, o ilustre *Discurso sobre o método para bem conduzir a razão na busca da verdade dentro da ciência*, que inclui o famoso aforismo *cogito ergo sum* — penso, logo existo. Descartes publicou *La Dioptrique* em 1637, em Leiden, acompanhado de mais dois volumes sobre meteoros e geometria, compondo três partes principais (e o prefácio) do que deveria ter constituído um abrangente *Tratado sobre o mundo*, cujos demais capítulos ele foi forçado a reter por terem de repente se tornado obsoletos com a descoberta de Galileu de que a Terra girava em torno do Sol.

Ele começa seu exame do olho com um diagrama óptico. "Se fosse possível cortar o olho ao meio sem derramar os líquidos dos quais está cheio, ou sem que qualquer de suas partes saia do lugar, e fazendo o plano do corte transversal passar direto pelo meio da pupila, ele teria a aparência que exibe nesta figura", diz-nos. Já é interessante, tendo em vista seu tema filosófico, notar que Descartes está chamando nossa atenção para algo que, pelas excelentes razões que ele apresenta, não poderia de fato ser visto. O texto que se segue descreve cada uma das partes que Descartes identificou em seu diagrama — a dura pele externa do olho, uma segunda pele solta, "suspensa como uma tapeçaria", dentro da primeira, o nervo óptico e suas ramificações, que se associam com veias e artérias finas, de um lado a outro do hemisfério interno do olho, numa terceira camada carnosa, e três zonas de diferentes "mucos ou humores" transparentes, que enchem o interior do globo ocular. [Ver imagem 11 do encarte.]

Como esses líquidos e nervos nos permitem ver? Descartes pegou seu olho de boi e um bisturi; e cuidadosamente descascou as camadas externas do fundo até que ele ficasse transparente. Posicionou então o olho voltado para fora num buraco numa janela de um aposento escurecido. Em seguida pôs um pedaço fino de casca de ovo branca, no fundo, onde tinha limpado a superfície. A cena luminosa lá fora foi reproduzida fielmente de cabeça para baixo e em miniatura na tela de casca de ovo. Como escreveu, em seu relato da experiência: "ali você verá, talvez não sem admiração e prazer, uma imagem [*peinture*] que representará em perspectiva, de uma forma rigorosamente desprovida de artifício, todos os objetos que estiverem lá fora".

Essa imagem interna é formada por refração óptica, o que explica por que ela aparece de ponta-cabeça. A imagem de nós mesmos que vemos quando olhamos de perto para o centro negro do olho de alguém é, por outro lado, formada por reflexão. Essa pequena efígie inspirou nossa palavra "pupila", derivada do latim *pupilla*, que significa bonequinha, bem como o encantador coloquialismo do século XVII, "to look babies at", olhar bebês em alguém, que significa contemplar com adoração os olhos do outro, uma alusão não ao que se poderia pensar ser um impulso de procriar com aquela pessoa, mas à visão dessa forma humana diminuta. Contudo, essa parte do olho só foi chamada de pupila a partir da década de 1660; Descartes descreve-a, usando a palavra em francês *prunelle*, que quer dizer abrunho.

Resolvo tentar repetir a experiência. O premiado açougueiro da vizinhança, Crawford White, é muito tolerante com meus eventuais pedidos estranhos e não pestaneja quando lhe peço olhos de boi ou de vaca, embora me explique que não tem como consegui-los para mim, presumivelmente devido aos perigos da encefalopatia espongiforme bovina. Mas ele me diz que poderia me conseguir olhos de porcos, se eu voltar mais tarde. Em casa, abro hesitante o saquinho que ele me deu e encontro quatro pares de olhos rolando ali dentro. Cada olho é mais ou menos do tamanho de uma uva, bem menor do que um olho bovino, o que me preocupa por talvez dificultar a dissecação. Três quartos da superfície esférica do olho estão cobertos por uma camada branca, como uma grande calota glacial. A ponta do nervo óptico cortado projeta-se a partir do meio dessa área. A frente do olho é desobstruída, com profundezas lustrosas em preto e cinza.

Pego um dos olhos e começo por aparar a carne e a gordura que estão grudadas nele. Então, espremendo o olho ligeiramente entre os dedos para dar firmeza à superfície, começo a fazer um corte na membrana branca que protege o globo transparente ali dentro. Ela é muito dura, e fico com medo de aplicar pressão demais e perfurar a membrana interna com o bisturi. Quase de imediato, acontece o pior, e um líquido gelatinoso escorre do olho. Pego um segundo olho e começo de novo. Acontece a mesma coisa. Mudo de tática e tento raspar o tecido branco em vez de cortá-lo. Isso funciona melhor, e na quarta tentativa já raspei o suficiente do fundo do olho para conseguir tão somente perceber a luz através da película remanescente.

Por fim, levo o olho até uma grande caixa de papelão que deixei preparada. Na frente dela, recortei um furo do tamanho de um olho. Na parte de trás, recortei a forma de um triângulo apontando para o alto e posicionei uma luz forte adiante dele, do lado de fora da caixa. Coloco o olho no furo, "olhando" através da caixa na direção da luz, e depois me posiciono com meu próprio olho diretamente atrás, olhando para ele. Fico empolgado ao ver uma imagem nublada do triângulo, apontando para baixo, projetada sobre a película branca.

"Ora, tendo desse modo visto essa imagem no olho de um animal morto, e tendo considerado as causas, não se pode duvidar que ela forme um todo semelhante no olho de um homem vivo." Descartes tinha descoberto que o olho funciona como uma câmara escura, projetando uma imagem invertida do mundo exterior sobre sua superfície posterior. Em sua *Dioptrique*, ele fornece um diagrama de raios, demonstrando como isso ocorre. O diagrama é ao mesmo tempo mais claro e mais bonito do que os encontrados nos poucos manuais de anatomia atuais que chegam a se deter sobre a física de como o corpo realmente funciona. Em outra versão do diagrama, o ilustrador de Descartes desenhou a pequena cabeça barbuda de um homem em miniatura olhando para o fundo do olho, onde a imagem invertida é formada. Ele parece ser um astrônomo contemplando o céu.

Essa ideia de um homúnculo em pé no fundo do olho estabelece um paradoxo. Pois *com que* esse homenzinho olha, a não ser com *seus* próprios olhos? Será que a alma tem olhos tanto quanto o homem? É, diz Descartes, "como se houvesse ainda outros olhos em nosso cérebro". De algum modo, seja como for, essa imagem é convertida numa forma que possa ser transmitida através do cérebro até a alma, que Descartes localiza no corpo pineal. Sabe-se hoje que esse órgão do tamanho de uma ervilha é responsável pela liberação do hormônio promotor do sono, a melatonina. Essa glândula é de fato sensível à luz, já que a liberação da melatonina é acionada pela escuridão, mas na realidade ela não está envolvida na percepção visual.

O OLHO

A imagem que Descartes fez do olho foi incompleta além de falha — ele não ofereceu nenhuma explicação para a capacidade de avaliar o tamanho das coisas que obtemos por termos nossos dois olhos afastados um do outro, por exemplo. Mas foi revolucionária porque pareceu trazer a Visão — dos nossos sentidos, o mais misterioso, até mesmo místico, por estar afinal de contas ligado a "visões", assim como à visão propriamente dita — ao campo de uma percepção mecanicista do corpo. O tato, o paladar e o olfato envolvem nossa interação física com a substância do mundo. Através do tempo que um som leva para nos alcançar, até mesmo a audição pode ser facilmente imaginada como alguma *coisa* que chega a nossos ouvidos vinda de uma fonte distante. Agora, a visão podia ser compreendida de modo semelhante.

Como ainda me restam alguns olhos de porco, decido completar minha experiência cortando uma fatia bem no seu equador para tentar observar um olho em corte transversal e obter na realidade o diagrama que Descartes nos avisa que não pode ser visto. Encaro a tarefa com hesitação e alguma sensação de horror. Passa por minha cabeça a cena de Luis Buñuel de um homem cortando o olho de uma mulher com uma navalha afiadíssima, muito embora eu não tenha visto o filme surrealista ao qual ela pertence. (Como Descartes, Buñuel na realidade usou o olho de um bezerro, como infelizmente dá para perceber na tomada, quando enfim assisto ao filme.) No instante antes de usar o bisturi, compreendo por que doadores de órgãos costumam relutar mais em ceder seus olhos do que até mesmo seu coração.

Entretanto, quando de fato corto o olho, minha percepção muda. Minha faca não está afiada o suficiente e não posso deixar de esmagar o olho, deformando-o, quando abaixo a lâmina, derramando os conteúdos. Como o pior já passou, meu horror se dissipa, sendo substituído pela fascinação. Embora eles não tenham se mantido na posição correta, posso ver que há três líquidos transparentes distintos: uma pequena quantidade de um líquido aquoso, uma quantidade maior de uma gelatina meio líquida que ainda não se solidificou e, escorregando entre eles, uma conta transparente mais ou menos do tamanho de uma ervilha. Embora macia, ela mantém uma forma definida esférica meio achatada, mais achatada de um lado que do outro. Esses são o humor aquoso, o humor vítreo e o cristalino, cujos diferentes índices de refração nos permitem focalizar imagens do mundo lá fora. Restos de abatedouro são revelados como puro mecanismo cartesiano. O que começou como uma investigação de anatomia terminou como uma experiência de física.

Os olhos são um importante elemento de nossa identidade. Diz-se que são a janela da alma. Mesmo em fábulas de lobisomens, o homem transformado mantém seus olhos humanos. Ainda assim, que parte deles transmite a individualidade? A cor é seu atributo mais característico. A cor dos olhos era uma característica do sistema de identificação de Alphonse Bertillon para a polícia de Paris, e é rotineiramente incluída em registros oficiais de identificação, desde a introdução de passaportes padronizados, onde ela suplementa a imagem fornecida por uma fotografia em branco e preto. Parece provável que a ideia popular de que a cor dos olhos é importante venha a ser reforçada mais uma vez com a introdução da tecnologia de escaneamento da íris para substituir a verificação de documentos.

A ironia aqui é dupla porque a cor não é o que acaba sendo escaneado. Os escaneadores de íris na realidade usam a luz infravermelha para detectar padrões exclusivos na íris. E, embora a íris tenha esse nome por conta do termo grego para arco-íris, pode ser uma surpresa descobrir que, de qualquer modo, não existe nenhuma cor característica presente no olho. As cores que percebemos não decorrem de pigmentos diferentes, mas são o que se conhece como "cor estrutural" — uma ilusão de cor produzida por um efeito de interferência entre raios de luz, que também se encontra em asas de borboletas e em penas iridescentes de pássaros. Todos os olhos contêm certa quantidade de um pigmento, a melanina. Encontrei ciscos escuros desse pigmento boiando nos humores quando cortei meu olho de porco. É a variação nos níveis desse pigmento, junto com o efeito da interferência da luz, que dá origem a toda a gama de cores dos olhos que tanto valorizamos. Com cada vez menos melanina presente, o olho pode se mostrar castanho-escuro ou claro, da cor de avelã, verde, cinzento ou azul.

Francis Galton sentiu curiosidade por descobrir o que a cor dos olhos tinha a dizer sobre a hereditariedade. Ele construiu um estojo de viagem com dezesseis olhos de vidro, numerados, de cores diferentes. Os olhos foram montados numa chapa de metal moldada de tal modo que conferisse a cada um deles pálpebras e uma sobrancelha, um alarmante toque surrealista quando se abre o estojo pela primeira vez. Galton precisava ter certeza de que os nomes das cores que escolheu em meio à "enorme variedade de termos" usados por compiladores de registros de família fossem os importantes na natureza. Ele não escolheu castanho ou azul, como geralmente escolhemos, mas categorias de claro e escuro, dividindo os que tinham olhos "da cor de avelã" entre esses dois grupos. Comparou então filhos com seus pais e avós, gerando sua costumeira enxurrada de estatísticas, mas não encontrando nada, para afirmar no final, que fosse mais digno de nota do que a observação de que tanto os olhos azuis como os castanhos persistem pelas gerações afora.

A resposta definitiva à pergunta de Galton sobre a hereditariedade surgiu em 2008, quando uma equipe de pesquisadores (em sua maioria de olhos azuis) da Universidade de Copenhague descobriu uma mutação de um gene específico que regula uma proteína necessária para produzir melanina. Os bebês costumam ter olhos azuis de início, mesmo quando seus pais têm olhos castanhos, porque essa proteína ainda está por ser liberada plenamente. Segundo Hans Eiberg, que conduziu a pesquisa, sua descoberta genética sugere que hoje todos os indivíduos de olhos azuis vivos podem pesquisar seus antepassados até chegar àquele "cara de olhos azuis" original, que foi o primeiro a sofrer essa mutação entre 6 mil e 10 mil anos atrás.

Mero acidente na natureza, talvez a cor dos olhos também não tenha na cultura toda a importância que imaginamos. Becky Sharp, em *Feira das vaidades*, tem olhos verdes; Anna Karenina, cinzentos;

James Bond, azuis. Parece que quanto pior o romance, mais importante é a exatidão da descrição. Ou seja, a *Princesa Margarida*, de Judith Krantz, tem "olhos escuros, não totalmente negros, mas da cor do centro mais escondido de um gigantesco amor-perfeito roxo". Mas muitos dos personagens mais famosos da ficção revelam-se surpreendentemente esquivos quando se trata da cor dos olhos. O sr. Darcy acha apenas que Elizabeth Bennet tem "belos olhos" em *Orgulho e preconceito*. Julian Barnes dedica extensas partes de seu romance *O papagaio de Flaubert* à questão dos olhos de Emma Bovary, repreendendo um crítico (não fictício) que detectou em triunfo o suposto desleixo de Flaubert ao descrever os olhos de Emma variadamente como azuis, negros e castanhos. Barnes sugere que isso não faz diferença. Ou melhor, que faz diferença, sim, mas não no sentido de que precisamos saber a cor dos olhos da heroína para identificá-la ou para nos identificarmos com ela. Os olhos de Emma são de qualquer cor que Flaubert tenha escolhido para eles, por seus próprios motivos, àquela altura na narrativa. Em *Tess D'Urbervilles*, Thomas Hardy também evita a questão da cor dos olhos da heroína, que não são "nem negros, nem azuis, nem cinzentos, nem violeta; são, sim, de todos esses tons juntos, e mais uma centena de outros, que poderiam ser vistos se examinássemos suas íris — uma tonalidade após a outra —, um matiz após o outro — em torno de profundezas insondáveis; uma mulher quase típica". Se um escritor quer que acreditemos que sua personagem é qualquer mulher, já é um bom começo ser impreciso quanto à cor dos olhos dela.

Parece que nosso sentido da visão cresceu em importância durante a evolução humana; e esse crescimento pode ter sido em detrimento de outros sentidos. Por exemplo, nós temos muitos genes envolvidos com o processamento de cheiros, mas eles são subutilizados em comparação com o número relativamente baixo dos que estão dedicados à visão. À medida que a visão se tornou mais importante para nós, foi a capacidade do cérebro para processar sinais visuais que se desenvolveu mais rápido. Nossos olhos em si não conseguiram acompanhar o ritmo de nossa sede por informações visuais, o que pode ajudar a explicar por que, num mundo em que a comunicação visual é cada vez mais importante, tantos de nós, mesmo assim, precisam usar óculos.

Para compreender até onde a visão se concretiza no cérebro mais do que no próprio olho, e até onde ela coincide em parte com outras informações sensoriais, faço uma visita ao Cross-Modal Research Laboratory na Universidade de Oxford. O laboratório minúsculo parece um misto de loja de brinquedos e armazém da esquina, lotado de engenhocas estranhas e marcas conhecidas de alimentos. Seu diretor é Charles Spence, um catedrático de psicologia experimental. Quando sou apresentado a ele, ele está usando a calça vermelha que é sua marca registrada, e tem um jeito de falar em *staccato* que é enervante. Explica que os sentidos — os cinco conhecidos, da visão, audição, tato, paladar e olfato, embora haja muitos mais, de acordo com o pensamento de alguns — costumam ser examinados de forma isolada. Mas nós os usamos em conjunto. Isso leva a algumas percepções muito estranhas, com implicações perturbadoras. Por exemplo, diz-me Charles, um entrevistador tem maior probabilidade de considerar um candidato a um emprego como um postulante sério se estiver com uma pasta pesada no colo em vez de uma pasta mais leve. O peso da pasta conta mais do que o que ele vê e escuta. "Deixe para lá a qualidade, veja a largura", ao que parece, não é simplesmente um papo desesperado de vendedor de tecidos, mas uma verdade também na natureza.

Nossa mistura inconsciente de sinais sensoriais pode facilmente nos induzir a erro. Ela pode também ser explorada para modificar nosso comportamento. Grande parte do trabalho de Charles é para fabricantes de produtos que podem tirar proveito de descobertas multissensoriais, como por exemplo o fato de que o som que você ouve quando seus dentes mastigam uma batata frita crocante e até mesmo o simples ruído da abertura da embalagem são fatores significativos em sua percepção do sabor do produto. "O que nos interessa é a interação entre os sentidos, tanto no nível da célula quanto em como tudo se reúne no cérebro. Por exemplo, você sente o 'sabor do peso'? Ou como o perfume que alguém está usando afeta sua estimativa da idade dessa pessoa?"

É surpreendente como a visão pode ser enganada, talvez porque nosso cérebro privilegie tanto esse sentido. Uma experiência famosa é conhecida como a ilusão da mão de borracha. A mão de um participante é posicionada fora de seu campo visual, enquanto uma mão artificial (uma luva de borracha serve) é posta na linha de visão onde o participante poderia normalmente esperar que sua mão verdadeira estivesse. O condutor do experimento então toca tanto a mão invisível real como a mão artificial visível, com um movimento de afago sincronizado. Depois de algum tempo, o participante começa a sentir que a mão falsa é de fato a sua. Uma extensão cruel do experimento envolve dar uma martelada na mão artificial: o participante não consegue deixar de se encolher. Nessas situações, o cérebro está dando prioridade a informações visuais em detrimento de sinais mais fracos enviados por receptores de propriocepção, por baixo da pele, nosso sentido de posição no espaço. A mão deve ter uma aparência razoavelmente semelhante para a ilusão funcionar: uma luva esquerda para uma mão direita não produzirá o efeito. Contudo, como uma luva de um amarelo forte funciona muito bem, parece que a cor da pele, pelo menos nesse caso, não faz diferença.

Uma ilustração ainda mais impressionante é dada pelo psicólogo Richard Gregory, que testemunhou a convalescença de um homem que tinha sido cego desde o nascimento até receber um transplante de córnea. Gregory levou o homem a vários locais estimulantes em Londres, entre eles o zoológico e alguns museus. No Museu da Ciência, mostraram-lhe um torno, pois ele sempre tinha se interessado por máquinas. Dentro da vitrine de vidro, o homem não conseguiu reconhecê-lo. Mas, uma vez que o apalpou, ele o compreendeu perfeitamente. Como Gregory relata: "ele recuou um pouco, abriu os olhos e disse: 'Agora que o apalpei, consigo vê-lo.'" Esse momento explicou o motivo pelo qual, na viagem a Londres, o homem tinha se mostrado totalmente indiferente às vistas que passavam pela janela do carro. O fato de ele permanecer efetivamente cego diante de objetos enquanto não os tivesse tocado indica que os caminhos neurais referentes à visão tinham sido dominados pelo tato, durante sua cegueira, e que seu cérebro só agora estava começando a se reorganizar.

Entender como nossos sentidos se inter-relacionam no cérebro pode levar a melhores tratamentos para perdas sensoriais. Por exemplo, procedimentos terapêuticos com uso de espelhos podem ajudar pacientes amputados que sentem dor associada ao membro "fantasma" perdido, bem como vítimas de AVC que perderam o controle motor sobre um lado do corpo, permitindo que esses pacientes comparem o *feedback* sensorial obtido pela propriocepção com o que veem no espelho. Um sentido pode até mesmo começar a substituir outro em termos permanentes. Cegos que usam parte de seu cérebro, normalmente dedicada à visão, para interpretar as letras em braille às vezes descobrem que a sensibilidade tátil dos dedos é aumentada, dando-lhes uma melhor discriminação espacial. Em 1969, Paul Bachy-Rita da Universidade de Wisconsin, em Madison, ampliou essa ideia para criar "olhos" protéticos, utilizando fileiras de pinos vibratórios, que atuam como pixels para criar imagens toscas de cenas registradas por uma câmera. O dispositivo, chamado BrainPort, foi inicialmente projetado como um colete a ser amarrado ao ventre, onde a grande expansão de pele serviria como uma tela sensível ao toque. Versões posteriores foram miniaturizadas para caber na superfície da língua, que é muito mais sensível ao toque. As inovações subsequentes de Bachy-Rita mostram que outros sentidos podem ser recriados da mesma forma, como por exemplo o equilíbrio em pacientes que sofreram lesões na parte da orelha normalmente responsável por proporcionar esse sentido. Depois de um curto período de uso do BrainPort, modificado para detectar inclinações, alguns pacientes chegaram a perceber alguma restauração da "memória de equilíbrio", que durava algumas horas depois que o dispositivo era removido. As pessoas aprendem a usar esse tipo de equipamento por meio de um processo trabalhoso de tradução sensorial consciente; mas, à medida que se familiarizam mais com ele, os caminhos neurais do cérebro se adaptam de tal modo que o sentido substituto é vivenciado de modo mais semelhante ao do sentido que tenha sido perdido.

Nós somos seres inerentemente multissensoriais. Vemos e ouvimos ao mesmo tempo. Usamos nossos sentidos do olfato e do paladar juntos. Sinais sensoriais combinados costumam resultar em mais do que a soma de suas partes, e são mais memorizáveis. Tenho certeza de que não me lembraria de uma ocasião especial em que estava escutando a entrada dos deuses no Valhala da ópera de Wagner *Das Rheingold*, no rádio do carro, se não estivesse atravessando a ponte do Severn exatamente naquele momento, por exemplo. É apenas quando ele de fato sente o aroma e prova o sabor da famosa *madeleine* que as lembranças do tempo perdido de Marcel Proust se liberam. A visão tão somente não basta para isso. O oposto também vale: tire-se um sentido, talvez um que nem mesmo percebamos que estamos usando naquela hora, e nossa percepção fica prejudicada em termos desproporcionais. Uma perda do sentido do olfato elimina grande parte do prazer da comida, porque uma parte muito significativa do que consideramos ser o paladar está na verdade associada ao olfato. Ou, como demonstraram os testes de Charles Spence, pode ser importante que um sinal de alarme no painel de um carro seja emitido por meios visíveis e audíveis ao mesmo tempo, como uma luz que pisca acompanhada de um som intermitente. O cérebro pode deixar de perceber um ou outro desses sinais isoladamente, mas tem uma chance muito melhor de registrar o evento correlacionado.

Pergunto a Charles sobre a sinestesia, um efeito que sempre me deixou intrigado, em que um sinal de um sentido estimula também uma resposta cerebral de outro. Uma pessoa com capacidade sinestésica poderia descobrir que tons musicais correspondem a certas cores e texturas, ou que formas evocam sabores, por exemplo. Alguns de meus compositores e artistas plásticos preferidos afirmaram ter tido experiências sinestésicas: Kandinsky, Hockney, Messaien, Sibelius e F. T. Marinetti, cujo livro *A cozinha futurista* inclui receitas que exigem que o comensal se alimente com uma das mãos, enquanto passa a outra por seda ou por lixa; ou ainda que coma num simulador de voo para que as vibrações estimulem as papilas gustativas. Um dos mais convincentes dentre eles é o escritor Vladimir Nabokov, que em sua autobiografia, *A pessoa em questão*, relaciona as cores que associa às letras do alfabeto. Para ele, cada letra retém sua cor distinta quando disposta ao lado de outras letras numa palavra, a menos que produza um dígrafo que por acaso exista como letra única em outra língua (como acontece com o *sh*, o *ch* e outras combinações no alfabeto russo da infância de Nabokov); nesse caso, a cor única que é associada à letra na outra língua tinge de modo bizarro as letras do alfabeto inglês que compõem o fonema equivalente.

A sinestesia atraiu pela primeira vez a atenção de cientistas mais para o fim do século XIX, quando as experiências multissensoriais proporcionadas pela "obra de arte completa" de Wagner, pelo pós-impressionismo, pelo absinto e pelo ópio sem dúvida os estimularam a seguir por esse caminho. Houve, porém, pouco progresso na compreensão da sinestesia, em razão da natureza altamente subjetiva do fenômeno. Somente agora é que ela está voltando a receber atenção por parte de neurocientistas, interessados no que a sinestesia poderia nos dizer sobre a capacidade do cérebro de fazer um cruzamento de percepções sensoriais.

O que é a sinestesia? Ela é uma questão de saúde, um delírio, uma vantagem ou uma maldição? Ela não consta do manual de psiquiatria mais utilizado. Parece que é um estado de ser neurológico, mas não um transtorno; nem tanto uma perturbação da saúde e mais um "superpoder" de um herói de histórias em quadrinhos. Nem tudo é um mar de rosas: "Pessoas com capacidade sinestésica podem não conseguir ler um livro por causa do excesso de informações", diz-me Charles. Mas elas apreciam as sensações a mais e conseguem ter uma memória melhor em consequência disso. "Quem tem capacidade sinestésica não tomaria um remédio para se livrar dela." Essas pessoas dão a impressão de pertencer a um clube exclusivo para artistas. Decerto, há muitos que bradam pela admissão. Estetas notáveis como Rimbaud e Baudelaire escreveram obras que insinuavam que eles teriam a capacidade sinestésica, mas estudiosos agora acreditam que a experiência desses poetas foi totalmente indireta e que é provável que eles teriam apenas colhido o conceito em publicações médicas. Em testes modernos, conclui-se, de fato, que as mulheres têm maior probabilidade de vivenciar a sinestesia que esses pretensiosos. Mesmo assim, qualquer um de nós poderia se referir sem muita afetação a um canteiro de jardim como uma sinfonia de cores. E sabemos que existe um gênero de música chamado de *blues* [azul]. Talvez todos tenhamos uma sinestesia latente.

Até cegos podem ter experiências visuais sinestésicas, por exemplo, "vendo" lampejos de cor em reação a sinais auditivos, tais como números ou letras lidos em voz alta. Acredita-se que bebês possuam caminhos neurais que se cruzam entre a audição e a visão e que são cortados mais tarde na vida. Um neurocientista, Vilayanur Ramachandran, que também trabalhou com membros fantasmas, descreve o caso extraordinário de um paciente cego que começou a perceber que, sempre que tocava em objetos ou lia em braille, sua mente fazia surgir raios de luz ou imagens nítidas (embora não imagens do item sendo tocado). Esse tipo de experiência sugere que caminhos neurais até o cérebro, por trás do olho lesionado, são às vezes acionados por esses sinais táteis e auditivos. Outros cegos descobrem que sua audição melhora. Talvez não se trate de um aumento de sua acuidade para qualquer som, mas da capacidade específica de processar sons que ajudem com a percepção espacial, que se torna um tamanho desafio quando da perda da visão. Casos individuais, como esses, fornecem provas cada vez maiores de que o que os cientistas chamam de "neuroplasticidade" do cérebro é direcionado para a recuperação ou o aperfeiçoamento de sua função útil, quando necessário, e não para um embaralhamento aleatório dos sentidos.

O ESTÔMAGO

Não está claro o ponto exato em que o projeto do Reverendíssimo dr. William Buckland de comer de tudo descambou da pesquisa científica séria para a pura tolice.

Buckland era um geólogo renomado e foi o primeiro catedrático da matéria na Universidade de Oxford. Sua obra-prima foi *Vindiciae Geologiae*, trabalho que expôs uma nova teoria para a disciplina, segundo a qual os fósseis eram anteriores ao Dilúvio; mas, mesmo assim, a Bíblia continuava a ser literalmente verdadeira — uma interpretação perspicaz que se embasava na definição do "princípio" no Gênesis como uma época nebulosa após a formação da Terra, mas anterior ao advento do homem e de outras espécies modernas. Ele foi o primeiro a identificar coprólitos — excrementos fossilizados — que fornecem nossa única prova direta do que os dinossauros comiam. Diante de um pano de fundo de súbito aumento dos preços de cereais, ele escreveu para apoiar a agricultura científica, a drenagem e irrigação adequadas dos campos e a distribuição de pequenos lotes para os "trabalhadores pobres". Todo esse trabalho garantiu a reputação de Buckland, e ele prosperou nos mundos acadêmico e religioso até tornar-se cônego de Christ Church, Oxford, e mais tarde deão de Westminster.

Buckland não era, porém, homem de se deixar restringir por convenções da sociedade. Ao mesmo tempo que agradou a todos com seus esforços para harmonizar a história bíblica com as provas da geologia, ele se dedicou a um projeto de experimentar a carne de todos os animais. Embora fosse um cientista notável, aparentemente ele não deixou um registro sistemático de suas prolongadas experiências gustativas. A informação que temos vem de casos que continuam a ser relatados pelos descendentes de Buckland. Seria possível supor que o projeto fosse uma extensão de seu desejo de identificar novas fontes de alimentos para a população crescente, mas na realidade parece não ter passado de um capricho excêntrico. Ele provou carne de ouriço, crocodilo, pantera, filhote de cachorro e lesma. O naturalista Richard Owen foi recebido com um assado de avestruz, que na sua opinião parecia "uma carne de peru mais fibrosa". O crítico John Ruskin lamentou muito ter perdido outro jantar no qual foi servido "um delicado grelhado de camundongo".

Sem dúvida, Buckland não receava escandalizar seus contemporâneos. Ao visitar uma catedral no exterior, sua atenção foi atraída para "o sangue de um mártir — manchas escuras no piso, sempre frescas e impossíveis de limpar". Com seu ceticismo despertado, Buckland ajoelhou-se e tocou as manchas com a língua, sendo imediatamente capaz de apresentar outra explicação: "Posso lhes dizer do que se trata. É urina de morcego." O relato de uma refeição excepcional somente veio à tona quase cinquenta anos após sua morte, quando o escritor Augustus Hare se lembrou de ter estado num jantar com Lady Lyndhurst na casa dela em Nuneham, perto de Oxford, onde se dizia que o coração de um rei francês (talvez o de Luís XIV ou Luís XVI; as informações divergem) estaria conservado numa urna de prata. Nas palavras de Hare:

> O dr. Buckland, enquanto o contemplava, exclamou, "Comi muita coisa estranha, mas nunca o coração de um rei", e, antes que qualquer pessoa pudesse impedi-lo, ele já o tinha devorado, e a preciosa relíquia foi perdida para sempre. O dr. Buckland costumava dizer que tinha conseguido comer a carne de todos os animais da criação, e que a pior de todas foi uma toupeira — foi um horror total.

Numa nota de pé de página, Hare acrescenta: "O dr. Buckland mais tarde disse a Lady Lyndhurst que havia uma coisa ainda pior que toupeira, que era a mosca-varejeira."

O hobby incomum de Buckland não prejudicou em nada seu progresso. Talvez até o tenha ajudado: como deão de Westminster, em 1845, ele usou sua posição para melhorar as refeições dos garotos que frequentavam a escola. Quem sabe as iguarias que lhes foram servidas? Buckland morreu em 1856 aos 73 anos, de uma infecção da coluna que se espalhou para o cérebro. Podemos supor, portanto, que pelo menos nada do que ele tinha comido chegou a lhe fazer um mal permanente.

É claro que hoje produtos como carne de avestruz e de crocodilo estão à venda em nossos estabelecimentos mais sofisticados. Meu exemplar muito manuseado de *The Joy of Cooking* [A alegria de cozinhar], um clássico americano, inclui instruções para a preparação de porco-espinho, guaxinim, urso ("Filhote de urso exige cerca de duas horas e meia de cozimento; para um animal mais velho, reserve de três e meia a quatro horas") e outras receitas para preparar animais atropelados.

O que esse bestiário infeliz nos diz sobre o estômago humano? Buckland parece causar a impressão de ter comido qualquer coisa que se apresentasse, em parte por um desejo de divertir ou escandalizar. O reverendo doutor não teve nenhum escrúpulo em desrespeitar a proibição do Levítico, já que sem dúvida ingeriu uma quantidade de "coisas abomináveis", entre elas a mosca-varejeira, que se encaixa na categoria proibida de insetos alados. Se ele não experimentou outras espécies impuras, como a poupa e o hírace, talvez tenha sido porque a oportunidade nunca se apresentou. Se encararmos seu projeto de uma perspectiva mais ampla, parece razoável supor que, se tivesse empenhado uma fração do esforço que dedicou a comer animais na busca da avaliação de novas fontes vegetais de nutrição, talvez tivesse deixado uma contribuição mais prática para a solução do problema de alimentar a população mundial.

O catálogo de animais que Buckland consumiu talvez tenha maior importância por lembrar a todos nós como são pouquíssimas as espécies que costumam compor nossa dieta. O estômago é uma das partes mais simples do corpo a ter conquistado o nome de órgão. Como sou forçado a reconhecer ao ver um exemplar pela primeira vez na sala de dissecação, ele realmente não passa de uma bolsa; e, como acontece com qualquer bolsa, pode-se pôr qualquer coisa dentro dela, desde que caiba. Chevalier Jackson, um laringologista da Filadélfia, fez uma coleção com os objetos que retirou da garganta e do estômago de seus pacientes, cem anos atrás. Ele reuniu milhares de itens, entre os quais chaves, um cadeado, pregos e alfinetes de segurança abertos. O Gordon Museum, que abriga as coleções de anatomia patológica de uma série de hospitais-escola de Londres, exibe uma miscelânea igualmente extraordinária de objetos engolidos de propósito ou por acaso, pelos anos afora, incluindo-se as molas de cama encontradas no estômago de um presidiário de Brixton, que chegou a esse grau de desespero para "dar uma saidinha de lá".

Os seres humanos são onívoros por natureza. Embora não sejamos dotados de garras e dentes afiados, nem de velocidade para pegar a presa, dispomos do cérebro grande que a evolução nos deu, que nos capacita a usar ferramentas e esperteza para diversificar nossa dieta. Nosso estômago em formato de bolsa aceita qualquer coisa, e os cinco metros de intestino que ficam mais adiante cumprem bem a tarefa de digerir a maioria dos alimentos. Nós temos como digerir carne crua, mas a descoberta do fogo nos deu a capacidade de preparar a carne de modo muito mais eficaz e de comer muito mais dela (mais do que é saudável para nós). Por outro lado, conseguimos digerir uma quantidade surpreendentemente baixa do que o reino vegetal tem a oferecer, preferindo frutas maduras ao capim e à casca de árvores, já que faltam a nosso estômago os compartimentos que, nos herbívoros verdadeiros, funcionam como tambores de fermentação, decompondo a matéria orgânica mais fibrosa. Logo, a repulsa que sentimos quando somos forçados a pensar numa refeição composta de moscas-varejeiras, ou mesmo no consumo de um coração humano por um ser humano, é baseada totalmente na cultura, não na natureza.

No que talvez seja o mais famoso de seus ensaios, "Sobre os canibais", Michel de Montaigne escreveu: "Creio haver mais barbárie [...] no ecúleo e na tortura de um corpo ainda perfeitamente capaz de sentir tudo [...] do que em assá-lo e consumi-lo depois de morto." E de fato, a carne humana, como a maioria das carnes, é nutritiva para o corpo humano onívoro. Qual é seu sabor? "A carne humana tem o gosto da carne de porco", segundo Helen Tiffin, autora de um ensaio que examina a dívida que a humanidade tem para com os porcos, que nos alimentam e que agora também cultivam nossos órgãos de substituição. "Daí", continua ela, "provém a expressão 'porco comprido' que designa cortes de carne humana, sendo que o 'comprido' indica a diferença entre o comprimento dos membros do porco e o do ser humano. Embora haja poucos relatos de 'primeira mão' do sabor da carne humana, parece haver um consenso quanto a sua textura e sabor serem semelhantes aos da carne de porco." Se o uso de cadáveres na medicina é uma prática utilitária aceitável, argumentou Montaigne, por que motivo não é aceitável seu uso para a nutrição? Numa época em que médicos provavam o sangue do paciente como uma ajuda para o diagnóstico e crânio humano moído (com ou sem gengibre) era prescrito como remédio para ataques, práticas canibalescas talvez pudessem até mesmo ser vistas como um uso medicinal legítimo para o corpo.

Apesar de relatos de canibalismo continuarem a nos instigar, como no passado instigaram Montaigne, Defoe e Melville, os antropólogos mais ou menos os deixaram de lado como tópico para estudo sério. Supostas ocorrências eram de origem histórica ou então de difícil confirmação; e o sensacionalismo despertado estava prejudicando a reputação da antropologia como um todo. Entretanto, o interesse foi reavivado por um surto da doença priônica *kuru* em meados do século XX, entre o povo *fore* do planalto da Papua-Nova Guiné. Príons são agentes infecciosos baseados em proteínas em vez de em ácidos nucleicos, como são os vírus e bactérias. As doenças priônicas provocam uma perda progressiva da coordenação muscular que se caracteriza tipicamente por tremores, demência e paralisia. A epidemia na Papua-Nova Guiné acabou por matar mais de 2.500 pessoas. O padrão peculiar da incidência do *kuru* foi supostamente explicado por um costume residual de canibalismo, como seu modo de transmissão. As mulheres ingeriam o cérebro e a medula espinhal de parentes falecidos e se infectavam, da mesma forma que as crianças através do contato com as mães durante banquetes rituais. Os homens, que basicamente comiam o tecido muscular, menos infeccioso, apresentavam uma taxa de infecção mais baixa.

Entretanto, o antropólogo americano William Arens é cético quanto a todos os exemplos alegados de canibalismo ritual, incluindo até mesmo aqueles em que o estudo antropológico é suplementado pela investigação médica científica. Arens salienta que cientistas, tanto médicos quanto sociais, têm apresentado a tendência a aceitar sem questionamento relatos não confirmados de canibalismo; e que até mesmo "testemunhas" que eram antropólogos profissionais podem ter sido enganadas ao ver nativos consumindo o que na realidade era carne de porco.

Melville deixa o leitor em suspense, exatamente com uma confusão dessas, em seu romance *Mares do sul*, em que o mero fato de se acender uma fogueira basta para despertar nos dois marujos desgarrados, que compõem o centro da história, o medo de que vão acabar no caldeirão. Então é servido "algum tipo de carne fumegante": "Um bebê assado, eu diria!" Eles consideram o sabor "excelente [...] muito parecido com o de vitela". Mas aí seu pavor renasce, quando eles se lembram de que não há gado na ilha. "Que sensação na região abdominal! Realmente, onde aqueles demônios em forma de gente poderiam ter conseguido carne?" Por fim, um dos homens segura um círio aceso acima da panela; e, para seu enorme alívio, identifica "os restos mutilados de um leitãozinho".

O ESTÔMAGO

Quando a proteína ou príon responsável pela infecção do *kuru* foi devidamente detectada, a rota do canibalismo para sua transmissão continuou a gozar de ampla aceitação, embora na opinião de Arens as provas ainda fossem apenas "circunstanciais". Como é possível, pergunta-se ele, que o canibalismo explique o *kuru* encontrado numa tribo remota da Nova Guiné, mas não seja sugerido como forma de transmissão para a doença de Creutzfeldt-Jakob, que lhe é assemelhada, quando ela é encontrada em sociedades desenvolvidas? Em geral, persiste a controvérsia quanto à própria existência do canibalismo ritual, sem nenhuma prova concreta de prática contemporânea e com apenas provas não documentadas de prática no passado. Mesmo assim, se a prática não existe, o medo dela parece ser universal. Antropólogos mais neutros observaram que, com muita frequência, os grupos "primitivos" submetidos a investigação em busca de um suposto comportamento canibalesco acabam revelando ter seus próprios mitos de canibalismo com relação às pessoas que os vieram estudar!

Da variedade à qualidade — e à quantidade.

O potencial do estômago humano para aceitar, se não tudo, pelo menos uma variedade estimulante daquilo que a natureza tem a oferecer, leva-nos à ideia do delicioso. Por que, quando tanta coisa pode ser chamada de alimento, somos tão cheios de exigências acerca do que comemos? Em geral é recomendável recorrer aos franceses em busca de aconselhamento quanto a essas questões, e nesse campo ninguém é mais proeminente que o autor da obra-prima quase científica *A fisiologia do gosto*, Jean Anthelme Brillat-Savarin, o único homem, até onde pude descobrir, que tem a honra singularmente gaulesa de ter um queijo com seu nome. "Comer é uma necessidade", observou ele. "Comer bem é uma arte."

Publicada em 1825, quando Buckland estava apenas nos aperitivos de seu grotesco experimento alimentar, *A fisiologia do gosto* estabeleceu os parâmetros para uma culinária nacional emergente na França pós-revolucionária. A obra é uma mistura fantástica de receitas, história, casos humorísticos, palavras inventadas, autobiografia e ciência dos alimentos, tudo isso com um prefácio composto de numerosos "aforismos do professor", que incluem os seguintes comentários ainda famosos: "Diga-me o que comes, e eu te direi o que és", e "A descoberta de um novo prato contribui mais para a felicidade humana do que a descoberta de uma estrela". Brillat-Savarin, que era advogado e escreveu grandes partes do livro em intervalos monótonos, enquanto trabalhava como juiz num tribunal, é bastante preciso para sua época no que diz respeito ao funcionamento do sentido humano do paladar, e dos motivos pelos quais alguns de nós não têm paladar enquanto outros o têm apuradíssimo, sendo capazes de discernir a que "latitude um vinho maturou" ou "o sabor especial da perna sobre a qual um faisão adormecido repousa seu peso". Ele examina a íntima relação entre o paladar e o olfato, tirando grande proveito de uma entrevista com um homem cuja língua foi decepada como algum tipo de punição. Também escreve de modo competente sobre a notória insuficiência de nossa convenção de dividir os sabores em doce, azedo, amargo e salgado. As classificações modernas também admitem a sensação de ardência conferida pelas pimentas e uma aromática sensação de salgado, *umami*, proveniente dos japoneses, que Brillat parece ter previsto ao cunhar o termo "osmazoma", para descrever a densidade de um bom caldo de carne. Mas esses poucos termos nem começam a cobrir a infinidade de sabores, que exigiria "montanhas de papel almaço para defini-los, e uma quantidade desconhecida de caracteres numéricos para sua classificação".

Ele tem menos a dizer, porém, sobre como nossas entranhas digerem o alimento e sobre as formas pelas quais dele extraímos energia, proteínas, vitaminas e minerais. É que o principal interesse de Brillat está no prazer que sentimos com a comida, como o subtítulo de seu livro revela: *Meditações sobre gastronomia transcendental*. Em suma, ele quer que nós todos sejamos *gourmets*. "Ser *gourmet* consiste em seguir uma preferência apaixonada, ponderada e habitual pelo que agradar ao paladar", escreve ele — e não deve ser confundido com a gula, acrescenta apressado, pois ser *gourmet* significa "ser inimigo dos excessos". Ele identifica algumas classes naturais de *gourmets*: o clero, escritores, banqueiros e também médicos, a quem ele, não obstante, repreende por seus medicamentos de sabor desagradável e pelos austeros regimes dietéticos. Ser *gourmet* é bom para as moças também: é um hábito "basicamente favorável a sua beleza". Os *gourmets* têm casamentos mais felizes e vivem mais.

No entanto, os prazeres da mesa — a legítima compensação da humanidade por ser a única espécie a vivenciar o sofrimento, diz Brillat — são levados ao excesso lamentavelmente com muita facilidade. Nem mesmo os franceses são tão meticulosos com a comida a ponto de conseguir evitar por completo empanturrar-se sem um bom motivo. Os membros do clero têm uma propensão especial. Rabelais, no quarto tomo de *Pantagruel*, critica monges por, de modo profano, endeusarem a barriga. Esses "gastrólatras preguiçosos e de goela insaciável", como ele os chama, veneram o deus Gáster e lhe fazem oferendas — a lista de Rabelais ocupa algumas páginas de pratos de carnes, de dar água na boca, com mais algumas páginas dedicadas aos pratos de peixes que poderiam ser servidos em dias de jejum, quando era necessário abster-se de carne. Gáster, porém, não se deixa impressionar com tudo aquilo e com grosseria encaminha os idólatras a seu banheiro, "para lá ponderarem, meditarem e refletirem sobre que divindade encontrarão nas fezes deles".

Brillat-Savarin previu o problema do excesso e, de modo surpreendente, inclui em seu livro um capítulo muito contemporâneo sobre a obesidade. Não se preocupa consigo mesmo: "Sempre considerei minha pança um inimigo a ser respeitado; já o dominei e restringi seus limites ao meramente majestoso", anuncia ele. (A *Fisiologia* foi obra de uma vida inteira, e foi publicada no ano anterior à morte de Brillat, aos 70 anos de idade, de modo que parece razoável que ele tivesse chegado a ostentar certa circunferência.) O que o preocupa, sim, é um grupo de pessoas para as quais ele inventa mais uma palavra, os "gastróforos", aquelas que, em decorrência do consumo demasiado de amidos e açúcar, falta de exercício e excesso de sono, "perdem sua forma e suas proporções originais harmoniosas". Os remédios propostos por Brillat-Savarin derivam com bastante obviedade da identificação dessas causas e ainda merecem atenção nos dias de hoje. Contudo, se o exercício e a disciplina dietética falharem, ele também tem um "cinturão contra gordura" a recomendar, uma contenção para a barriga a ser usada noite e dia. Ele faz advertências contra o uso de medidas mais extremas, como o hábito de beber vinagre, corrente na época entre as mulheres, e relata a história comovente de uma moça que tinha conhecido na juventude que foi definhando, sofrendo do que hoje reconheceríamos como anorexia (o transtorno recebeu esse nome na década de 1860), acabando por morrer em seus braços. Talvez desse modo o casamento feliz do *gourmet* tenha escapado a Jean Anthelme.

Um infame marco moderno dos excessos gustativos franceses é o filme *A comilança*, no qual, ao longo de um fim de semana e servidos por uma quantidade de prostitutas, quatro homens de meia-idade se reúnem numa mansão isolada, decididos a comer até morrer. Um a um, eles atingem seu objetivo. *Fin.* É o tipo de filme que dá má reputação ao cinema europeu no mundo anglo-saxão, onde é melhor deixar de lado qualquer tipo de apetite carnal. *A comilança* causou indignação quando foi exibido pela primeira vez no Festival de Cinema de Cannes em 1973, não tanto por sua mistura mórbida de comida, sexo e morte, mas principalmente por seu diretor italiano, Marco Ferreri, que tinha se atrevido a lançar um olhar satírico sobre o rito central da vida francesa.

A certa altura, os quatro homens se desafiam para ver quem consegue comer mais depressa, uma antecipação de um dos espetáculos públicos mais esquisitos da atualidade — a alimentação competitiva. Nesses concursos modernos, porém, não há arte alguma na comida, nem nenhuma construção alegórica da civilização a ser demolida como uma torre de profiteroles. O competidor simplesmente come

O ESTÔMAGO

o máximo que puder de um alimento — ervilhas, ostras, barras de chocolates, sanduíches de manteiga de amendoim e geleia. Segundo a Federação Internacional de Alimentação Competitiva, os campeões dessa atividade questionável são chamados — e pelo menos isso agradaria a Rabelais e Brillat — de "gurgitadores". Um certo Patrick Bertoletti detém recordes por consumir a maior quantidade de tortas de limão, picles e fatias de pizza, além de ter devorado 275 pimentas jalapeño em oito minutos. É uma surpresa descobrir que entre os gurgitadores campeões nem todos são gordos. Sonya Thomas pesa apenas 47 quilos, mas mesmo assim comeu 44 lagostas do Maine em 12 minutos. É necessário preparo físico e treinamento para ter sucesso nos níveis superiores. Há assistência médica disponível durante as competições, mas me dou conta de que a verdade é que ela sempre está presente em importantes eventos esportivos. O exame anatômico de comedores competitivos de sucesso revela que seu estômago desenvolve a capacidade de se dilatar além dos limites costumeiros. Outras questões continuam a ser um mistério. Em forte contraste com o filme de Ferreri, a Federação Internacional de Alimentação Competitiva não se detém, por exemplo, no modo pelo qual seus gurgitadores se livram do excesso de alimentos que consumiram. O consumo é estimulado, mas seu subsequente descarte é educadamente negado. O fenômeno está ganhando popularidade, atraindo cobertura televisiva e patrocinadores privados, entre eles as esperadas empresas do setor alimentício, mas também a Procter & Gamble, fabricante do antiácido Peptobismol. A "alimentação competitiva", embora só esteja começando a ser estudada por psicólogos da espécie humana, é uma expressão estabelecida, usada por estudiosos do comportamento animal. A terminologia é um lembrete de que, deixando totalmente de fora o espetáculo para o público, essas competições oferecem um símbolo grotesco da luta pela sobrevivência do mais apto na natureza.

Em *A comilança*, o último dos quatro homens a morrer, Philippe (papel representado por Philippe Noiret), dá petiscos a um dos cachorros que se reuniram no jardim da casa, na expectativa de seu próprio banquete. "Sejam vorazes", aconselha ele aos animais. "Comam demais. Sempre comam demais." Seu último ato é cair de boca numa enorme geleia moldada como um par de seios, um retorno simbólico a sua primeiríssima refeição. Como o filme de Ferreri e as atuais provas de alimentação competitiva ilustram, cada um a seu próprio modo sem concessões, o véu com que a arte da gastronomia encobre a nutrição essencial é tão frágil quanto algodão-doce.

A MÃO

Quero que você experimente fazer o seguinte: levante sua mão esquerda e junte o polegar e o indicador para formar um círculo. Depois, curve os dedos restantes na articulação do meio, ou no que os entendidos de medicina, com seu jeito de ajudar, chamam de articulação interfalangiana proximal (os ossos dos dedos são chamados de falanges). Não é assim tão fácil. Você descobrirá que sente um impulso de curvar as outras articulações também. Mas resista a isso (ao máximo que puder) e mantenha seus dedos livres com as articulações médias curvadas no ângulo mais reto que conseguir, e as outras articulações o mais retas possível. Isso vai lhe parecer um pouco estranho. Não é uma posição que adotamos espontaneamente, e ela exige o uso de certos músculos, em vez de outros, de forma um tanto incomum.

Essa é a pose exata que o dr. Tulp mantém no quadro de Rembrandt com que comecei este livro. [Ver imagem 12 do encarte.] Tanto historiadores da arte como historiadores da medicina examinaram detidamente a pintura, mas quase todos deixam passar esse detalhe. É estranho, porque se trata nitidamente de um detalhe importante para o pintor, que aplicou toques minúsculos de tinta branca nas unhas polidas de Tulp, para elas refletirem a luz. O único outro objeto em que a luz incide dessa forma é a pinça reluzente que Tulp segura na mão direita. A maioria dos estudiosos supõe que Tulp está apenas movimentando sua mão livre num gesto retórico. Um deles, entretanto, William Schupbach, observou que Tulp mantém a mão e os dedos nessa posição peculiar para demonstrar a ação dos próprios músculos que ele está simultaneamente erguendo do braço dissecado à sua frente. É assim que Rembrandt o apresenta desempenhando com zelo suas duas funções como preletor da guilda dos cirurgiões de Amsterdã: ele está ao mesmo tempo realizando uma dissecação e dando uma aula sobre o funcionamento do corpo humano. Em termos humanistas no sentido amplo, Tulp está demonstrando a similaridade objetiva entre os mortos e os vivos. Podemos supor que ele esteja descrevendo para a plateia atenta o que está fazendo. Nesse caso, ressalta Simon Schama, "Tulp está sendo visto no exato momento em que demonstra dois dos atributos exclusivos do ser humano: a fala e a flexibilidade preênsil". Naturalmente, esses atributos não provam nenhum ponto humanístico, mas demonstram, sim, a singularidade humana que é uma dádiva divina.

Quando você curvou os dedos um momento atrás, deve ter sentido e talvez visto um determinado músculo se contrair em seu antebraço. Trata-se do *flexor digitorum superficialis*, o músculo superficial que flexiona os dedos. Na parte inferior do braço, ele se estreita e se divide em quatro tendões que passam pelo pulso. Cada um desses tendões bifurca-se então em dois ao chegar ao fim do trajeto, e esses pares de ramificações de tendões se prendem a lados opostos da articulação média de cada dedo. Essa bifurcação tem uma concepção especialmente elegante, pois permite que um segundo conjunto de tendões, que provêm de um músculo flexor diferente, o *flexor digitorum profundis*, passe pelos espaços para acionar a articulação *terminal* de cada dedo. Esses oito tendões controlam o encurvamento dos dedos como cordões de marionetes. Do outro lado do braço há músculos chamados de extensores, dos quais partem outros tendões que servem para estender cada dedo. Além de um extensor geral, há extensores individuais para o indicador e o dedo mínimo, o que explica por que o indicador é mais eficaz para apontar do que o dedo médio, mais longo; e por que tendemos a desrespeitar a etiqueta inglesa do chá quando deixamos nosso dedo mínimo estendido deseducadamente no ar, enquanto os outros seguram com firmeza a asa da xícara (um gesto que pode ter como origem a etiqueta dos tempos da cavalaria andante, quando era melhor exibir requinte não agarrando com a mão voraz tudo o que fosse comestível). No todo, diz J. E. Gordon em seu brilhante livro *Structures* [Estruturas], esses tendões "percorrem o corpo de uma forma quase tão complicada quanto a dos fios de um antiquado sistema vitoriano de campainha". Os dedos em si não contêm músculos, e a destreza humana é, portanto, obtida inteiramente por meio desse sistema de controle remoto semelhante ao de marionetes. A escolha de Rembrandt e de Tulp por ilustrar esse aspecto da anatomia humana permite que eles defendam uma teoria nova e revolucionária, a que pouco depois será exposta em detalhes por René Descartes, de que o corpo pode ser considerado uma espécie de máquina.

Já vimos que uma boa dose de falsificações cerca a mão dissecada em *A lição de anatomia do dr. Tulp*. Ela pode ter sido pintada de outro espécime anatômico e nem mesmo pertencer a Adriaen Adriaenszoon, o homem na mesa. E, como nenhuma dissecação de verdade jamais começou pela mão, é provável que o pintor e seu patrono tenham concordado em focalizar a mão por motivos relacionados à beleza de sua anatomia intrincada e por sua indicação do divino no humano. O mais estranho de tudo, porém, é que os músculos e tendões que Tulp está segurando não podem de modo algum ser de um braço esquerdo. Eles partem do lado errado do cotovelo. Parece que Rembrandt deve ter trabalhado com um braço direito, e depois reproduziu o que desenhou, como um decalque sobre o braço esquerdo de Adriaenszoon. Continua-se sem saber por que motivo o preletor teria concordado em deixar que esse arremedo de sua própria arte de cirurgião fosse eternizado na tela. Talvez estivesse mais interessado em seu próprio retrato.

Ainda assim, as pinceladas de Rembrandt mostram uma dissecação primorosa, num nível de competência superior ao de qualquer outra mão que eu tenha visto em salas de dissecação modernas; e facilmente em pé de igualdade com aquelas que encontrei preservadas em coleções de anatomia. Ela está à altura da visão contemporânea da mão como o apêndice mais nobre do homem. Para Helkiah Crooke, que em 1618 escreveu "On the excellency of the hands" [Sobre a superioridade das mãos], as mãos são as "duas armas assombrosas" do homem e de nenhum outro animal. A mão é o "primeiro instrumento, logo é a criadora, sim, e a utilizadora de todos os outros instrumentos. Por não ter sido formada para um único uso em particular, ela foi capaz de todos [...] Com a ajuda da mão, leis são redigidas, templos são construídos para servir ao Criador, navios, casas, instrumentos e todos os tipos de armas são feitos".

Essa versatilidade geral é a marca da superioridade da mão — e do próprio ser humano. Ela não é a garra especializada de criaturas menos habilitadas. Principalmente com a extensão de ferramentas, a mão é capaz de tudo. Ela se torna análoga, em termos físicos, a nossa mente sem fronteiras. O filósofo pré-socrático Anaxágoras acreditava que o homem era mais inteligente que os animais por causa das mãos. Aristóteles, cerca de um século mais tarde, acreditava mais ou menos no contrário, que nossas mãos só se tornaram necessárias por causa da inteligência. De qualquer modo, eles concordavam quanto à íntima ligação entre a destreza manual e a inteligência. Hoje esse continua a ser o consenso, embora qual das duas tenha surgido primeiro ainda seja motivo de debates acalorados.

O ato aparentemente simples de apontar com o indicador mostra como o uso da mão está ligado de forma íntima ao desenvolvimento de outras capacidades humanas. Helkiah Crooke e outros acreditavam que éramos os únicos animais a usar ferramentas. Essa crença foi refutada por observações de chimpanzés e certas outras espécies, o que tira um pouco do brilho da defesa histórica da singularidade da mão humana. No entanto, até onde sabemos, continuamos a ser a única criatura que aponta. Apontar é um ato altamente "antinatural". Apontar para alguma coisa pressupõe que tenhamos um rótulo mental ou um nome para aquilo que está sendo apontado, ou o ato em si não significaria nada. Isso por sua vez exige a existência não apenas de uma língua, mas de uma língua compartilhada; e, ainda mais, nosso conhecimento de que a pessoa para quem estamos fazendo o gesto tem uma mente semelhante à nossa, de tal modo que possa deduzir com precisão qual objeto, dentre os muitos que possam se encontrar diante de nosso dedo, é aquele para o qual estamos apontando. De acordo com o médico e filósofo Raymond Tallis, isso faz com que apontar seja "uma ação fundamental de compartilhamento do mundo, de criação de um mundo em comum".

A mão que aponta logo adquiriu vida própria, sendo conhecida como índice, "punho" ou "manícula". Henrique VIII desenhava ele mesmo esses símbolos de uma mão apontando, com fino traçado a nanquim, nas margens de seus livros de modo a poder encontrar novamente certas passagens. As manículas costumavam ser primorosamente desenhadas em estilos altamente personalizados, reforçando a noção de que não se tratava de meros marcadores de passagens, mas de profundos gestos pessoais. A mão que aponta tornou-se um dos primeiros clichês — sendo clichês, originalmente, os símbolos especiais que os gráficos precisavam usar com tanta frequência que valia a pena fundir um tipo especial para eles. Considerada um sinal de pontuação padrão até o século XVIII, a manícula foi ressuscitada na década de 1980, como o intuitivo símbolo do cursor nas telas de computadores. Mãos solitárias podem apontar e desempenhar tarefas úteis, como o Mãozinha, a mão amputada que cumpria funções domésticas nos episódios da *Família Addams* e acendia os charutos para Gomez. Mas elas também apontam de modo fatalista *para* nós, como a luva perversa dos Malvados Azuis no filme *O submarino amarelo*, dos Beatles; os anúncios de "Poderia ser você" da mão voadora da Loteria Nacional do Reino Unido; e os dedos autoritários do general Kitchener e de Tio Sam em cartazes da Primeira Guerra Mundial.

Apontar é apenas um do enorme vocabulário de gestos dos quais a mão é capaz. Na realidade, já se estimou que haja mais gestos possíveis da mão do que palavras na língua inglesa. A Mão de Deus não só aponta, mas também estende dois dedos juntos (ao abençoar) e oferece uma palma aberta (espalhando bondade sobre a Terra). Em

1644, John Bulwer, homem tão obcecado pelas mãos que deu à filha adotiva o nome de Chirothea [Mão de Deus], publicou *Chironomia* [Quironomia] e *Chirologia* [Quirologia], catalogação exaustiva de gestos humanos. Bulwer acreditava que o gesto se baseava numa "razão universal", que era independente da língua e poderia ser adotado como uma espécie de esperanto mudo. Ele sugere algumas explicações perspicazes para gestos familiares, como a seguinte:

> TORCER AS MÃOS é uma expressão natural de extremo pesar, usada por quem apresenta condolências, pranteia e lamenta. Gesto para o qual aquele elegante explanador da Natureza designou a seguinte razão. A tristeza, que reduz o corpo afetado por ela, ao espremer a mente, provoca lágrimas, as tristes manifestações dos olhos; que são produzidas e causadas pela contração dos espíritos do cérebro, com isso forçando lágrimas para dentro dos olhos. Dessa mesma compressão do cérebro provém o FORTE TORCER DAS MÃOS, gesto de expressão de umidade.

A extensão de suas descrições nesses volumes dá alguma sustentação a seu argumento favorável a uma linguagem baseada em gestos, em vez de em palavras. É um alívio além de um prazer passar para as pequenas gravuras, organizadas em grades de 24 por página, de mãos elevadas, caídas, cerradas, abertas, que tamborilam, afagam, seguram e acenam, cada uma com seu próprio poder expressivo imediato. [Ver imagem 13 do encarte.]

Bulwer dedica-se mais a gestos de devoção do que a gestos de ofensas vulgares, mas muitos destes últimos remontam a períodos ainda mais distantes na história. Em sua peça *As nuvens*, Aristófanes dá instruções de palco para que Estrepsíades mostre "o dedo" para Sócrates, quando este último lhe fizer uma pergunta sobre como marcar um ritmo. "Pois bem, está na hora de marcar o ritmo com *este* dedo", responde Estrepsíades. "É claro que, quando eu era jovem", acrescenta ele, erguendo o pênis, "costumava marcar o ritmo com este aqui". A conotação fálica do dedo é inequívoca, e não seria surpresa descobrir que ela remonta a tempos ainda anteriores à Grécia Antiga. Outros gestos escaparam em grande parte de suas óbvias conotações vulgares. Tanto o polegar levantado como o gesto de "Ok" com o indicador e o polegar formando um círculo são sinais positivos para a maioria de nós, embora na Grécia e no Brasil, respectivamente, eles continuem a ser indescritivelmente ofensivos.

As origens do equivalente britânico ao gesto do "dedo", o sinal em V, são mais misteriosas. Uma história diz que arqueiros ingleses, capturados durante a Guerra dos Cem Anos, com a França, tinham o dedo indicador e o médio — os que guiavam a trajetória da flecha — decepados, para que não pudessem ser utilizados quando eles voltassem para o campo de batalha. Portanto, arqueiros que nunca tinham sido capturados acenavam para o inimigo com os dedos intactos, como um gesto de desafio. Um sinal em V também aparece no elaborado arsenal de sinais de mão descrito por Rabelais num duelo absurdo em *Pantagruel*. O inglês Taumasto vem a Paris para estudar com o sábio gigante Pantagruel, quando Panurgo, o travesso companheiro de Pantagruel, o ataca de surpresa para um duelo de inteligências, por meio de gestos. Só que é Panurgo, não o inglês, quem faz o gesto do V. São tão criativos e bobos os gestos que Rabelais descreve que se torna impossível saber ao certo se esse sinal em V tem algum significado específico. Como Bulwer, Rabelais está decidido a sugerir o poder comunicativo dos gestos de mão, mas ele termina demonstrando principalmente que os gestos mais grosseiros é que são compreendidos de maneira mais generalizada.

O modo mais importante pelo qual nossas mãos influenciaram nossa inteligência reside no sistema numérico pronto que elas nos proporcionam. Os algarismos romanos I, II, III e IIII podem ser baseados nos dedos erguidos, com o símbolo para cinco, o V, sendo baseado na forma criada pelo polegar e indicador quando a mão inteira é erguida. A chamada contagem 'denária' fundamenta-se nos dez dedos, incluindo os polegares, e a maioria de outras bases numéricas populares, como a binária, e as que têm por base os números 4, 12 e 20 apoiam-se em várias combinações de membros e dígitos. Mesmo um sistema octal, usado por algumas culturas indígenas americanas, começa com as mãos: ela conta não os picos que nossos dedos criam, mas os vales entre eles.

Nenhum animal evoluiu com mais de cinco dígitos desde que os vertebrados terrestres (répteis, aves e mamíferos) seguiram por seu próprio caminho evolutivo no início do período carbonífero há 360 milhões de anos. Mas por que temos cinco? Como vimos antes, a natureza costuma nos fornecer o número certo de partes de que precisamos; e, nos casos em que são duplicadas, como no dos olhos e no das orelhas, é por um bom motivo. Então — seja de forma isolada, seja em conjunto, em várias combinações — o que os cinco dedos fazem que confere a cada um deles um papel?

Quando contamos, cada dedo é exatamente equivalente a qualquer outro. Mas, para a maioria das tarefas, eles são tão variados quanto as ferramentas de um canivete suíço. O indicador é o melhor para apontar, por causa de seu comprimento e do músculo dedicado à função de estendê-lo. Ele é também mais manejável que os outros dedos. O indicador do inspetor Bucket em *Casa soturna*, de Dickens, é tão versátil que é quase um personagem por seus próprios méritos, um confidente quando Bucket o leva aos lábios, à orelha e o esfrega no nariz antes de agitá-lo diante de um culpado. "Os vaticínios do Templo dos Detetives preveem invariavelmente que, quando o sr. Bucket e aquele dedo estão imersos em conferência, em pouco tempo vai-se ouvir falar de uma terrível punição."

O dedo médio, embora um pouco mais comprido que o indicador, não é bom para apontar: experimente e você verá que é difícil estender esse dedo enquanto se tenta impedir que os outros o atrapalhem. Ele tem outros usos, porém. Os romanos chamavam-no de *digitus impudicus* — o dedo da impudência —, talvez por terem herdado dos gregos o costume de insultar as pessoas mostrando-lhes "o dedo". Também é chamado de *digitus medicus* porque os médicos romanos pareciam ter o hábito de usá-lo para misturar remédios. O seguinte é o *digitus annularis*, que ainda chamamos de "anular", sendo *"annulus"* o termo latino para "anelzinho". Ele tem essa função por motivos simbólicos, mais do que por ser em particular adequado para ela. Os antigos acreditavam (de forma equivocada) que esse dedo apresentava uma ligação direta com o coração por meio de uma veia especial. O dedo mínimo chama-se *auricularis*, porque até mesmo ele tem sua utilidade: é do tamanho exato para limpar a orelha.

Por fim, vem o polegar, "o pai da tecnologia", segundo Raymond Tallis. É o fato de termos um polegar oponível — querendo dizer que podemos empregá-lo em oposição aos outros dedos — que aumenta de modo extraordinário a capacidade da mão, tornando-a apta a segurar objetos de diversas maneiras. Montaigne, em sua nota "Sobre os polegares" nos *Ensaios*, oferece uma derivação correta para a palavra "polegar" em francês, *pouce*, do latim *pollere*, com o significado de "sobressair em força". Ele também apresenta um nome alternativo espúrio, mas ainda assim adequado: *anticheir* (derivado do grego, ele significaria "oposto à mão"). Os dois termos são reveladores quanto à importância singular desse dedo.

Entretanto, é o polegar oponível, junto com a operação mutuamente independente dos dedos, que de fato nos confere a destreza. O nome de cada dedo insinua que haveria usos exclusivos para cada um deles, mas há muito mais coisas que eles podem fazer em suas numerosas colaborações, desde o jeito com que o indicador e o polegar se unem com delicadeza para colher uma flor ou retirar uma lente de contato até o uso cuidadosamente equilibrado de todos os cinco para manejar um par de pauzinhos japoneses. Some-se a isso a velocidade estonteante de outras manipulações — das cordas do instrumento por um guitarrista, de cartas de baralho por um ilusionista — que acaba por merecer seu próprio nome especial de prestidigitação.

A palma das mãos é "lida" há milênios, mas apenas recentemente a prática foi submetida à prova da ciência. A tradição talvez tenha se tornado respeitável quando Aristóteles comentou distraidamente em sua *Historia Animalium* que a linha da vida que atravessa a mão parecia ser mais longa em pessoas de muita idade. Por que deveria caber à mão revelar nosso destino? Parece apenas que a palma da mão contém um número adequado de características legíveis, e é fácil oferecê-la para inspeção. Em 1990, cientistas do Bristol Royal Infirmary examinaram o comprimento da linha da vida em cem cadáveres consecutivos. Talvez de modo surpreendente, eles encontraram uma correlação entre o comprimento da linha da vida e a idade do falecido. Mas não foi exatamente a comprovação da veracidade da leitura de mãos que poderia parecer. Como os cientistas salientam, "Quanto mais envelhecemos, todos nós ficamos mais enrugados". Em seu trabalho, eles admitem que uma ideia melhor seria monitorar o comprimento da linha da vida de um determinado número de pessoas ao longo de toda a sua vida, de preferência, acrescentam, simulando seriedade, "com os pesquisadores participando de encontros de 10 em 10 anos, em locais exóticos, para comunicar resultados preliminares". Um estudo desse tipo ainda está por ser realizado.

Outra característica óbvia da mão é o comprimento dos dedos, uns em relação aos outros. No passado acreditava-se que eles indicariam cinco idades do homem (não as sete de Shakespeare), do dedo mínimo da juventude ao anular na ocasião do casamento, até os dedos mais longos da maturidade e, enfim, o declínio do polegar. Em 1875, um anatomista e antropólogo alemão chamado Alexander Ecker observou que os indicadores das mulheres tendem a ser mais longos que seus anulares, enquanto nos homens ocorre o oposto. Foi uma descoberta tão curiosa que outros se apressaram a verificá-la, e a confirmaram; mas, como ninguém conseguiu uma explicação para seu real significado, a informação foi discretamente deixada de lado. Isso perdurou até 1983, quando Glenn Wilson do Instituto de Psiquiatria de Londres se interessou por um convite do jornal *Daily Express* para contribuir para um levantamento sobre "mudanças de atitudes das mulheres na década de 1980". O questionário destinado a leitoras fazia perguntas sobre sua assertividade e seus instintos competitivos, e pedia, *en passant*, que elas medissem o comprimento dos dedos. Os resultados revelaram, entre as mulheres com uma baixa razão entre o indicador e o anular, uma certa tendência a ser mais assertivas. Em outras palavras, as mulheres com os dedos mais parecidos com os dedos masculinos se comportavam mais como homens (aparentemente, partindo-se do pressuposto de que a assertividade seja em essência um atributo masculino). Essa descoberta confirmou a razão entre dedos como um indicador conveniente do nível de testosterona ao qual uma pessoa foi exposta no útero. Houve uma proliferação de pesquisas baseadas em razões entre dedos, que agora foram usadas em estudos sobre seleção sexual, orientação sexual, fertilidade, raciocínio espacial, capacidade esportiva, talento musical, autismo (que ocorre em especial no sexo masculino) e sucesso em negócios financeiros. Em 2010, pesquisadores da Universidade de Warwick obtiveram resultados que sugeririam que homens com indicadores longos têm menor probabilidade de apresentar câncer de próstata. Parece que as mãos ainda têm muito a nos dizer.

A conclusão mais abrangente e desagregadora que tiramos de nossas mãos é a de que uma é melhor do que a outra. A preferência pela mão direita desenvolve-se muito cedo na vida. Há provas de que, com 15 semanas de gestação, a maioria de nós demonstra uma preferência por chupar o polegar direito. Fazendo o acompanhamento de uma quantidade de indivíduos antes e depois do nascimento, Peter Hepper, da Universidade de Queen em Belfast, concluiu que todos os destros pré-natais mantinham essa característica na infância. A maioria dos canhotos mantinha sua preferência pela esquerda, mas alguns mudavam para a direita.

Está claro que, em algum nível profundo, nos perturbamos com o fato de possuirmos esses dois conjuntos de membros que parecem ser totalmente simétricos e, no entanto, são de uma assimetria geral em sua utilização. Esse desequilíbrio é um dos motivos mais antigos para a discriminação entre a esquerda e a direita. A Bíblia declara repetidas vezes uma preferência pela mão direita de Deus (e de todo mundo) e uma aversão à esquerda. De modo arbitrário, ao que parece, no evangelho segundo Mateus, Deus exige dos que se encontram à sua esquerda: "Apartai-vos de mim, malditos, para o fogo eterno", enquanto os que estão à sua direita herdarão o reino. Existe um grande vocabulário para rotular ou insultar os canhotos; e em muitas línguas os próprios termos "esquerda" e "direita" são carregados de tendenciosidade. De outras línguas europeias, e às vezes com raízes muito antigas, somente a língua inglesa adquiriu os termos *gauche*, sinistro e *"cack-handed"*, [mão de caca = desajeitado], sendo esta última expressão uma referência ao costume em sociedades predominantemente destras de reservar a mão esquerda para a limpeza das fezes, ou "caca". Eu mesmo tenho um livro sobre simetria que contém no índice remissivo o seguinte registro: "levo-, *ver* dextro-". A esquerda política, por sinal, que pode ou não ter conotação pejorativa, dependendo da opinião política de cada um, originou-se da disposição da assembleia francesa, na qual, depois de 1789, os revolucionários se sentavam na ala esquerda.

Os canhotos formam uma minoria, mas o verdadeiro tamanho dessa minoria é incerto. Em 1942, a psicóloga Charlotte Wolff pôde escrever, sem pensar duas vezes, que "hoje em dia não mais que de 2 a 3% da população consistem em canhotos". Em contraste com essa avaliação, estudos recentes sugerem que até um terço das crianças se desenvolveria como canhotos naturais se não houvesse influências externas. Essa proporção bate com a incidência de canhotos e destros no homem paleolítico, deduzida a partir de como eram feitos seus machados. Existe, porém, em muitos ambientes, uma forte pressão social para ser destro — até mesmo os canhotos devem dar apertos de mão com a mão direita, por exemplo —, de modo que a proporção observada de canhotos costuma ser muito inferior a essa. O exército dos Estados Unidos, por exemplo, declara apenas 8% de recrutas canhotos em suas fileiras.

Contudo, a eliminação sistemática da preferência pelo uso da mão esquerda já não é o que costumava ser. Escutando um dia as curiosidades estatísticas que compõem a rotina daqueles momentos entediantes dos comentários de campeonatos internacionais, fiquei surpreso ao ser informado de que a primeira vez na história do críquete em que os quatro primeiros homens escalados para bater eram canhotos foi em 2000 — e desde aquele ano isso aconteceu 28 vezes. À primeira vista, isso é estranhíssimo, se considerarmos que o registro estatístico remonta a 1877. O fato poderia ser atribuído a uma ocorrência casual de batedores canhotos talentosos, mas é muito mais provável que seja um reflexo de hoje nós sermos muito menos propensos a punir os canhotos em todas as profissões. Em muitos esportes, naturalmente, ser canhoto pode ser uma vantagem, porque todos os jogadores, até mesmo outros canhotos, estão mais acostumados a enfrentar adversários destros.

Por outro lado, permanecem pressões mais insidiosas. Quase todas as atividades que requerem uma única mão, desde fechar o zíper da calça até usar um caixa eletrônico, apresentam uma tendência cultural a favor dos destros. Uma visita à Anything Left-Handed [Qualquer coisa para canhotos], a loja do Left-Handers Club [Clube dos Canhotos] — que no passado ocupava um espaço físico no Soho em Londres, mas agora opera no comércio eletrônico — dá uma pista da extensão da iniquidade. Há tesouras, abridores de latas, canetas-tinteiro e muitos outros objetos na lojinha e em seu catálogo paginado ao contrário. Há também produtos nos quais muita gente jamais suspeitaria de tendenciosidade — réguas e fitas métricas (numeradas da direita para a esquerda), saca-rolhas (que giram em sentido anti-horário para permitir um melhor ponto de apoio), facas de cozinha (serrilhadas do outro lado da lâmina). A loja também possui um estoque de CDs de música tocada por canhotos, embora eu não saiba ao certo como se espera que alguém ouça a diferença. Mas fico decepcionado ao ver que ela não tem o deslumbrante *Concerto de piano para a mão esquerda*, de Ravel. A obra foi composta para Paul Wittgenstein, o irmão do filósofo Ludwig que perdeu o braço direito na Primeira Guerra Mundial. Quando Ravel terminou a peça, Wittgenstein declarou-a difícil demais e exigiu mudanças. "Tenho mão boa para o piano", brincou ele. "E eu tenho mão boa em orquestração", retrucou Ravel. Outros pianistas canhotos clamam por um teclado invertido, com as notas graves à direita, permitindo que a esquerda execute a melodia, para variar. Já que estamos falando de teclado, poderíamos ressaltar que o tamanho das mãos também pode afetar a música que é composta. Rachmaninov tinha mãos que conseguiam cobrir uma oitava e meia, o que deixa algumas de suas composições literalmente fora do alcance de muitos pianistas mais delicados.

A discriminação embutida no projeto de tantos objetos corriqueiros pode ser bem mais do que um inconveniente. Em 1989, o psicólogo Stanley Coren conduziu um levantamento com um grande número de estudantes da Universidade da Colúmbia Britânica e descobriu que um canhoto tinha uma probabilidade quase duas vezes maior de sofrer um acidente de carro que um destro; e uma probabilidade 50% maior de sofrer um acidente ao usar algum tipo de ferramenta. Coren atribuiu a causa não ao fato de os canhotos serem uns desastrados natos; mas sim ao projeto que, de modo consciente ou não, tende a se adequar aos destros. Sua estimativa foi a de que a expectativa de vida dos canhotos era reduzida em oito meses por esse motivo.

As mãos não são as únicas partes do corpo sujeitas à lateralidade. Dentro do tronco humano, a assimetria é a norma. O coração está à esquerda; o fígado, à direita. O estômago fica à esquerda. O pulmão esquerdo tem dois lobos; o direito, três. Há também diferenças externas, pouco percebidas. Nosso cabelo cai para um lado ou para o outro. O seio esquerdo é geralmente um pouco maior que o direito. É comum que o testículo esquerdo fique mais baixo que o direito, apesar de o direito ser em geral mais pesado. Os motivos para que isso ocorra não estão estabelecidos com firmeza, mas o fato é conhecido há muito tempo: em sua maioria, as estátuas clássicas o confirmam.

De certo modo, é a presença de qualquer simetria no corpo que é mais notável do que sua falta. No processo de desenvolvimento embrionário ocorre uma progressiva perda de simetria. O ovo fertilizado é esfericamente simétrico, mas a cada divisão celular ele perde um pouco de simetria. Como organismos que precisam viver sob a influência da gravidade, nós rapidamente perdemos toda a simetria entre a parte superior e a inferior. Com a locomoção vem obrigatoriamente a necessidade de avançar, e com ela uma noção de dianteira e traseira, o que nos faz perder simetria nessa direção. Resta-nos apenas a simetria na terceira dimensão, de lado a lado. Aqui, não há nenhuma influência ambiental deformadora; e assim a simetria vista no embrião pode persistir. Eventualmente, porém, essa bilateralidade bem organizada é desrespeitada, e alguma coisa cresce num lado, mas não no outro. Para ver por que, devemos examinar mais de perto o que acontece no embrião em desenvolvimento.

O processo de perda de simetria ganha velocidade com o surgimento no embrião de um arranjo de células conhecido como a linha primitiva. À medida que o crescimento continua, células começam a se distribuir igualmente de cada lado desse suposto eixo do organismo. Embora o mesmo conjunto de instruções genéticas seja usado para criar as partes correspondentes de cada lado dessa linha, existe uma espécie de mistério quanto a como as células, que de outro modo parecem idênticas, se dirigem para posições espelhadas. Pode ser que as células captem informações posicionais detectando variações em ondas de atividades celulares, de modo bastante semelhante ao de um motorista que usa um sistema de navegação por satélite. Mas ainda resta o problema da assimetria direcionada entre esquerda e direita.

Uma pista em potencial para o fenômeno, que não se poderia ignorar, foi revelada em 1848 quando o jovem Louis Pasteur descobriu que certas moléculas químicas existem em versões quirais. Ele sabia que o ácido tartárico fazia a luz polarizada (luz filtrada de um modo especial) girar para a direita, enquanto o ácido tartárico sintético não produzia o mesmo efeito. Quando cristalizou parte do ácido sintético, descobriu ter obtido uma mistura igual de cristais que eram imagens espelhadas uns dos outros. Metade era da forma "dextrorrotatória", a que ocorre na natureza, e metade era de uma nova forma "levorrotatória". Com o tempo, descobriu-se que muitas moléculas biológicas, de açúcares, aminoácidos e do DNA, possuem essa propriedade. Pode ter enorme importância que forma dessas substâncias está presente em nosso corpo, como o escritor Lewis Carroll parece ter adivinhado. A lactose e o ácido láctico são dois exemplos das chamadas moléculas quirais que ocorrem naturalmente em apenas uma de suas versões. Em *Alice no País do Espelho*, Alice ergue seu gatinho diante do espelho e se pergunta se ele gostaria de lá, mas então pensa bem: "Vai ver que o leite do espelho não serve para beber."

É difícil acreditar que essa lateralidade molecular não esteja de algum modo ligada à lateralidade geral de organismos biológicos. Será que nossas assimetrias entre esquerda e direita são "devidas a alguma assimetria molecular que se traduz numa assimetria global", como sugere o embriologista Lewis Wolpert? Se for assim, como poderia se dar esse aumento de escala? Wolpert especula que moléculas assimétricas produzidas ao longo do eixo do embrião talvez tenham a função química de empurrar determinadas moléculas — e células — preferencialmente para um lado em vez de outro.

Um mecanismo químico semelhante a esse pode explicar as tendências para a mão direita e esquerda que (quase) todos nós compartilhamos, como a de ter o coração no lado esquerdo. Mas o que faz a natureza produzir moléculas quirais em quantidades desiguais? Não se sabe ao certo a resposta para isso. Contudo, as formas espelhadas de aminoácidos de outras substâncias importantes em termos biológicos contêm uma última assimetria: a quantidade de seus elétrons que gira para a esquerda é maior do que a que gira para a direita. Isso explicaria a tendência? Em caso positivo, como essa disparidade surgiu? Talvez tenha havido algum evento cósmico para causá-la, como uma enorme explosão de luz polarizada. Sendo assim, pode haver outra metade do universo em que a tendência oposta se aplique.

Quanto à predominância da mão esquerda ou da direita no comportamento, o psicólogo Chris McManus sugere um mecanismo genético. A lateralidade pode ser controlada por dois genes, não um gene *esquerdo* e um *direito*, como se poderia esperar, mas um que privilegia a mão direita, chamado de *dextral*, e um que não faz discriminação, chamado de *acaso*. Um mecanismo desse tipo explicaria a observada minoria (natural, em vez da reprimida culturalmente) de canhotos na população como um todo. Como é sempre o caso quando a conversa se volta para "um gene para...", surge a perspectiva da terapia genética. Um dia poderíamos "curar" a preferência pelo uso da mão esquerda, eliminando o gene do *acaso*. Mas não seria um sinal de libertação de superstições de longa data se, em vez disso, preferíssemos exterminar o gene *dextral* e deixar tudo nas mãos do acaso?

O SEXO

A melhor piada visual de toda a história da arte deve ser a folha da figueira. Como ela é grande! E como sua forma é sugestiva! Como ela realça o que pretende esconder! Quantas outras folhas de plantas poderiam ter cumprido a tarefa com menos estardalhaço? E entretanto foi a folha da figueira que os artistas escolheram usar quando lhes foi pedido que preservassem a decência pública. A Bíblia fornece-lhes uma justificativa: no Gênesis, quando Adão e Eva se deram conta de sua nudez, "costuraram folhas de figueira e fizeram aventais para si mesmos". Mas aventais são trajes que sem dúvida proporcionam mais cobertura do que a folha única, estrategicamente posicionada, da convenção artística, com seus três lobos principais ao mesmo tempo tampando e delineando o pênis e os testículos, e mais dois lobos vestigiais aparecendo de modo tão apropriado para representar mechas de pelos pubianos.

A artística folha da figueira tornou-se quase mandatória quando, em 1563, o Concílio de Trento dos católicos romanos determinou que "fosse evitada toda a lascívia" em imagens religiosas, "de tal modo que essas figuras não sejam pintadas ou adornadas com uma beleza que desperte desejo". Até aquela data, em estátuas clássicas e na arte renascentista inspirada por elas, a falsa modéstia tinha assumido uma forma diferente. A figura humana costumava ter como modelo o corpo de atletas, que exerciam suas atividades nus. Num monumento a um dignitário, um filósofo ou um general, um corpo em boa forma era o meio ao qual o escultor recorria para sinalizar que o homenageado era um bom cidadão. Era costumeiro que o artista representasse os órgãos genitais em estátuas desse tipo um pouco menores do que o tamanho natural. A menos que o objetivo principal fosse celebrar a fertilidade, como no caso do pênis claramente ereto de Príapo, o deus grego adotado com tanta avidez pelos romanos, um pênis esculpido em tamanho natural, mesmo flácido, era considerado vulgar, algo que distrairia a atenção dos feitos que cabia à estátua comemorar.

A primeira estátua nua a ser exposta ao público em Londres desde os tempos dos romanos foi o monumento erguido em homenagem ao duque de Wellington, não muito depois de sua vitória sobre os exércitos de Napoleão em Waterloo. O escultor Richard Westmacott criou uma dinâmica figura em bronze de Aquiles, tão grande que só depois que derrubaram um muro foi possível levá-la para dentro do Hyde Park, onde deveria ser instalada. O artista tinha tomado a precaução de incluir uma folha de figueira, mas a folha — e, presume-se também os órgãos genitais que ela escondia — era ridiculamente pequena. O caricaturista George Cruikshank não tardou a ver o potencial. Sua charge sobre a inauguração mostra senhoras reunidas em torno da estátua, que foi paga com uma arrecadação feita por mulheres britânicas e "erguida em Hide Park",* como explica a legenda numa saraivada de jogos de palavras. "Puxa vida! Que tamanho!!", grita uma senhora, enquanto outra por fim consegue localizar o detalhe saliente, graças a um telescópio. "Parece que a intenção é representar Sua Excelência depois de um mergulho na Serpentina [o lago artificial do parque]", é a opinião de outra. Está vendo, diz uma senhora ao próprio duque, "o que nós, mulheres, conseguimos erguer quando queremos que um homem se lembre do que já fez e esperamos que volte a fazer quando necessário!". E inevitavelmente uma criancinha aponta para a folha: "O que é aquilo, mamãe?" Imunes a essas zombarias, os vitorianos acrescentaram folhas de figueira a muitas estátuas existentes. Até mesmo a reprodução em gesso do *Davi* de Michelangelo, no Victoria and Albert Museum, apresenta esse acréscimo.

---

*A palavra *Hyde* em "Hyde Park" é homófona de "hide" [esconder; esconderijo]. (N. *da* T.)

O SEXO 259

Na arte do nu, o homem ganha uma virtude simbólica em detrimento da identidade pessoal. Afinal de contas, Westmacott jamais teria representado *Wellington* de fato nu. Nem o público britânico teria esperado ver reproduzidas em bronze as partes íntimas do grande líder, nem mesmo seu corpo. A mulher também perde sua identidade: ela se torna simplesmente "o nu", o aspecto genérico da sexualidade e da vulnerabilidade feminina. O nu masculino pavoneia-se pelas ruas da cidade, mantendo a decência pública com sua folha de figueira. O nu feminino é para consumo particular, preservando o pudor com mais recato e certa afetação, naquela que é conhecida no ramo como a pose pudica — com uma das mãos tentando, de modo mais ou menos vago, encobrir a área genital (ou será que a mão está direcionando o olhar para lá?). A expressão dos especialistas de fato reconhece essa ambiguidade, pois deriva de termos latinos que designam tanto os genitais externos como a sensação de vergonha.

Em ambos os casos, não nos sentimos à vontade com a descrição franca do sexo. Chegamos a transmitir nosso recato exagerado para o espaço sideral. Pode ser que o *Davi* de Michelangelo tenha um pênis pequeno, mas a representação da mulher, folheada a ouro, que despachamos para muito além do sistema solar, a bordo das sondas espaciais *Pioneer 10* e *Pioneer 11* em 1972 e 1973, não tem absolutamente nenhum sinal de vulva. Por que estamos ocultando de outras espécies a história de nossa verdadeira aparência física? Será que elas se perguntarão como nos reproduzimos?

A ideia de que a espaçonave — o primeiro objeto criado pelo homem para deixar o sistema solar — levasse algum tipo de mensagem sobre as criaturas que a enviaram foi recebida com entusiasmo pelo cientista espacial e celebridade televisiva Carl Sagan. De início, seriam incluídos apenas diagramas científicos que indicavam nossa localização no universo e mais uma coisa ou duas que descobrimos sobre ele. Mas a mulher de Sagan, Linda Salzman, uma artista, sugeriu que a ilustração deveria mostrar também um homem e uma mulher. As figuras deveriam supostamente ter características "panraciais", para usar o termo de Sagan, embora Salzman as tenha baseado em ideais gregos e nos desenhos de Leonardo da Vinci. Mas qualquer extraterrestre que se interessasse por moda perceberia de cara que os penteados em si já indicam a segunda metade do século XX e insinuam que a etnia seja caucasiana. Na realidade, o casal tem uma aparência tão restrita, com o homem acenando num cumprimento e a mulher em pé, discreta, ao seu lado, que uma revista satírica de Berkeley publicou a imagem com a legenda: "Olá. Nós somos de Orange County." Como Sagan escreveu: "A mão direita do homem está erguida no que, uma vez, li num livro de antropologia ser o sinal 'universal' de boa vontade — embora naturalmente seja improvável que exista universalidade no sentido literal." [Ver imagem 14 do encarte.]

A placa da *Pioneer* suscitou comentários de praticamente todos os setores. Mulheres queriam saber por que a mulher não estava acenando também. Homossexuais queriam saber por que a relação homossexual não estava representada. O crítico de arte Ernst Gombrich salientou, na revista *Scientific American*, que apenas extraterrestres providos de um sistema visual que operasse na mesma região específica do espectro da nossa conseguiriam ver a imagem.

Contudo, o debate mais acalorado girou em torno da nudez dos humanos e de seus órgãos sexuais visíveis ou invisíveis. As duas figuras estão em pé, ligeiramente afastadas, em vez de estarem de mãos dadas como foi projetado de início, para que não houvesse a possibilidade de serem mal-entendidas como um único organismo hermafrodita. No entanto, à exceção dessa pista sutilíssima, há ali pouca indicação de que sejamos uma espécie que depende da reprodução sexuada, o que parece ser uma omissão significativa, se considerarmos que esse fenômeno continua a ser uma das estranhezas mais profundas acerca da vida na Terra. Reproduzido em jornais, o desenho atraiu acusações previsíveis de pornografia. O *Philadelphia Inquirer* tomou a precaução de apagar os mamilos da mulher e os genitais masculinos. O *Chicago Sun Times* foi progressivamente corrigindo as versões publicadas em edições sucessivas do jornal daquele dia até eliminar os genitais masculinos. Por outro lado, o aspecto incompleto do desenho da mulher também provocou queixas de que teria havido censura. Sagan defendeu a omissão de uma linha representativa da vulva com base na tradição artística, embora pareça que ele e sua mulher tenham tomado essa decisão, pelo menos em parte, para evitar qualquer tipo de dificuldade com os mandachuvas da NASA.

Sagan indicou em particular a estatuaria da Grécia antiga, embora os gregos tivessem criado poucas estátuas de mulheres que não fossem de Afrodite, a deusa da beleza. Em sua maior parte, durante os períodos clássico e neoclássico, artistas preferiram evitar toda essa questão, por meio do uso da pose pudica ou de um tecido estrategicamente drapeado, mas é verdade que nus femininos realizados sem esses recursos, como os desenhos da *Pioneer*, em geral omitem qualquer sinal da vulva. Como o próprio Sagan observou, o real valor do episódio inteiro foi levantar a questão de como nos representamos para nós mesmos, mais do que para qualquer outra espécie.

Roland Barthes, filósofo francês do século XX, fez uma queixa muito semelhante acerca da incompletude ao analisar o striptease parisiense em sua obra *Mitologias*. "A mulher é dessexualizada no exato instante em que se desnuda", descobre ele. (Imaginamos a pobre stripper se esforçando ao máximo, enquanto o ilustre semiólogo fica ali sentado de pulôver e paletó de tweed, fazendo anotações.) "Podemos, portanto, afirmar que estamos lidando, em certo sentido, com um espetáculo baseado no medo, ou melhor, no fingimento do medo, como se o erotismo aqui não fosse além de uma espécie de terror delicioso, cujos sinais rituais precisam apenas ser anunciados para evocar de imediato a ideia do sexo e de seu encantamento." A folha de figueira representa uma barreira vegetal ao sexo animal, carnal. O tapa-sexo com strass que é revelado no (anti)clímax do striptease, resmunga Barthes, representa uma barreira mineral impenetrável. "Esse triângulo definitivo, com sua forma pura e geométrica, com seu material duro e brilhante, bloqueia o acesso às partes íntimas, como uma espada de pureza."

Não podemos parar por aqui. John Donne vai fundo em sua elegia "To His Mistress Going to Bed" [À amada indo para a cama]. Todos os obstáculos desse tipo são removidos um a um no striptease descrito pelo poeta: "Unpin that spangled breast-plate, which you wear,/ That th'eyes of busy fools may be stopp'd there."* E então, "espartilho", vestido e meias se vão até que, por fim...

> O, my America, my new found land,
> My kingdom, safeliest when with one man mann'd,
> My mine of precious stones, my empery;
> How blest am I in this discovering thee!**

Estou empoleirado na beira da cama de April Ashley em seu apartamento na zona oeste de Londres, examinando suas lembranças pessoais guardadas numa caixa de papelão. Há uma grande quantidade de recortes de jornais e revistas — "Minha vida estranha, segundo April Ashley", "O marujo que se tornou uma bela mulher", "Moça da troca de sexo casa-se mais uma vez" — além de fotografias como modelo e de uma placa de automóvel da Califórnia com seu nome, "APRIL". Estou procurando os documentos de identidade que April me afirmou, com um gesto autoritário, que devem estar ali, em algum canto.

April Ashley foi uma das primeiras pessoas na Grã-Bretanha a se submeter a uma operação total de troca de sexo. (Esse procedimento agora costuma ser descrito como "readequação de gênero", expressão que demonstra mais sensibilidade e é mais precisa em termos biológicos, como veremos.) Ela nasceu menino — George Jamieson — em Liverpool e cresceu numa família numerosa, durante a Segunda Guerra Mundial. "Apesar de ter sido criada numa família católica romana praticante, eu soube desde sempre que era menina", escreveu

---

* "Abre esse peitoral cintilante que usas,/ para deter os olhos ávidos dos tolos." (N. da T.)
** "Ah, minha América, minha terra recém-descoberta,/ Meu reino, mais seguro quando dominado por um só homem,/ Minha mina de pedras preciosas, meu império;/ Que felicidade a minha nessa descoberta de ti!" (N. da T.)

ela mais tarde. George entrou para a marinha mercante aos 15 anos de idade, abrindo caminho, através de uma sucessão de empregos, até chegar a Londres e depois a Paris e ao palco da boate Carrousel, famosa por seus travestis, onde adotou o nome artístico de Toni April. Ela começou um tratamento com hormônios femininos para acentuar sua feminilidade, mas acreditava que somente a cirurgia produziria o perfeito alinhamento entre o sexo que sentia ser o seu e o sexo que àquela altura ela aparentava, um alinhamento que lhe permitisse continuar a viver. Em maio de 1960, aos 25 anos, ela viajou para o Marrocos e se submeteu a uma cirurgia para remover os órgãos genitais masculinos que, a seu ver, não lhe pertenciam, bem como para construir uma vagina a fim de substituí-los. Ao voltar à Grã-Bretanha, foi necessário que ela mudasse seu nome por meio de uma certidão declaratória unilateral; e, como April Ashley, começou uma longa batalha por seu reconhecimento oficial como mulher.

Encontro os documentos que procuro — passaportes cancelados, uma certidão de casamento, um cartão de estrangeiro residente nos Estados Unidos e uma certidão de nascimento reemitida em 2006. Há muitas maneiras de contar a história de uma pessoa — ou, para ser mais franco, para transformar uma pessoa numa história. Fotografias e documentos oficiais são apenas o método mais óbvio e convencional — o que é aceito pelas autoridades. Ocorre-me que se poderia contar a história de April muito bem com sapatos — os tamancos de madeira, que foram aumentando em tamanho, que George usava enquanto crescia nos cortiços de Liverpool, os sapatos de sola de borracha de um marinheiro mercante, os saltos altos sensuais em Paris e os sapatos mais práticos da mulher madura. Assim, a história pelo menos teria personalidade. O que costuma acontecer é que os documentos oficiais que marcam o progresso de nossa vida quase sempre parecem deixar de lado o que realmente importa para nós. No caso de April, eles não chegam a estar à altura da missão.

April — George — nasceu menino, como registra a papelada. O fato de não se sentir menino à medida que crescia não se encontra em parte alguma. Como vimos ao analisar o rosto, a sociedade exige de nós que de fato sejamos o que parecemos ser, com pouquíssima consideração por todas as outras coisas que poderíamos considerar que somos. Se seus órgãos genitais são masculinos, marque o quadradinho com M no formulário. Se tiver uma vagina, marque o F. Essas são as únicas opções. No que interessa às "autoridades", sexo e gênero são a mesma coisa. Só depois de ter se submetido à cirurgia foi que April conseguiu mudar seu nome e obter um passaporte com sua identidade feminina.

Ela casou-se duas vezes. O primeiro casamento não foi bem-sucedido, e seu primeiro marido pediu uma anulação com base no fato de April ainda ser do sexo masculino na ocasião do casamento, muito embora ele tivesse ocorrido após a cirurgia, com uso de um novo passaporte como prova de identidade na cerimônia. O caso foi julgado em novembro de 1969. April submeteu-se a exames físicos e psicológicos por equipes médicas tanto da acusação quanto da defesa. Os exames demonstraram que ela possuía cromossomos XY normais masculinos, mas num teste psicológico seus pontos foram mais para o extremo "feminino" do espectro sexual. Numa decisão controversa com implicações de longo alcance, o juiz desconsiderou o perfil psicológico de April e a cirurgia de mudança de sexo, declarando que o "verdadeiro sexo da ré" era o indicado pela análise cromossômica e por sua anatomia original. O caso forneceu um precedente jurídico para que o sexo de uma pessoa, segundo a lei inglesa, fosse estabelecido como sendo aquele que era no momento do nascimento, a despeito de sua história subsequente de gênero. Somente em 2004 a lei foi liberalizada para permitir que transexuais fossem reconhecidos pelo gênero para o qual tivessem feito a transição. A Gender Recognition Act agora prevê a correção de certidões de nascimento para indicar o novo gênero. Isso permite que pessoas que tenham se submetido à readequação de gênero mantenham seu antigo gênero em segredo, podendo ocultá-lo de empregadores e parceiros.

Há muitas formas pelas quais o sexo biológico pode não corresponder ao gênero psicológico, e algumas delas desafiam normas

O SEXO 265

sociais e causam consternação no que tange à lei. No nível fundamental, há variações cromossômicas. Alguns podem se surpreender ao saber que, na concepção, todos nós somos essencialmente femininos. Embora o óvulo contribua com um cromossomo X e o espermatozoide com um cromossomo X ou Y, esses não determinam de imediato o sexo do embrião. Com oito semanas de gestação, o ovo fertilizado já está implantado no útero. Se ele tiver um cromossomo Y, reagirá a um sinal químico que causa o início da formação dos testículos e a atrofia do sistema reprodutivo feminino em potencial. Se não houver o cromossomo Y, tudo continua na "configuração padrão" até que, com 13 semanas de gestação, as gônadas do feto começam a se transformar em ovários.

Num pequeno percentual de pessoas, os cromossomos não se reúnem corretamente. Um cromossomo a mais pode fazer com que nasça um menino XYY, um chamado "supermacho", ou XXY, com baixa testosterona e baixo impulso sexual. Estes últimos em geral têm a aparência masculina e se consideram homens, embora possam ter os órgãos genitais pequenos e mamas incipientes. Barry (mais tarde Carolyn) Cossey nasceu não com XXY, mas com XXXY, com dois cromossomos a mais. Depois de se submeter à cirurgia para readequação de gênero, ela fez uma breve aparição como "Bond girl" no filme *007 — Somente para seus olhos*. Uma menina pode nascer também com XXX. Uma pessoa X0, na qual o segundo cromossomo sexual nunca aparece, pode, por outro lado, ter órgãos genitais aparentemente femininos, mas sem ovários. Além disso, estresses ambientais sobre a mãe, durante as semanas iniciais da gravidez, podem alterar o equilíbrio dos hormônios liberados no útero, causando alterações fisiológicas na criança em gestação. Essas variações podem levar a um largo espectro de anomalias cromossômicas, gonadais, genitais e hormonais. No todo, as chamadas condições intersexuais de um tipo ou de outro podem afetar até 2% da população. Uma consequência da operação de April foi tornar impossível verificar com certeza se ela nasceu com uma condição intersexual.

É extremamente rara a verdadeira intersexualidade, em que uma pessoa tem nítidas características de ambos os sexos, como um ovário de um lado do corpo e um testículo do outro. O termo abrangente para essas condições é o tradicional hermafrodita, do nome dado ao filho dos deuses gregos Hermes e Afrodite. Entretanto, o Hermafrodito original não nasceu intersexuado. Nas *Metamorfoses* de Ovídio, Hermafrodito é um belo rapaz que se banha no lago de Salmácis. Ali, uma ninfa das águas o envolve, e seus corpos se fundem em apenas um, "que não poderia ser corretamente descrito como masculino nem como feminino. Eles parecem ser os dois, e nem um nem outro". A explicação mais simples para a história pode ser o efeito decepcionante da água fria sobre a anatomia do rapaz. Ao sair da água (talvez como Wellington, da Serpentina), ele vê que "o lago onde entrara viril o tinha deixado somente meio homem".

Essa é uma das diversas transformações sexuais nas *Metamorfoses*. Outra história trata de Ífis, uma menina que foi criada como menino, porque seu pai tinha avisado à mãe que ela deveria matar qualquer filha que desse à luz. Chega o dia em que Ífis deve se casar; e, depois de um apelo desesperado aos deuses, ela sai do templo miraculosamente transformada num homem, "com passos maiores do que costumava dar", uma compleição menos alva, feições mais angulosas e até mesmo cabelo cortado curto. Em outra história, à bela Cênis é concedido o desejo de ser transformada em homem por Netuno, em reparação por ele tê-la estuprado. Satisfeito com o resultado, Cênis, agora Ceneu, daquele momento em diante "dedicou a vida a interesses masculinos".

Essas histórias antigas são um lembrete de que nosso sexo e nossa identidade sexual nem sempre foram considerados entidades fixas. Antes que os cromossomos fossem compreendidos, e quando o exame dos órgãos sexuais internos ainda era impossível, a fronteira entre a biologia e a psicologia era menos nítida. É uma ironia que a possibilidade moderna da transformação cirúrgica possa na realidade reforçar uma visão social de que essas coisas deveriam permanecer como foram encontradas no nascimento, ou pelo menos fiéis a qualquer alteração posterior. Enquanto isso, psicólogos costumam falar de um espectro sexual. A visão do espectro é útil porque sugere a possibilidade de posições intermediárias ao longo de uma faixa, bem como concentrações em extremidades opostas de "masculino" e "feminino". Mas essa talvez não seja a analogia adequada, por sugerir que, à medida que você se aproxime de uma extremidade da escala, necessariamente se afastará da outra extremidade.

É que, em termos biológicos, o sexo não é um jogo de soma zero. O hormônio "masculino" testosterona e os "femininos" estrogênio e progesterona estão todos presentes tanto em homens como em mulheres. Eles desempenham uma variedade de funções além de seus conhecidos papéis no desenvolvimento sexual. Níveis desses hormônios tipicamente reforçam o sexo aparente da pessoa, com uma média de cinquenta vezes mais testosterona em homens do que em mulheres, por exemplo. Mas a *amplitude* de concentrações de fato coincide em parte em homens e mulheres; de tal modo que alguns homens têm menos testosterona que algumas mulheres, e algumas mulheres têm menos estrogênio ou progesterona que alguns homens. Mesmo assim, a imagem popular de que existe uma essência química para os homens e outra para as mulheres é difícil de derrubar, e é bem provável que por um bom tempo continuemos a ouvir falar em jogadores de futebol e corretores de bolsa de valores "impulsionados pela testosterona". É curioso que as mulheres nunca sejam descritas como "impulsionadas pelo estrogênio", embora elas de vez em quando se descubram sendo rotuladas de ranzinzas ou enfadonhas.

Experimentos nos quais animais são tratados com esses hormônios revelam agora que, ao contrário do que se acreditava anteriormente, a "masculinidade" e a "feminilidade" são variáveis independentes. Fêmeas de várias espécies animais às quais foi administrada testosterona, por exemplo, começaram a exibir comportamentos típicos masculinos, tentando, inclusive, montar em outras fêmeas, mas sem que isso fosse acompanhado de uma perda do comportamento feminino. O que essas observações parecem indicar é que, em seres humanos, homens gays podem, por exemplo, ser um pouco mais assemelhados às mulheres, mas ao mesmo tempo ser tão "masculinos" quanto homens heterossexuais. Em geral, os homossexuais podem ser mais semelhantes, em termos sexuais, a pessoas do sexo oposto, mas não são menos parecidos com as pessoas do seu próprio sexo do que os heterossexuais. Pessoas com tendências bissexuais podem não ser simplesmente interessadas em sexo tanto com homens quanto com mulheres (ou confusas, como diriam alguns heterossexuais), mas apenas mais interessadas em sexo em si, talvez por terem recebido uma dose maior de hormônios durante a gestação. Neurocientistas, tanto heterossexuais convictos quanto ativistas gays, vêm tentando localizar regiões no cérebro que "expliquem" a homossexualidade. Só que esses comportamentos não requerem explicação excepcional, devendo se encaixar num quadro que abranja a ampla gama de permutações do sexo biológico, da sexualidade psicológica e das preferências sexuais.

A essa variabilidade biológica natural devemos acrescentar fatores culturais. O gênero refere-se a nossa autodefinição social e cultural, que é distinta de nosso sexo biológico. Nossa expectativa do que o gênero é e do que deveria ser é moldada pela cultura, e uma das principais restrições é a existência do gênero na gramática. Por que, em francês, a mesa é feminina e a escrivaninha é masculina? Por sinal, por que a mesa é feminina em francês, mas masculina em alemão? O absurdo de tudo isso fica exposto no fato de que palavras para designar os órgãos sexuais em si têm com frequência o gênero errado. Em francês, por exemplo, "la bite" é o "pau", e "le con" é o termo de gíria correspondente aos genitais femininos (e menos ofensivo que seu equivalente em inglês). Em grego, observa Marina Warner, as palavras para faca, garfo e colher têm três gêneros diferentes. O gênero é um desdobramento supérfluo na gramática, que deveria aos poucos se extinguir, desaparecendo das línguas do mundo, dizem os especialistas,

O SEXO

embora talvez isso não ocorra tão rápido assim. Na língua inglesa, de longa data desprovida da noção de gênero, os navios ainda são designados como femininos (até mesmo o USS *Benjamin Franklin* e o HMS *Nelson*). A palavra "gênero" quer dizer meramente "tipo" e não tem nenhum significado sexual intrínseco. Onde havia dois (ou três) desses tipos, ocorreu simplesmente aos gramáticos escolher chamar esses tipos de masculino e feminino (e neutro). Não faria diferença se os tivessem chamado de esquerdo e direito, superior e inferior, ou branco e preto.

O gênero é um dos modos importantes pelos quais estamos sempre nos reinventando. A vida inteira, reagimos aos que nos cercam, desempenhando o papel condizente com nossa identidade de gênero escolhida, para atender a expectativas sociais — ou eventualmente desafiá-las. O exemplo mais claro disso talvez seja a pressão contemporânea por vestir bebês meninos de azul e meninas de rosa. Trata-se de um consenso cultural sem nenhuma base na biologia. Em total contraste com esse procedimento, nos tempos vitorianos, as crianças costumavam ser vestidas de modo semelhante em camisões até que os garotos eram postos em calças por volta dos seis anos. Passaportes e sanitários públicos obrigam-nos a escolher um de dois gêneros. Até mesmo a língua pode nos forçar a fazer uma declaração desse tipo, já que em alguns idiomas a mesma expressão terá um final diferente se for pronunciada por um homem ou por uma mulher. Em nosso corpo e em nossa mente, porém, nós podemos nos sentir apenas *comparativamente* masculinos ou femininos, em vez de ter um gênero determinado de modo total e sem ambiguidade. Além disso, essa intensidade da noção de gênero pode se alterar durante nossa vida.

Há inúmeros exemplos reais e na ficção tanto de homens como de mulheres que passaram um longo período da vida apresentando-se como se fossem de outro sexo que não o de seu nascimento. Entre eles, a lenda da papisa Joana, que supostamente teria ocupado o posto no século IX, embora seja provável que se trate de uma invenção posterior criada para desacreditar o papado. Seguem-se duas histórias do século XVIII.

O diplomata e espião francês Chevalier d'Éon de Beaumont alegava ter nascido menina em 1728. Ele foi criado como menino, possivelmente para que seus pais pudessem receber uma herança que tinha como condição eles terem um herdeiro do sexo masculino. D'Éon se tornou um espião de Luís XV e lutou na Guerra dos Sete Anos, mas acabou caindo em desgraça e foi dispensado com vencimentos para viver no exílio em Londres. Nessa cidade, sua aparência feminina despertou comentários, e foi criado um bolo de apostas na Bolsa de Valores de Londres, referente a seu verdadeiro sexo. Entretanto, a aposta acabou sendo cancelada. Depois da morte de Luís XV, d'Éon solicitou seu retorno à França, como a mulher que ele agora alegava ser. Seu pedido foi concedido, desde que se vestisse como mulher. Horace Walpole conheceu d'Éon, e comentou mais tarde: "seus braços e mãos parecem não ter participado da mudança de sexo, mas são mais adequados para carregar uma cadeira do que um leque". Uma autópsia concluiu que d'Éon tinha sido homem a vida inteira.

Hannah Snell, nascida em Worcester cinco anos antes de d'Éon, seguiu no sentido oposto. Quando seu casamento terminou depois da morte de seu filho, ela adotou a identidade do cunhado e se alistou nos Fuzileiros Navais, para ir atrás do marido que a abandonara. Quando menina, ela gostava de brincar com soldadinhos. Agora, participava da campanha britânica na Índia. Foi ferida onze vezes, sendo uma delas na virilha. Supõe-se que ela mesma tenha cuidado do ferimento ou tenha contado com a ajuda de alguma enfermeira indiana solidária, para a verdade não ter sido revelada na ocasião. Em 1750, seu navio voltou para a Inglaterra, e ela revelou seu verdadeiro sexo, tirando partido da sensação causada, para vender sua história para a imprensa e fazer apresentações no palco. Em anos posteriores, teve um bar em Wapping, ao qual deu o nome de "A Viúva Disfarçada, ou a Guerreira".

Antes que se tornasse relativamente fácil submeter-se a uma cirurgia de readequação de gênero, e antes que a ciência dispusesse de recursos para pensar em localizar pontos no cérebro que poderiam determinar o que achamos que somos, a experiência de mudar a sexualidade era mais uma parte da vida a ser vivida do que um problema a ser resolvido. É uma ironia que a consequência da possibilidade da readequação de gênero seja que nossas ideias culturais sobre a identidade sexual tenham se tornado mais — em vez de menos — rígidas.

O PÉ

Depois de quinze anos sozinho na ilha, aonde chegou após o naufrágio, Robinson Crusoé um dia avista uma única pegada na areia da praia. Não diz se é grande ou pequena, do pé direito ou do esquerdo. Também não faz de imediato o que seria óbvio: pôr o próprio pé ao lado da pegada para confirmar que de fato não foi ele mesmo que deixou a marca ali.

A pegada aparece exatamente no meio da famosa história de Daniel Defoe. No entanto, desde o momento em que o mar o trouxe à praia até esse ponto, houve dicas repetidas de que Crusoé não está totalmente só. Ele teme canibais, apesar de acreditar que a ilha seja deserta. Tem uma visão de um homem que o exorta a se arrepender de seus pecados. Alguma criatura pisoteia sua comida. Ele até mesmo ouve alguém falar — mas é só seu papagaio, Poll.

A pegada é a primeira prova concreta da presença de outro ser humano. Três dias depois de vê-la pela primeira vez, ocorre por fim a Crusoé a possibilidade de que ela seja de si próprio, possibilidade que ele elimina ao compará-la com seu próprio pé, que se revela "muitíssimo menor".

Crusoé acaba descobrindo que a ilha é às vezes visitada por canibais que levam suas vítimas para lá a fim de trucidá-las. Quando se apresenta uma oportunidade adequada, ele põe em prática um sonho que vem tendo de salvar do caldeirão um desses prisioneiros. O "índio" salvo, a quem ele dá o nome de Sexta-Feira, torna-se seu "criado [...] companheiro [...] auxiliar". Agora, o que dizer da pegada? Está perfeitamente claro ser muito improvável que a pegada pertença a Sexta-Feira, apesar da crença popular de que pertence, sim (crença aparentemente compartilhada por Umberto Eco, que considera a pegada desse modo numa análise de signos e pistas em sua *Teoria da semiótica*). Como foi vista algum tempo antes, é obviamente muito mais provável que ela pertença a um dos canibais ou a um de seus cativos numa visita anterior à ilha, embora nunca nos seja revelado de quem ela é. Ela permanece sendo apenas uma pista, um signo genérico de presença humana.

Isso não quer dizer que a pegada seja desprovida de outros significados. Uma pegada é muita coisa. Ela é, por exemplo, uma reivindicação de posse da terra. Um sinal desses costuma ser logo seguido da ação ainda mais decidida de fincar uma bandeira, como nos lembra a marca da bota de Neil Armstrong no solo da Lua. Na ilha de Crusoé, de modo significativo, foi (presumivelmente) um selvagem autóctone que deixou a pegada, mas é Crusoé que reivindica o "direito incontestável de domínio" sobre "o território inteiro".

Em seu isolamento, porém, essa pegada tem um simbolismo mais intenso. Uma trilha de pegadas sugeriria uma pessoa em especial, um corpo com direção e objetivo, talvez o caminho de um caçador. Mas uma única pegada na areia levanta a questão de como ela chegou ali. Nesse sentido, ela é um símbolo divino, uma indicação de que Crusoé não precisa sentir falta nem de Deus nem de companhia humana. Pois os deuses e homens santos deixam pegadas — é o que Cristo faz no Monte das Oliveiras, e Maomé em Meca; enquanto tanto o Buda como Vixnu medem o tamanho do universo com seus passos. Esse tipo de contato com o chão demonstra claramente interesses terrenos.

Em *Investigação sobre o entendimento humano*, David Hume usa a circunstância hipotética da descoberta de uma pegada solitária, exatamente desse tipo, para refletir sobre a questão da existência ou não de "uma Providência em particular", ou Deus. "A marca de um pé na areia pode apenas provar, quando encarada isoladamente, que houve uma figura ajustada a ela, figura pela qual ela foi produzida: mas a marca de um pé humano prova também, por nossas outras experiências, que é provável que havia outro pé, que também deixou sua marca, embora ela tenha sido apagada pelo tempo ou outros acidentes", escreve ele. Por outro lado, argumenta Hume, "A Divindade nos é conhecida apenas pelo que produz". Contudo, desses produtos, as maravilhas da Natureza, não podemos deduzir nada de direto a respeito d'Ele, porque, diferentemente do caso da pegada, não temos nenhum outro conhecimento a apresentar. Somos seres humanos e conhecemos a forma do pé e a marca que ele deixa, mas aos produtos de Deus — se for isso o que são — falta esse tipo de referência. Logo, as obras da Natureza não podem ser consideradas provas de Sua existência. E mais que isso: "Toda a filosofia deste mundo, portanto, e toda a religião, que não passa de uma espécie de filosofia, jamais conseguirão nos levar além do curso normal da experiência, ou nos dar medidas de conduta e comportamento diferentes das que são fornecidas por reflexões sobre a vida corriqueira."

O escritor tcheco Karel Čapek — cuja peça *R. U. R.* [Os robôs universais de Rossum] nos legou a palavra "robô", e sobre quem voltaremos a falar — faz dessa lógica seu ponto de partida num conto humorístico intitulado "Pegadas". O sr. Rybka está indo a pé para casa, pisando na neve recém-caída, imerso em especulações aleatórias sobre os donos das várias pegadas que vê. Ele então percebe pegadas que seguem na direção de sua própria casa. "Eram cinco e, bem no meio da rua, elas terminaram, com uma forte marca de um pé esquerdo." Perturbado agora, Rybka abre a porta de casa e liga para a polícia. O sargento vem, faz diversas deduções a partir das pegadas — sapatos feitos à mão, passadas largas — e assegura a Rybka que, como não ficou nenhuma impressão mais funda do dedão da última pegada, a pessoa que as deixou não pode simplesmente ter saltado dali para algum lugar. Então aonde ele foi? Por que as pegadas simplesmente cessaram? O sargento não pode fazer mais nada — não foi cometido nenhum crime. Mas um homem desapareceu, insiste Rybka, indignado. Por fim o sargento o repreende: a polícia está interessada em delitos, não em mistérios.

Que se pode dizer a partir de uma pegada humana? Não se ela pertence a um selvagem ou a um civilizado, é claro. A moral em *Robinson Crusoé* gira em torno da questão de quem é mais civilizado, Crusoé ou o ilhéu, com o inglês sendo forçado a levar em consideração que o certo não está totalmente do seu lado. Podemos, porém, deduzir a natureza do relacionamento de senhor e criado que Crusoé impõe. Os pés de Sexta-feira são maiores que os de Crusoé, mas, numa cena bizarra, Sexta-feira ajoelha-se diante de Crusoé, põe a própria cabeça no chão e então coloca o pé de Crusoé em cima dela, gesto que Crusoé interpreta como "símbolo do juramento de ser meu escravo para sempre". Algumas páginas depois, a interpretação de Crusoé do simbolismo do gesto é explicitada quando ele ensina a Sexta-feira que "Deus está acima do Demônio; e por isso nós oramos, pedindo a Deus para pisoteá-lo sob nosso pé".

Pegadas fósseis permitem que cientistas colham bastante informação sobre as pessoas que as deixaram milhares ou mesmo milhões de anos atrás. A forma de um pé revela qual de várias espécies de hominídeos pode ter passado por ali. A altura pode ser estimada pelo tamanho das pegadas, com uso de um fator de conversão baseado em dados antropométricos. A velocidade da caminhada ou da corrida pode então ser deduzida da extensão do passo. A profundidade da marca de um pé mostra onde a pressão maior foi aplicada, e essa informação pode ser usada para tirar conclusões sobre o jeito de andar. Tratava-se de alguém chegando sorrateiro para atacar uma presa? Seria uma mulher carregando uma criança escanchada no quadril? Ou um homem carregando nos ombros um animal morto? As pegadas podem até mesmo ser datadas, com alguma certeza, por meio da análise da forma pela qual diferentes ingredientes no solo foram esmagados quando a marca foi feita.

O PÉ

Em 2005, antropólogos australianos relataram a descoberta de pegadas fósseis do Plistoceno, cerca de 20 mil anos atrás, na região dos lagos de Willandra em Nova Gales do Sul. Foram preservadas as pegadas de uma quantidade de adultos e crianças. O rastro de um homem, denominado T8, mostrou que ele vinha correndo na fina camada de lama que margeava o lago. Pela localização e profundidade das marcas e pela distância entre elas, os cientistas estimaram a velocidade do homem a respeitáveis 20 quilômetros por hora. Um ano mais tarde, porém, Steve Webb, o principal cientista a reportar esses achados, reexaminou o sítio depois que novas trilhas foram descobertas, entre elas quatro novas pegadas de T8 (fazendo com que o total de pegadas dele chegasse a onze entre centenas de marcas individuais). Dessa vez, Webb apresentou uma estimativa muito diferente da velocidade de T8: 37 quilômetros por hora — mais veloz do que a velocidade que Usain Bolt, o atual detentor do recorde mundial de corridas de velocidade, conseguiria alcançar no mesmo tipo de superfície. A descoberta causou sensação e proporcionou munição útil para Peter McAllister em seu livro *Manthropology*, que apresenta uma relação das supostas insuficiências físicas do homem moderno. Além disso, declarou Webb, por incrível que pareça, T4 era o rastro de um homem de uma perna só, movimentando-se com rapidez a uma velocidade de 21,7 quilômetros por hora, deixando as marcas de um pé e as marcas posteriores de sua muleta. Essa revelação improvável foi sugerida por consultas quanto à interpretação dos rastros com o povo Pintubi da Austrália central, que ainda caça cobrindo longos percursos a pé. Suas reminiscências de alguém de sua tribo que, mesmo tendo perdido uma perna, manteve uma alta agilidade no campo estimulou Webb a tirar essa conclusão ousada.

Outra trilha instigante foi localizada mais ou menos ao mesmo tempo, quando outro grupo de pegadas foi encontrado em cinzas vulcânicas no fundo seco de um lago no centro do México. As marcas eram de aves, gado e animais domésticos, assim como de adultos e crianças, possivelmente todos fugindo juntos de uma erupção vulcânica. De início, as depressões na cinza comprimida foram datadas como sendo de até 38 mil anos atrás. Como se acredita que os seres humanos chegaram às Américas pela primeira vez menos de 15 mil anos atrás, a descoberta estava destinada a revolucionar a arqueologia humana. Ou o continente norte-americano teve uma população humana muito antes do que se pensava até então, ou havia um erro grosseiro na datação das pegadas. Uma segunda equipe de cientistas então datou as cinzas em si como sendo de 1,3 milhão de anos atrás, muito anterior ao aparecimento de humanos em qualquer parte do planeta, forçando a primeira equipe a voltar a analisar seus dados e a admitir seu erro. As marcas estão danificadas nos pontos em que água as atravessou, de tal modo que é difícil discernir nelas até mesmo um padrão nítido de esquerda/direita. Será que elas poderiam ser pegadas de algum hominídeo muito anterior? Ou será que são uma mistura complicada de pegadas modernas e outros rastros feitos pelo homem nas cinzas antigas — exatamente como acontece com aquela última pegada na neve no conto de Čapek, quando, na última página, o colega do sargento da polícia chega e sem querer pisa nela com as botas? Parece que, como conclui o sr. Rybka, ler pegadas de qualquer idade é uma arte nada confiável.

Portanto, uma pegada não é apenas a marca de uma pessoa que passou por ali, mas também um resquício de ação dinâmica de um ser humano. Muito tempo atrás, essa pessoa caminhou, correu, andou sorrateira para surpreender uma presa ou fugiu do perigo. O pé é um ponto de poder extraordinário, não apenas a plataforma de lançamento da ação física, mas uma parte do corpo identificada em crenças antigas com o potencial generativo. Há 3 mil anos, acreditava-se que o primeiro imperador chinês da dinastia Chou nascera simplesmente em consequência de sua mãe ter pisado na pegada da divindade. Já bem dentro do período moderno na China, mandava a tradição que marido e mulher não vissem os pés um do outro, por causa de sua importância para a procriação. Era tão forte esse tabu que os pés das mulheres eram escondidos da visão e amarrados com tanta força que, com frequência, sofriam deformação permanente. Esse recato tem seu eco no Ocidente, ocasionando o famoso mito de que os vitorianos chegavam a envolver os pés de seus pianos, embora pareça que esse seja realmente um mito: por um lado, os catálogos vitorianos anunciavam abertamente pianos com pernas nuas, e por outro lado "até mesmo nos tempos vitorianos ficou claro que se tratava de uma piada satírica", segundo *Nudity* [Nudez], o estudo de Ruth Barcan.

O corpo humano que mais conhecemos não é o cadáver do anatomista nem o ideal pétreo do escultor, mas o nosso próprio, em constante vida e movimento. Seus atos de maior animação envolvem grande variedade de movimentação bípede. Hoje, o esporte fornece um vestígio ritualizado dessas ações necessárias para lutar, fugir e sobreviver. O pentatlo dos antigos Jogos Olímpicos era composto de cinco dessas demonstrações de agilidade, que ainda figuram em eventos esportivos dos nossos dias: a corrida, o salto em distância, lançamentos de dardo e de disco e luta. O acréscimo de artefatos culturais, tais como bolas, campos medidos para disputas e regras formais, foi aos poucos nos distanciando dessas atividades primitivas e deu aos pés tarefas atléticas mais exigentes a desempenhar, como chutar para marcar um gol.

Uma forma de movimento que me interessa muito mais, porém, é a dança. Nela, o extremo esforço físico deve ser associado a um controle extremo para produzir a expressão artística. Ela é ao mesmo tempo uma atividade altamente sofisticada e, no entanto, estranhamente primal. Se o esporte é nossa herança cultural das ações necessárias para a sobrevivência individual, a dança, ao que me parece, é o que nos resta de nossas primeiras tentativas de estabelecer contato. Ela contém o erótico, o religioso e, na sincronia de uma dança de guerra ou de um corpo de baile, o impulso de participar do grupo. A dança é a expressão corporal da civilização.

Fui aprender mais sobre a dança com Deborah Bull, ex-primeira bailarina do Royal Ballet, em Covent Garden, em Londres. Em seu apogeu, eu a vi desempenhar vários papéis. A apresentação de que me lembro melhor foi numa coreografia criativa que descrevia a situação difícil das espécies em perigo de extinção, ao som da música de um conjunto denominado Penguin Café Orchestra. Deborah era um carneiro de chifres compridos de Utah, papel que exigiu uma movimentação abrupta e lastimosa pelo palco, com um ornamento de cabeça pesado e desajeitado, e uma total abdicação à elegância feminina em geral associada ao balé. Hoje, ela está sentada, elegante num traje creme e preto, num escritório sem janelas na Royal Opera House, onde é diretora criativa. Na parede, um pôster dos Jogos Olímpicos de Londres de 1948. Distraída, ela balança uma sandália no pé nu, como que para me lembrar do meu objetivo.

As regras do balé, diz-me Deborah, foram desenvolvidas na corte de Luís XIV. Essas regras agora podem parecer arbitrárias, até mesmo extravagantes, mas surgiram a partir da moda e dos costumes da época. Elas estipulavam que ações físicas específicas deviam ter uma aparência específica. "No esporte, a aparência não faz diferença. Um jogador de futebol pode fazer um gol de qualquer maneira. Mas um bailarino deve movimentar a perna *da forma correta*." Por exemplo, a posição conhecida no balé como *en dehors* — em pé, com os calcanhares juntos e os pés apontando para fora numa linha reta — pode ter sido desenvolvida porque o rei, ele mesmo um bailarino, costumava virar os pés para fora, de modo que as pessoas admirassem seus sapatos de seda. A ação parece demasiado estilizada aos nossos olhos, hoje. Na realidade, ela parece impossível. Mas, como descubro, para minha surpresa, até mesmo eu consigo ficar em pé nessa posição, sem grande dificuldade. A posição faz com que eu ganhe nova consciência do funcionamento dos principais músculos e articulações em minhas pernas. Percebo um esforço inusitado nos ligamentos de meus quadris, por exemplo, que um bailarino formado, com ligamentos mais elásticos que os meus, não sentiria. E o que é mais importante, dou-me conta de que minha propriocepção — minha noção da posição de meu próprio corpo em relação a si mesmo e ao entorno — está sendo despertada.

Ficar em pé *en pointe* — com todo o peso do corpo apoiado na ponta dos dedos dos pés — é algo que não tento fazer. A posição desenvolveu-se para que os bailarinos parecessem elegantemente mais leves que o ar, como se estivessem pairando alguns centímetros acima do chão, e dá a impressão de ser ainda mais antinatural. Digo isso e descubro que Deborah tem um probleminha com as supostas exigências torturantes do balé. "O balé desenvolve os músculos para segurar o esqueleto numa forma específica", ensina ela, com um pouco de severidade. "E desenvolver um músculo não é uma coisa prejudicial." Na posição *en pointe*, o pé constitui o ponto final de uma linha reta até o chão, que é firmada em toda a trajetória corpo acima pelos músculos da panturrilha, da coxa, do abdome e das costas, em sequência. Faz com que eu me lembre da visão de um engenheiro sobre as estruturas do corpo, como um sistema de colunas, vigas e alavancas. Vejo que, mantida essa posição, o peso total do corpo é constantemente trazido de volta na direção de seu eixo, de tal modo que passa pela perna abaixo e através da ponta do pé. É como a coluna de aço de um prédio moderno, que se afila quase até uma ponta no local onde toca no chão, apesar do peso enorme que sustenta. "Esses movimentos estão totalmente ao alcance da capacidade do corpo humano", diz Deborah. "Nós não conhecemos seus limites."

O conceito de quebrar recordes, de importância tão crucial para os esportes, inexiste na dança, mas há, sim, um impulso em busca do aprimoramento físico constante. Assim, por exemplo, no *arabesque*, movimento no qual a bailarina está apoiada num pé e estende o outro para trás, a altura à qual ela ergue a perna vem aumentando com o passar das décadas. Existem, porém, alguns limites fundamentais: a altura à qual um bailarino pode saltar permanece constante porque está sujeita a leis imutáveis da física. (Na realidade, numa aproximação razoável, ocorre que não apenas todos os seres humanos relativamente aptos, mas também todas as espécies capazes de saltar, desde a pulga até o elefante, conseguem pular mais ou menos à mesma altura absoluta de cerca de um metro. Isso se dá porque tanto a energia necessária para produzir o salto, gerada pelos músculos, quanto a energia potencial adquirida na parte mais alta do salto são diretamente proporcionais à massa do animal, resultando em que essa massa, ou tamanho, se torne uma consideração insignificante.)

Acima de tudo, a atividade física da dança distingue-se dos esportes pela exigência de que se disfarce o esforço envolvido. Quando observamos alguém se exercitando, ouvimos o grunhido do lutador, vemos o suor do corredor na esteira e percebemos o tremor quando a perna de um levantador de peso ameaça ceder. Alguns desses sinais de esforço podem ser exclusivamente culturais, ou seja, fisicamente evitáveis, e só são usados pelo esportista como uma forma de mostrar como ele está dando tudo de si. É difícil acreditar que os gritos extravagantes com que alguns tenistas adornam suas jogadas sejam mais do que parte do teatro, por exemplo.

Entretanto, é claro que grunhir é proibido no balé. Da mesma forma que a transpiração visível e membros trêmulos. Todas essas manifestações destroçariam o verniz de "falta de esforço" que o bailarino deve projetar para produzir arte. No Laban Dance Centre, em sua colorida sede moderna às margens de Deptford Creek na zona sudeste de Londres, sou informado sobre um projeto científico destinado a investigar os limites físicos do corpo da bailarina onde essa ilusão se dissolverá. *In Preparation* [Em preparação] é uma peça de balé de vinte minutos que, segundo seus criadores, tem o objetivo de expor "o esforço por trás da 'falta de esforço'". A bailarina e cobaia do experimento será Emma Redding, uma cientista da dança que trabalha no centro. A coreografia exigirá que ela execute repetidamente movimentos árduos, até ser dominada pela exaustão e fadiga muscular. A "performance" será baseada não no que ela acredita que seja seu limite, porque nós naturalmente tendemos a parar antes de o atingirmos, mas no limite mais avançado ao qual ela é forçada por um treinador. "Perto do colapso", conta-me Emma, "a pessoa estaria sentindo náuseas, um pouco de tontura e estaria tremendo. Quais são nossos hábitos antropológicos e do que precisamos em termos biológicos?" Às pernas de Emma estarão presos dispositivos para monitorar o acúmulo de lactato em seus músculos, bem como outros sinais vitais. Os dados científicos serão interpretados junto com um *feedback* mais subjetivo, como o comentário permanente de Emma sobre o que está sentindo e os comentários críticos de observadores.

Estes últimos são valiosos porque as impressões de espectadores familiarizados com a atividade física são especialmente bem informadas. Sabe-se que elas se baseiam na atuação de chamados neurônios-espelho. Descobertos em 1992, durante estudos sobre geração de imagens por ressonância magnética, os neurônios-espelho são células cerebrais que são acionadas não apenas quando você executa alguma ação específica para a qual foi treinado, mas também quando você vê essa ação ser executada. O fenômeno ajuda a explicar por que os melhores comentaristas de esportes costumam ser pessoas que já estiveram entre os melhores praticantes daquele esporte. Quando o comentarista de futebol vê o pé do jogador tocar na bola de uma certa maneira, ele consegue prever a trajetória da bola com mais precisão do que um espectador leigo. Isso também explica por que os críticos de balé são com maior frequência ex-bailarinos, na comparação com críticos de música ou de teatro que são ex-músicos e ex-atores. É que, de modo totalmente literal, eles têm uma noção intuitiva daquilo que estão vendo e usam essa dimensão extrassensorial para formular sua opinião. Em termos mais amplos, parece que os neurônios-espelho podem desempenhar um papel essencial em nos ajudar a aprender através da observação e podem estar também envolvidos em nossa capacidade para a empatia.

É espantoso como Emma parece estar animada com a perspectiva do que, em outras circunstâncias, poderia, sem exagero, ser descrito como tortura. Como eu mesmo não sou bailarino, não consigo acionar meus neurônios-espelho corretamente para me solidarizar com ela. Só o que posso fazer, ao sair, é desejar que tudo corra bem com o experimento.

Talvez por, em geral, estarem em movimento de um tipo ou de outro, os pés, quando imobilizados em pedra, parecem exercer estranhos poderes. No Livro de Daniel, o rei da Babilônia, Nabucodonosor, tem um sonho apavorante em que diante dele aparece um ídolo com a cabeça de ouro, braços de prata, tronco de bronze e "pernas de ferro, com os pés em parte de ferro, em parte de barro". Parece que quanto mais as partes da figura estão distantes do chão, mais preciosas e artificiais elas se tornam. Os pés de barro — uma metáfora para a frágil unidade de seu reino, que é usada ainda hoje para indicar uma pessoa com algum defeito no caráter — estão irremediavelmente enraizados na terra. Talvez seja uma advertência para o rei não negligenciar o território que governa.

Outro "rei dos reis" é o tema do conhecido poema "Ozymandias", de Percy Shelley, inspirado pelas ruínas da enorme tumba de Ramsés II, governante do Egito no século XIII a.C. que reinou cerca de setecentos anos antes de Nabucodonosor. O poema é mais uma visão onírica, e de fato Shelley trabalhou a partir de um relato feito por um antigo historiador grego sobre o monumento, que já era uma ruína no século I a.C. e havia desaparecido totalmente na época em que o poeta compôs seus famosos versos, em 1817. O narrador anônimo transmite a descrição, ouvida de um "viajante de uma terra antiga", da estátua destruída em Tebas, da qual somente restavam "duas imensas pernas de pedra, sem tronco". O poema foi escrito num desafio com seu amigo Horace Smith, cujo próprio texto reduz a ruína a um único membro:

> In Egypt's sandy silence, all alone,
> Stands a gigantic Leg, which far off throws
> The only shadow that the Desart knows: —
> "I am great OZYMANDIAS", saith the stone,

"The king of Kings; this mighty City shows
The wonders of my hand." — The City's gone, —
Nought but the Leg remaining to disclose
The site of this forgotten Babylon.*

Para obter uma impressão do poder residual até mesmo de apenas um pé, recomendo uma visita ao Museu Capitolino, em Roma. Ali estão os monumentais fragmentos remanescentes do memorial a outro grande governante, o imperador romano Constantino. O chamado *Colosso de Constantino* no passado atingia doze metros de altura numa basílica no Fórum. Hoje, porém, tudo o que resta são a cabeça, o braço direito, duas mãos direitas (já foi sugerido que a estátua teria sido remodelada a certa altura, para que o imperador fosse visto segurando um símbolo cristão), as duas rótulas, alguns fragmentos da canela e os pés, que são tão grandes que é preciso usar os dois braços para abraçar um dedão. O motivo pelo qual foram somente as extremidades que se mantiveram inteiras está no fato de terem sido esculpidas em mármore, em vez de armadas com argila macia como a maior parte da estátua. Quando os fragmentos foram descobertos em 1487, a história nos relembrou quais são as partes que mais fazem de nós seres humanos.

---

*"Nas areias silenciosas do Egito, totalmente só,/ Ergue-se gigantesca Perna, que muito longe lança/ A única sombra que o deserto conhece: —/ 'Sou o grande OZYMANDIAS', diz a pedra,/ 'O rei dos Reis; esta poderosa cidade mostra/ As maravilhas de minha lavra.' — A cidade sumiu, —/ Nada resta, a não ser a Perna, para revelar/ O local desta Babilônia esquecida." (*N. da T.*)

A PELE

Talvez já no século XV uma variedade de roseira tenha chegado à França, proveniente de sua terra natal, a Crimeia, para ser chamada de Cuisse de Nymphe, que significa "coxa de ninfa". A flor era de um cor-de-rosa extremamente claro, com um leve toque de lilás. Em 1835, o vinicultor Laurent-Perrier deu o mesmo nome a um novo champanhe rosé. Na Grã-Bretanha, o exagerado pudor vitoriano certificou-se de que a variedade da rosa fosse renomeada de modo mais recatado como Great Maiden's Blush [Grande Rubor da Donzela]. (A planta produz flores grandes e cheias; o nome em inglês não se refere ao tamanho da donzela.) Nenhum tipo de restrição semelhante era vigente na França, de modo que, quando um novo cultivar da rosa foi desenvolvido com uma flor de um rosa mais forte, ela foi denominada Cuisse de Nymphe Émue — coxa de ninfa *emocionada*. Esse tom de rosa era um dos favoritos da escritora Colette, e faz uma breve aparição em seu romance semiautobiográfico *Sido*. A cor foi traduzida para o inglês, de modo lamentável, como "rosa quente". Esse matiz também logo se espalhou para outras coisas. Entre a quantidade de cores sintéticas que se tornaram disponíveis em tintas para pintores em meados do século XIX, muitas vezes recebendo o nome de recentes batalhas europeias, tais como magenta e solferino, também havia uma Cuisse de Nymphe Émue, embora seu tom preciso parecesse ser bastante variável, "qualquer coisa desde o rosa e o lilás até o amarelo".

Pintar a cor da pele sempre foi um dos maiores desafios da arte. Não se trata de uma cor que saia pronta de qualquer tubo, sendo uma das razões principais o fato de que os tons da pele das pessoas apresentam uma enorme variedade. Em vez disso, ela surge da hábil mistura das quatro cores básicas da antiga paleta, preferida por artistas, como o grego Apeles: vermelho, amarelo, preto e branco. Essas cores eram associadas aos quatro elementos e, por extensão, aos quatro humores. Misturadas em proporções diferentes, podiam representar qualquer tom de pele, desde a do bebê mais pálido até a do marinheiro bronzeado; do farrista corado de uma bacanal até o cadáver mais exangue.

Um tom realista da pele — ou melhor, a variabilidade realista dos tons de um lado a outro da pele de uma pessoa — é algo escrupulosamente evitado na maioria das representações tridimensionais do corpo humano. A pele da Barbie não exibe a menor imperfeição (a menos que você consiga encontrar o vestígio do ponto em que foi feita a injeção do plástico), mas também não tem nenhuma variação de cor decorrente de veias e vasos sanguíneos. Ela não apresenta trechos com calombos, não tem pelos no corpo, nem mesmo marcas deixadas pelo bronzeamento. É absolutamente lisa. Manequins de vitrine, do mesmo modo, podem ter mamilos extraordinariamente espevitados, mas parece que eles nunca possuem aréolas mais escuras que o resto da pele de plástico, como nós temos.

Quando a natural variação e textura da pele é reproduzida com exatidão, como nas esculturas de Ron Mueck, o efeito pode ser perturbador. Filho de fabricantes de brinquedos, Mueck começou sua carreira fazendo modelos de animação para a televisão australiana e para publicidade, tornando-se artista só recentemente. Uma obra de 1997 intitulada *Dead Dad* [Pai morto] dá uma boa ideia de sua técnica. Trata-se de uma representação na horizontal do pai falecido do artista, com pouco mais de um metro de comprimento; portanto, mais ou menos com a metade do tamanho natural. Ela reproduz a pele, que é pálida com um leve brilho, beirando um tom rosado nas orelhas e pálpebras. Ali está cada ruga nas articulações dos dedos, bem como cada pelo da barba que começa a crescer no queixo.

A obra é perturbadora não apenas por causa de sua natureza altamente pessoal, mas porque tem a característica combinação de Mueck de um extremo realismo no nível do detalhe e uma óbvia imprecisão no que diz respeito à escala. Ela provoca um conflito direto entre nossa percepção e nossa experiência, convidando-nos, com vigor, a acreditar que a figura é real, ao mesmo tempo que nos diz, com igual vigor, que não é.

O que falta a todos esses corpos, é claro, além de uma terceira dimensão ou da ampliação correta, é vida. A pele perfeita da Barbie é repulsiva ao toque por ser dura, fria e meio grudenta, meio escorregadia, enquanto sabemos que nossa pele de verdade tem calor, é macia ou firme, e que é um prazer acariciá-la. O calor vem da circulação do sangue, que também proporciona a cor superficial que distingue o corpo vivo do cadáver. Um ser humano irradia energia a uma taxa de 100 watts quando em descanso, podendo subir para 300 watts quando em exercício, o que é uma conversão de energia por área aproximadamente igual à de um painel solar fotovoltaico em cima de um telhado, e suficiente para arquitetos precisarem levá-la em consideração ao projetar espaços que estarão lotados de gente. Esse calor é em geral um agradável sinal de vida. Preferimos um aperto de mãos caloroso a um que é frio como um peixe. Contudo, às vezes, o calor é um lembrete de uma presença humana que preferíamos não receber. Marcel Grossmann, um matemático suíço que foi estudante contemporâneo de Einstein, uma vez confidenciou ao físico que não conseguia se sentir bem ao se sentar num assento de sanitário ainda quente. A isso Einstein respondeu salientando em tom neutro que o calor é "totalmente impessoal, de tal modo que recebê-lo dessa maneira não significava estar exposto a uma intimidade indesejada".

Não sei se Charles Darwin cultivou rosas da variedade Cuisse de Nymphe (*émue* ou não) no jardim onde fazia suas caminhadas circulares diárias, mas ele se interessou, sim, pelo rubor das donzelas.

Na realidade, isso foi algo que o incomodou durante a maior parte de sua vida ativa. Ele fez as primeiras anotações sobre o tópico em 1838, com a especulação de que as pessoas de cor escura sem dúvida enrubescem tanto quanto os europeus, enquanto os animais não enrubescem. Darwin tinha quase certeza de ter visto uma mulher da Terra do Fogo enrubescer quando visitou aquela região durante a viagem do *Beagle*. Ele dedicou um capítulo inteiro ao assunto em *A expressão das emoções no homem e nos animais*, publicado em 1872. Enrubescer é uma característica exclusivamente humana. Mas por que um comportamento desses surgiria? Que vantagem evolutiva ele traz? O fato de que o enrubescimento é invisível entre pessoas de pele escura descarta a possibilidade de ser um sinal sexual eficaz. A opinião predominante no tempo de Darwin era a de que o enrubescimento fazia parte do desígnio divino de expor a vergonha humana — uma ideia tola que Darwin refuta com justeza, com a observação de que seria injusto nesse caso infligir essa característica especialmente àquelas pessoas que são apenas tímidas.

Darwin colheu provas entre amigos e correspondentes acerca dessa "mais peculiar e mais humana de todas as expressões". Ele perguntou se crianças enrubescem; e, em caso positivo, mas não desde o nascimento, em que idade isso começaria. Perguntou se cegos enrubescem. Confirmou que o enrubescimento não dependia da cor da pele, ao encontrar pessoas nas quais algum tecido cicatricial ou a ocorrência de albinismo permitiam que a coloração transparecesse. Uma correspondente compenetrada informou-lhe que mulheres com um rubor encantador alcançam maior preço no harém de um sultão. Ele pediu ao escultor Thomas Woolner que lhe relatasse até onde suas modelos ingênuas enrubesciam: "Imagino que você tenha boas relações com pintores e que se encontre com eles com frequência. Poderia convencer alguns homens *confiáveis* a observar garotas que trabalhem como modelo e que, de início, enrubescem muito, para dizer até que ponto do corpo o rubor se estende?" A resposta foi que a *aparência* de um rubor geralmente fica confinada ao rosto e ao pescoço, embora a pessoa que enrubesce tenha a impressão de que seu corpo inteiro está enrubescido. (É assim que a coxa de uma ninfa emocionada bem poderia estar *rosada*, em decorrência de um efeito semelhante ao do aumento do fluxo sanguíneo através dos capilares, mas este tem uma causa fisiológica, não mental. Logo, não se trata de um *enrubescimento*. Darwin ressaltou que também os macacos "ficam vermelhos de paixão".)

No final, Darwin concluiu que o rubor decorre do hábito humano de "pensar no que outros pensam de nós". Não foi um resultado muito de seu agrado, já que enfatizava a singularidade da consciência humana em detrimento de nossa conexão evolutiva com outras espécies. Mas explicava as observações: por que motivo bebês não enrubescem, mas crianças, sim; por que deficientes mentais raramente enrubescem, mas cegos, sim; por que costumamos não enrubescer quando estamos sozinhos; mas podemos, ainda assim, enrubescer com alguma lembrança embaraçosa. O que o estudo de fato não fez foi explicar por que consideramos o rubor tão atraente em outros, o que, para Darwin, com todo o seu interesse pelos mecanismos e efeitos da reprodução, era sem dúvida a questão principal. Hoje, os cientistas conseguem medir o fluxo sanguíneo nos capilares e até mesmo a temperatura de bochechas rosadas, mas ainda não chegaram muito mais perto de uma resposta.

"O homem darwiniano, embora bem-comportado,/ No máximo não passa de um macaco barbeado!" É o que canta uma das catedráticas em *Princesa Ida*, a sátira musical de Gilbert e Sullivan ao feminismo, à evolução e outras novidades engendradas para confundir o *pater familias* vitoriano. Do macaco barbeado de Darwin ao macaco nu de Desmond Morris, somos incessantemente lembrados de nossa pele: sua área enorme, cerca de dois metros quadrados no todo, que faz dela, em resposta à famosa pergunta capciosa, o maior órgão do corpo humano; sua cor em comparação com outras, e, tendo declarado que isso é de enorme importância, nossa estranha propensão a deixar de lado seu tom real e aceitar chamá-la de "preta" ou "branca"; e, acima de tudo, sua nudez total, vulnerável, embaraçosa.

É tamanha nossa noção de exposição que desenvolvemos um vocabulário sofisticado para lidar com ela. O conceito do "nu artístico", como Kenneth Clark salienta em seu exame magistral (e apenas ligeiramente lascivo) do tema, foi criado no século XVIII como um modo que permitisse a artistas trabalhar a partir do corpo nu e falar sobre ele sem vergonha. Entretanto, com o advento do cinema e, logo depois, da pornografia em abundância, passamos a precisar também distinguir entre "nu artístico" e "nudez"; bem como, cansativamente, entre classificações oficiais, tais como nudez parcial, nudez de costas, nudez frontal total, nudez rápida, nudez natural, nudez sexual, nudez explícita e assim por diante. Temos até mesmo o estado paradoxal de "nudez totalmente vestida", vista, por exemplo, num curta-metragem de 1956 sobre Lady Godiva, no qual Maureen O'Hara percorre as ruas de uma Coventry hollywoodiana usando apenas roupa de baixo: uma malha justa de corpo inteiro, da cor da pele. E, só por garantia, cabelos compridos até os joelhos. Diferenças mínimas no uso desses termos na língua inglesa têm implicações semânticas enormes. Estar "in the nude", por exemplo, não é exatamente o mesmo que estar "naked", apesar de também não ser o equivalente a um nu artístico. Estar "in the nude" traz implícita a presença de um espectador cujos motivos não são essencialmente estéticos. A expressão também transmite a expectativa de que o nu de algum modo esteja ali para ser visto. Desse modo, uma atriz fotografada por paparazzi será descrita na imprensa sensacionalista como tendo sido flagrada "in the nude", ao passo que um político fotografado em alguma situação comprometedora será tipicamente descrito como "naked". Há centenas de estudos acadêmicos sobre o nu na arte, mas relativamente poucos sobre o nu em filmes, na publicidade, na praia ou no banho. Às vezes, recorremos a um véu onde não há véu algum a ser usado. Por exemplo, estudiosos dos clássicos costumam traduzir o grego *gymnos* e o latim *nudus* como "parcamente vestido", mas esses termos de fato significavam "nu", não obstante as opiniões de santarrões, como William Gladstone, que não conseguiam acreditar que competições entre atletas nus fossem normais na Grécia dos tempos de Homero.

A diferença essencial tem tudo a ver com contexto e intenção. Uma pessoa sem roupas pode tornar-se um nu se for pintada a óleo, mas talvez não se for fotografada; se for vista num ateliê, mas não numa boate; se se mantiver imóvel, mas não se estiver em movimento (um *streaker* num evento esportivo não é um nu); se adotar uma determinada atitude codificada, a pose pudica, por exemplo, como já vimos, mas não se estiver se pavoneando de sua nudez. O absurdo dessas distinções foi levado a seus limites nas boates de striptease da Grã-Bretanha, em meados do século XX, quando era ilegal que uma stripper aparecesse nua se ela também se mexesse. Foram criados números complicados em que a dançarina tirava a roupa enquanto permanecia estrategicamente escondida por trás de leques manejados por outras dançarinas (vestidas). No final da apresentação, ela permanecia totalmente imóvel por um instante, iluminada pelos holofotes.

É famosa a suposição de que o crítico vitoriano John Ruskin tenha se chocado ao ver sua linda noiva, Effie Gray, nua na noite de núpcias. Ruskin declarou que, "embora seu rosto fosse lindo, ela não tinha formas que despertassem a paixão. Pelo contrário, havia certos detalhes em sua pessoa que a refreavam por completo". Effie disse ao próprio pai que Ruskin "tinha imaginado que as mulheres eram muito diferentes do que ele via que eu era, e que o motivo para ele não fazer de mim sua mulher era a repulsa que sentiu por minha pessoa na primeira noite, 10 de abril". Mas por quê? Alguma deformidade medonha, um sinal de nascença, celulite? Segundo especulações de estudiosos, com eco na repetição popular da história, o grande crítico ficou escandalizado com a visão dos pelos púbicos, tão notoriamente ausentes nas estátuas que eram o alvo habitual de sua admiração. Matthew Sweet esvazia esse mito em seu livro *Inventing the Victorians* [Inventando os vitorianos], citando a familiaridade anterior de Ruskin, nos tempos de estudante, com "prostitutas nuas"; mas, mesmo assim, não explica a dificuldade, preferindo não dar atenção à ingênua descrição de Effie de sua feminilidade normal. Está claro que Ruskin tinha percebido algum aspecto do corpo nu da mulher que não era de seu agrado. Talvez fosse simplesmente a inesperada diferença entre a carne quente, maleável, que respira, de um corpo vivo e o mármore frio que ele estava acostumado a examinar. Parece que a sensação não era de todo incomum. Por exemplo, o *Handbook of Anatomy for Art Students* [Manual de anatomia para estudantes de belas-artes] de Arthur Thomsen, publicado em 1896, dá muita importância à decepção de seu autor com o fato de que as nádegas femininas nem sempre são os globos lisos das estátuas clássicas. Ele escreve que, nesse local, a gordura "tem uma propensão especial a ocorrer em modelos do sexo feminino que já passaram do apogeu; e confere um aspecto grosseiro às formas, que contrastam com a delicadeza e o refinamento exibido mais cedo na vida". Talvez Ruskin tivesse se sentido mais à vontade com as revistas pornográficas modernas, em que, em contraste com publicações médicas, muitas vezes parece haver uma exigência legal de retocar imagens para eliminar os pelos do corpo (das mulheres) e de "curar" de outros modos os modelos em exibição. Se isso ocorre por razões de cunho legal ou estético, alterações lúbricas dessa natureza podem não produzir "nus" no sentido compreendido pelo mundo da arte, mas sem dúvida servem para distanciar a modelo da normalidade de estar meramente nua.

São só os trajes humanos que tornam a pele nua uma exceção, e a moralidade humana que a torna perturbadora, como me é relembrado quando, pela primeira vez na vida, assisto a uma aula de desenho de modelo-vivo. Comecei este livro numa sala de dissecação, onde me esforçava para reproduzir no papel a aparência de partes de cadáveres. À medida que me aproximo da conclusão, pelo menos me parece mais natural desenhar tendo pessoas vivas como modelo.

É mais natural, mas decididamente não mais fácil. Somos cerca de vinte, reunidos num centro comunitário nos arredores ventosos de

Cambridge — dois terços são mulheres, e há uma boa variedade de idades. Sentamos em cadeiras baratas de plástico, dispostas numa grande roda num piso marcado para o basquete. No meio do círculo estão duas moças, universitárias fazendo um bico, como venho a saber mais tarde. Elas dispõem de escadas onde se sentar e corrimãos para segurar, a fim de chegar a poses interessantes. Sem alvoroço, elas despem o robe e assumem posições determinadas pelo instrutor. Cada um de nós escolhe uma modelo e começa a desenhar. De imediato, descubro-me enfrentando problemas de todos os tipos. Tenho dificuldade para acertar as proporções gerais entre o torso e os membros. Meu lápis cria linhas duras e fortes, que não conseguem transmitir a maciez da pele e as sombras difusas que se lançam sobre o corpo. Tudo piora quando tento fazer sombreamento, e minha falta de técnica é impiedosamente exposta. À medida que a noite vai se estendendo, porém, sinto que estou descobrindo um truque ou dois, como o de estender uma linha além do que vejo para dar uma sensação de movimento e vida aos músculos. A mera criação de um desenho, por mais fraco que seja, parece produzir uma ligação com toda a arte. Há aspectos de meus reles esboços que lembram antigas cabeças e figuras. As duas mulheres despidas, em pé diante de nós, por nenhum erro delas, nem por nenhuma grande habilidade minha, tornam-se "nus" no papel.

A segunda vez que vou lá, um dos modelos é um homem musculoso e atarracado que nos é apresentado como Andy. Pediram-lhe que se deitasse de costas com a cabeça caída para baixo. A posição parece ser extremamente desconfortável, embora ele dê a impressão de estar prestes a cair no sono. É estranho que ele esteja com um curativo branco sobre a ponte do nariz. Não está claro se isso se deve a algum ferimento ou se foi posto ali para criar interesse artístico. Nosso instrutor, Derek Batty, nos sugere que desenhemos seu rosto nessa posição de cabeça para baixo — "um interessante desafio psicológico". Ele está se referindo ao que é conhecido como efeito Thatcher. Em 1980, Peter Thompson, um psicólogo da Universidade de York, demonstrou a importância crucial dos olhos e da boca no reconhecimento facial ao pegar uma fotografia de Margaret Thatcher, na época nova primeira-ministra da Grã-Bretanha, e modificá-la com a inversão somente dessas feições. Quando o rosto modificado é visto de cabeça para baixo, é fácil reconhecer de quem se trata, porque os olhos e a boca aparecem na posição correta. No entanto, quando a cabeça é posta na posição correta, com a inversão dos olhos e da boca, ela parece monstruosa. Não deixo de achar engraçado que Thompson, em seu trabalho, tenha agradecido à York Conservative Association o fornecimento do "material de inspiração". Não importa qual seja a posição, concluo que um rosto é muito mais difícil de desenhar do que um corpo.

Depois das aulas, detenho os modelos e lhes pergunto como se sentem com o fato de termos tido essa permissão excepcional de olhar atentamente para o corpo e o rosto deles. Eles me dizem que o que os surpreende é como deixam rapidamente de perceber a presença da turma. A nudez não é problema. A cabeça deles está em outros lugares. Andy está se preparando psicologicamente para uma luta amanhã, no campeonato de kickboxing — o que pelo menos explica o curativo. A mulher que tentei desenhar, Rosie, passa o tempo pensando em sua tese de doutorado (sobre o cinema soviético). Acrescenta, porém, que "se Derek menciona uma parte do corpo", ela de imediato sente necessidade de movimentá-la. Seu comentário faz com que eu me lembre da investigação que Darwin fez do enrubescimento, que ele acabou por considerar uma reação involuntária à atenção de outra pessoa focalizada no corpo de quem enrubesce.

Nossa pele, com seus dois metros quadrados, mais ou menos a área de um lençol de solteiro, é uma tela. Ela mostra a projeção de quem e do que somos, como um filme num cinema. Ela é também, em outro sentido, um anteparo — como um biombo disposto no canto de um aposento, bloqueando a visão e oferecendo proteção ao corpo do outro lado. Em termos biológicos, a pele é uma membrana extraordinária entre o sólido e o ar, entre nossas entranhas e o mundo lá fora.

Em suas camadas profundas, estão os sensores pelos quais sentimos prazer e dor, bem como nossos meios de defesa contra infecções. E, mesmo assim, em termos culturais, a pele é a mais fina das barreiras entre a interioridade e a exterioridade. Sua espessura não representa nada quando nossa saúde, nossa idade e nossa raça estão expostas para que todos vejam em sua própria superfície. A pele é tanto nossa autoproteção como nossa autorrevelação.

Essa dualidade está no cerne de seu significado. Antes da medicina moderna, a pele era vista como a garantia da integridade corporal, não tanto como uma parte do corpo, mas como seu porteiro oficial. Até certo ponto, era até mesmo considerada dispensável. Talvez fosse uma barreira à iluminação do eu interior. Na Bíblia, Jó afirma ter escapado "pela pele de seus dentes" (por um triz) do sofrimento que lhe foi imposto para pôr sua fé à prova e se regozija: "depois que minha pele for destruída, isso eu sei,/ Que em minha carne verei a Deus". Contudo, para outros escritores da antiguidade, a pele também compreendia pelo menos parte daquele eu. Nas *Metamorfoses*, Ovídio relata como o sátiro Mársias, esfolado vivo depois de ser derrotado num desafio a Apolo, implora: "Não me arranque de mim mesmo." Aqui a pele é o órgão de nosso autodomínio literal. É ela que mantém no lugar todo o resto de nós. O status ambíguo da pele — ela é *do corpo* ou é uma espécie de invólucro descartável *para o corpo*? — talvez reflita uma inquietação mais ampla quanto a toda a noção da incorporação humana, que está fadada a derivar da ideia dualista de corpo e alma.

Essas percepções da pele tinham importantes implicações médicas. Muitas doenças não eram encaradas, como as encaramos agora, como doenças "da pele", mas consideradas sinais na superfície de corrupção corporal (e moral) por baixo da pele. A lepra é especialmente abominável em relatos bíblicos. O livro do Levítico contém uma descrição longa e quase clínica das várias formas através das quais a doença poderia aparecer na pele, bem como as medidas de precaução a serem tomadas, em conformidade com a extensão da pele afetada; acima de tudo, se a infecção parecer atingir camadas mais profundas que a da pele, desde a colocação do paciente em quarentena até obrigá-lo a gritar: "Impuro! Impuro!"

Entretanto, embora a pele possa revelar doenças como a lepra, a varíola ou a sífilis, ela esconde a presença de outras. A pele é opaca para todos nós. Sem conseguir ver através dela, até mesmo médicos experientes chegam a cometer erros espantosos de diagnóstico. Era típico que a apendicite somente fosse identificada quando o paciente começava a vomitar matéria fecal, por exemplo. Um tratamento recomendado para as dores abdominais que estavam entre os sintomas iniciais consistia em comer marmelo, o que provavelmente só agravaria a condição. Mas os médicos de hoje enfrentam dificuldades semelhantes. Uma amiga minha, com queixas de perda de audição intermitente, foi atendida em primeiro lugar por um neurologista, que suspeitou de vasculite, uma doença que destrói os vasos sanguíneos; foi submetida a exames para detectar sífilis e então lhe prescreveram um tratamento com esteroides, que se revelou ineficaz. Um segundo neurologista suspeitou de esclerose múltipla, mas exames do líquido cefalorraquidiano deram resultado negativo. Entrou em cena então uma série de otorrinos, o terceiro dos quais descobriu por fim que todos os três ossos de sua orelha média estavam fraturados. Eles foram então removidos numa cirurgia e substituídos por próteses metálicas. Para ser justo com a profissão médica, todos nós também usamos a pele como uma cortina conveniente para negar a confusão do que acontece por baixo dela. O *Homo clausus* de Norbert Elias, o homem "isolado de todas as outras pessoas e coisas 'lá fora' pela 'parede' do corpo", tornou-se pedra de toque da condição humana. Em desenhos animados, por exemplo, a convenção exige que golpes físicos ricocheteiem no corpo que atingem — ou que o achatem temporariamente. Eles não chegam a romper a pele. Nós nos imaginamos vedados, protegidos contra o mundo.

A impenetrabilidade psicológica da pele — mesmo para cirurgiões que hesitam em aplicar o bisturi por temer piorar as coisas (Hipócrates:

em primeiro lugar, não causar dano) — continua a ser uma das verdades mais inabaláveis acerca do corpo humano. Ela explica o alto valor que atribuímos a qualquer coisa que dê, ou pareça dar, uma imagem do que está acontecendo por baixo da pele — os humores, a cabeça frenológica, os raios X, o perfil genético, os onipresentes "exames" de tomografia computadorizada ou de ressonância magnética, aos quais nos referimos, alegres, sem levar em conta os meios tecnológicos de que se valem ou, por sinal, sem considerar seu poder de diagnóstico, quase como se fossem algum tipo de milagre moderno.

Se a pele é uma tela, o que está passando nela? O filme da vida começa em branco. A pele inocente é "lisa como bumbum de bebê": sem marcas de doenças, pecados e da devastação dos anos. Mas por quanto tempo ela consegue continuar assim? A perfeição dos traseiros e o resto da escultura *As três Graças*, de Antonio Canova, uma estátua de mármore do início do século XIX, famosa por sua beleza erótica tranquila, eram não só uma afirmação de poderio artístico, mas também uma reação à feia realidade das "peles escamosas, cheias de erupções, em estado de decomposição, que constituíam a verdadeira paisagem corporal no século XVIII". Quanto mais lisa a pele, mais impenetrável e, portanto, mais protetora do corpo subjacente, ao que parece. A unção — a aplicação de óleo consagrado num sacerdote ou num monarca — alisa a aparência da pele, produzindo um brilho uniforme que define de modo mais acentuado e, em certo sentido, reforça essa barreira, isolando esses líderes de seus súditos impuros. A aplicação de óleo de bronzear contém um eco secular desse ritual, isolando o corpo da radiação solar prejudicial. Os músculos reluzentes do fisiculturista, os trajes justos de couro e borracha do fetichista e os brilhantes corpos cromados dos heróis de aventuras de CGI, todos têm como objetivo, cada um com seus motivos específicos, produzir a mesma proteção hermética.

Áreas expostas de pele nua podem ser um sinal de vulnerabilidade — Adão e Eva no Jardim do Éden, Cristo na cruz, o conto de fadas de Hans Christian Andersen "A roupa nova do imperador".

Mas elas também podem ser uma afirmação de poder: Lady Godiva obtém para seus concidadãos uma redução nos impostos em troca de ter galopado nua em pelo. O torso nu do primeiro-ministro russo, Vladimir Putin, tornou-se tamanho fenômeno político que até mesmo a revista *Journal of Communist Studies* foi levada a tecer comentários a respeito. Francamente, não sei como reagir a isso. Espera-se que eu o admire, que o tema, que me sinta atraído por ele? E se o primeiro--ministro "Dave" Cameron tirasse a camisa? Como eu me sentiria quanto a isso? Sabendo como ele é, talvez nós interpretemos o torso nu de Putin como uma expressão de seu autoritarismo; e ainda assim a figura da Liberdade, no quadro *A Liberdade guiando o povo*, de Eugène Delacroix, está desafiadoramente descalça e de peito desnudo. (Exposições semelhantes podem levar, porém, a uma restrição à liberdade mesmo nos nossos dias: em 2003, uma parlamentar australiana foi retirada do recinto de debates por estar amamentando seu bebê, sob alegação de ter infringido uma regra que proibia "desconhecidos na câmara". Como a historiadora cultural australiana Ruth Barcan comentou: "Não era o bebê, mas sim o seio, que era o desconhecido na câmara.")

A pele também pode ser um quadro de mensagens de cunho médico. A obra *An Essay Concerning the Infinite Wisdom of God, Manifested in the Contrivance and Structure of the Skin* [Ensaio sobre a infinita sabedoria divina, manifestada no planejamento e estrutura da pele], de autoria de "Um amante da medicina e da cirurgia", é uma mistura típica do início dos tempos modernos: uma descrição bem observada do corpo, associada a lembretes frequentes de sua idealização divina. Cada capítulo termina com um ataque incrédulo ao ateísmo. Todas as partes do corpo são exatamente do tamanho e da forma certos, salienta o autor, que inclui muitas especulações edificantes sobre como tudo teria dado terrivelmente errado para a humanidade se qualquer coisa tivesse saído de outro jeito. É porque nossa pele é descoberta, por exemplo, que nossas unhas são tão úteis para coçar. O fato de serem as unhas transparentes, continua o escritor anônimo do século XVIII, faz com que sejam perfeitas para indicar a verdadeira cor do sangue, que se vê por baixo delas. Elas são como janelinhas através da pele, ou luzes indicadoras na ponta de nossos dedos, que ficam apagadas com a malária, vermelhas com a "pletora" ou pressão sanguínea alta, amarelas, verdes ou pretas com a icterícia e outras enfermidades.

A pele pode também transmitir nossas próprias mensagens de propaganda num sentido muito literal. Como a pele ainda é usada com uma confiança tão despreocupada pelos que estão em posição de autoridade, para nos classificar em grupos raciais específicos — a Polícia Metropolitana de Londres, por exemplo, almeja descrever pessoas de origens étnicas mestiças por meio de termos confusos, como "asiático & branco" —, conclui-se, pelo menos para alguns, que novas marcas poderiam ser aplicadas à pele para criar novas categorias de distinção social. Em termos históricos, marcar a pele teve com frequência um aspecto quase legal — das marcas a ferro quente na pele de escravos, feitas por seus senhores, às cicatrizes deixadas pelo látego, marcas permanentes de que aquele era um criminoso. Esse costume permanece atualmente na forma inócua do carimbo aposto no dorso da mão de quem entra numa boate, por exemplo. Mas é a ideia de que seria possível escolher marcar a própria pele que está apresentando uma ascensão tão notável nos nossos tempos. A pele nunca esteve mais exposta na sociedade ocidental do que agora, e nunca foi tão submetida a nossas próprias alterações — adaptações que são projetadas para comunicar uma nova versão de nós mesmos.

Meus editores recomendaram que eu visitasse um tatuador que eles já haviam contratado para produzir capas de livros. Não se trata de capas feitas de pele humana, eu deveria acrescentar, embora essa prática não tenha sido incomum no passado, em especial para encadernar fichas criminais e obras médicas. Um poeta russo chegou a encadernar um volume de sonetos à sua amada em pele recuperada da própria perna dele, que teria de ser amputada.

O estúdio — "salão" parece um termo ultrapassado — chama-se "Into You". O nome parece bem adequado com o acúmulo de sugestões de penetração do corpo, em termos físicos, com agulhas, através da pele, mas também em termos sexuais e emocionais. Ali conheço o proprietário, Duncan X, cujo nome, modificado por declaração unilateral, é ele mesmo uma marca. Seu corpo é coberto de desenhos de um azul típico de hematomas: caveiras, caixões, vários slogans, algum tipo de símbolo da maçonaria na testa. Seu rosto é na maior parte limpo, com exceção de duas lágrimas que descem do olho esquerdo. Ele também tem o número de seu telefone celular tatuado no dorso da mão, um lembrete útil para ele; e para mim um aviso de que todos nós ocasionalmente escrevemos em nossa pele, com essa finalidade.

Para Duncan, os motivos individuais não são tão importantes quanto o padrão total, aqui mais leve, ali mais denso, com uma simetria geral, mas com assimetrias menores e detalhes caóticos, exatamente como o próprio corpo humano. "Era importante que não fosse uma imagem", diz ele a respeito de sua primeira tatuagem, feita aos 21 anos, numa tentativa de chocar seus pais, ambos médicos. "Era o conceito da tatuagem, a máxima rebelião." Dali em diante, ele continuou a se cobrir. "Eu me sentiria muito estranho se não tivesse as tatuagens. Elas são como uma armadura, eu me sinto protegido. Mas também é como raspar a pele fora para revelar quem você realmente é."

O notável trabalho de Duncan inclui inspirações de xilogravuras de mapas medievais e quadros dos Bruegels, bem como os motivos mais convencionais da cultura da tatuagem, tradicionalmente predominantes entre marinheiros e presidiários. As pessoas que o procuram não são do tipo que quer uma tatuagem — ou a ilusão de uma tatuagem aplicada sobre a pele — por uma questão de moda. "Meus clientes estão mais interessados em se transformar. São pessoas em estado de transição, e essa é uma transição muito visível. Já vi gente se liberar", diz-me ele. Duncan não considera que seja parte de sua função perguntar por que uma pessoa quer um desenho específico ou o que significa algum texto estrangeiro. A psicoterapia está na aquisição da marca. Como em culturas ditas remotas ou primitivas, uma tatuagem assinala um rito de passagem. Existem muitas razões para *não* se fazer uma tatuagem: a permanência, o processo demorado até que fique pronta, a dor envolvida, o rompimento da pele. Todas essas barreiras tornam-se parte da exposição de motivos. "As pessoas já terão concluído que essas razões não são suficientemente fortes para impedi-las de prosseguir."

Para essas pessoas, como para aqueles que se envolvem nos cortes classificados em termos médicos como "automutilação", e até mesmo talvez para aqueles que se submetem a cirurgias estéticas, a dor é uma parte essencial da experiência. São ações que parecem ser versões laicas da mortificação da carne. A mortificação da carne, que é uma característica tradicional de muitas religiões, pode assumir uma quantidade de formas, sobressaindo entre as mais comuns vários graus de jejum, mas há também outras mais extremas, que podem implicar a criação de cicatrizes visíveis através de atos, tais como a autoflagelação ou puxar barbantes presos a ganchos enfiados na pele. A dor é vivenciada como um aspecto enfático da autonegação de prazeres normais, enquanto as cicatrizes são o evidente sinal público da devoção do celebrante. No equivalente laico da atualidade, essas coisas parecem refletir um desejo por sentir a existência num mundo onde o ambiente regulado da civilização atua tanto para entorpecer nossos sentidos. Parecem também ser uma desesperada afirmação da identidade, transformando a pele que nos foi dada pela natureza e que é reconhecida pelas autoridades para reescrevê-la como somente nossa. A pele é, como sempre, nosso meio mais sensível de interação com o mundo; e no entanto, de algum modo, ela ainda parece ser a barreira contra nossa imersão mais profunda nele.

Com isso, percebemos ter chegado a uma espécie de limite. Estamos por fim postados na praia de nosso eu-ilha. E mesmo assim. "Por que nosso corpo deveria terminar na pele?", pergunta a historiadora da ciência Donna Haraway em "A Cyborg Manifesto" [Manifesto ciborgue], um apelo polêmico para reimaginarmos nossa existência livres dos grilhões do gênero, da raça e de todas as outras convenções sociais que se anunciam na superfície carnosa do corpo humano. Haraway salienta que a concha já foi aberta: nós já convidamos a entrar em nosso corpo "outros seres totalmente envoltos por pele" através do xenotransplante de tecidos provenientes de animais, tais como porcos e macacos, e também por injeções, como as das bactérias da espécie *botulinum*, usadas em tratamentos cosméticos com botox. Essas incursões dérmicas podem ser interpretadas como sinais de nosso impulso de explorar para além das fronteiras da pele. Estará o *Homo clausus* por fim se abrindo? Em caso positivo, que prazeres — e que perigos — nos aguardam? Essas são as possibilidades que vamos examinar no capítulo final.

TERCEIRA PARTE

O FUTURO

EXPANDINDO O TERRITÓRIO

O que é que os garotos cantam em *Fama*? "Vou viver para sempre/ Vou aprender a voar." Não que eles realmente planejem fazer qualquer uma dessas duas coisas, é claro. Para eles, trata-se mais da sensação de estar naquele momento físico, performático. E não obstante, existem, sim, bem no fundo de nós, esses desejos ardentes. Nós admiramos o que o corpo pode fazer e ainda queremos que ele faça mais. Sonhamos com a expansão — de nossa capacidade física, de nossas percepções sensoriais, da duração de nossa vida breve. Curiosamente, esse desejo é quase sempre direcionado para nosso ser corpóreo. Nossa mente não é afetada por ele. Por algum motivo, não ansiamos por maior sabedoria ou mais imaginação da mesma forma.

Esses sonhos não são recentes. Podemos ser criados à imagem de Deus, mas imaginamos nossos deuses como versões supercapazes de nós mesmos. Lakshmi, a deusa da prosperidade no hinduísmo, tem dois pares de braços, enquanto Brahma tem também quatro cabeças. Deixando ambos para trás, Guanyin, a bodisatva da compaixão no budismo da Ásia Oriental, tem onze cabeças e mil braços. O deus grego da fertilidade, Príapo, e seu correlato egípcio, Min, têm ereções permanentes. Ártemis, a mãe deusa grega, ostenta múltiplos seios.

As *Metamorfoses* de Ovídio encabeçam uma extensa literatura que demonstra que o impulso humano por aprimorar ou transformar o corpo, ou trocar um corpo por outro, é ao mesmo tempo forte e constante. O tema permanece, passando por histórias vigorosas como

Frankenstein de Mary Shelley e os contos de fadas colhidos e criados no século XIX, como "O príncipe sapo" dos irmãos Grimm. Hoje, os maiores sucessos de Hollywood deram nova vida ao gênero, com a ajuda da geração de imagens realistas por computador. As transformações do personagem nessas histórias podem ser apresentadas como uma lição ou moral salutar para o público, como no caso do aparecimento do convidado de pedra na lenda de Don Juan, cujo movimento inesperado é um aviso de que Don Juan não deixará de ser punido por seus pecados; ou elas podem ser liberadoras em termos pessoais e capazes de alterar percepções sociais, como nos filmes de *Shrek*. De uma forma ou de outra, são acontecimentos que transformam uma vida.

Todas as tecnologias são, na famosa expressão de Marshall McLuhan, "extensões do homem". Muitas vezes, parece que nosso desejo é por maiores poderes de destruição. Quando sonhamos em aumentar a capacidade da mão, por exemplo, o que desejamos acrescentar costuma ser uma arma, como nos lembramos ao ver uma criança soprar a fumaça imaginária do dedo que acabou de usar para dar um tiro em seu amiguinho. "Meu braço direito está inteiro de novo", exulta Sweeney Todd, o barbeiro assassino, ao manejar suas amadas navalhas no musical de Stephen Sondheim. Contudo, uma semelhante extensão tecnológica para a capacidade humana atende a um objetivo mais benévolo em *Edward Mãos de Tesoura*. O filme de Tim Burton deriva de arquétipos tradicionais, como o do "aprendiz de feiticeiro", em que inventores criam seres vivos mutantes; e, em especial, da história alemã de Struwwelpeter, um conto admonitório sobre um menino que nunca corta as unhas nem penteia o cabelo. A história segue o trajeto convencional, à medida que de início Edward é mal compreendido antes de fazer coisas assombrosas e enfim ser aceito como é. Ela mostra como a extensão física pode levar rapidamente a uma transformação pessoal mais completa.

Enquanto Ovídio contava com modificações em tipos naturais, a metamorfose de agora assume uma forma tecnológica. Tanto as

EXPANDINDO O TERRITÓRIO 309

transformações naturais como as realizadas com auxílio artificial, porém, expõem nossa dedicação à invenção permanente de nosso próprio corpo. Com a ascensão da biotecnologia, podemos esperar ver uma convergência desses dois mundos, o orgânico e o mecânico, bem como uma maior integração entre nosso corpo natural e os dispositivos com que expandimos sua capacidade.

Como McLuhan observa, nossas extensões tecnológicas exigem nossa obediência. Nosso corpo deve tornar-se submisso a elas, se quisermos que, por sua vez, elas nos sejam úteis. Estou curioso por saber como isso funciona na vida real. Para descobrir, marquei uma entrevista com Jody Cundy, detentor de muitas medalhas de ouro na equipe paraolímpica britânica. Anteriormente, ele tinha sido campeão mundial de natação, mas agora atingiu um status não menos elevado como ciclista. Quando ele nasceu, sua perna direita não tinha nem tornozelo nem pé, terminando com dois dedos na extremidade da tíbia. Ele agora usa uma variedade de próteses de pernas, com versões especiais de alto desempenho, feitas de fibra de carbono para uso em competições. Esse é um nível de extensão. A bicicleta de Jody, também feita de fibra de carbono, é outro. É a soma de seu corpo à perna artificial e à bicicleta que consegue atingir recordes de velocidade. Fico intrigado, querendo saber onde "Jody" termina e a tecnologia assume o controle.

Chego ao National Cycling Centre em Manchester, onde os atletas estão treinando para os Jogos Paraolímpicos de 2012. Uma grande faixa do lado de fora do velódromo diz: "Em busca da imortalidade". Jody tem o cabelo louro-avermelhado, despenteado, e um jeito descomplicado e extrovertido. Não é surpresa saber que, quando não está nas pistas, ele ganha a vida dando palestras motivacionais.

Jody foi equipado com sua primeira prótese aos 3 anos de idade. A partir de então, de seis em seis meses, à medida que crescia, era necessário um molde novo. De início, eram dispositivos complicados, que precisavam ser atados à coxa por meio de uma espécie de manguito de couro e presos em torno da cintura com um cinto. "Papai tinha uma caixa de ferramentas para ajustar as pernas", lembra-se Jody. A prótese atual é um enorme aperfeiçoamento. Ela tem um encaixe moldado sob medida para receber o coto afilado abaixo do joelho de Jody e um forro de silicone lubrificado para criar uma vedação estanque. "A única vez que tive uma perna que realmente não sinto é com essas mais recentes, em que o encaixe é muito bom", diz ele.

Jody começou a andar de bicicleta como parte de um regime de treinamento físico complementar para a natação. Um dia, então, um treinador avistou-o dando voltas na pista e achou que ele parecia um ciclista nato. Jody tomou a difícil decisão de mudar de modalidade e nunca se arrependeu. "De total iniciante, cheguei ao pódio em cerca de um ano e meio", conta ele, enquanto, com atitude indiferente, troca sua perna "de andar" por uma versão de ciclista, que tem um fecho incorporado que a prende ao pedal da bicicleta.

Depois de algumas rápidas palavras com seu treinador sobre o programa para o dia — talvez para experimentar algumas partidas e algumas acelerações —, ele sai para quarenta voltas de aquecimento. Uma motocicleta estabelece o ritmo, e os ciclistas a acompanham de perto, no vácuo. Jody marca voltas de 26 segundos. A velocidade parece tranquila, mas eu calculo que ele já esteja se movimentando a mais de 30 quilômetros por hora. Quando chegar à última volta, já estará a 60 quilômetros por hora. Durante o que os atletas chamam de "esforço", ele pode atingir 70 quilômetros por hora.

A perna esquerda, normal, de Jody é excepcionalmente bem de-senvolvida, como seria de esperar de um ciclista de competição. Sua panturrilha parece um presunto de bom tamanho. A prótese ao seu lado pode ser esculpida para se assemelhar a uma perna natural (em-bora sem a musculatura exagerada), mas não funciona da mesma forma que uma perna. As diferenças obrigam Jody a usar o corpo de modo diferente de outros ciclistas e a pensar de modo diferente para produzir os movimentos exigidos. Um ciclista de pista normalmente

EXPANDINDO O TERRITÓRIO

usa a articulação do tornozelo e os músculos da parte inferior da perna para trazer o pedal de volta para cima, depois de chegar ao ponto mais baixo de cada movimento circular (estando o pé atado ao pedal). Como à sua perna direita falta um tornozelo de rotação normal, porém, Jody precisa, em vez disso, usar um grupo de músculos no quadril (conhecidos como iliopsoas) para produzir essa elevação do pedal. A prótese não lhe dá nenhuma vantagem de força. Muito pelo contrário, Jody acha que é sua perna normal, a esquerda, que é incansável, porque é sempre a direita que se esgota primeiro, limitada pela força, não dos músculos da panturrilha, mas pela do quadríceps na parte superior da perna direita. Exames de laboratório mostram que, embora se canse primeiro, o iliopsoas direito de Jody é de fato mais forte do que o esquerdo, por causa da ação específica que é exigida dele para compensar o fato de Jody não ter absolutamente nenhum músculo abaixo do joelho.

Para a maioria de nós, andar de bicicleta é algo que fazemos sem pensar. Mas Jody é forçado a pensar na atividade, tanto para melhorar seu desempenho como no que diz respeito a sua deficiência. Quando ele empurra a perna esquerda para baixo, explica Jody, "há um conjunto inteiro que quer fazer o movimento. Já com a direita, o movimento é assim" — meio desajeitado ele manobra o quadril e ergue a coxa. "É quase como se eu estivesse tentando me agarrar à parte interna da perna quando volto subindo. O mais difícil é passar pela parte mais baixa do pedal. Meu maior esforço é bem no limite do topo e da parte baixa. Minha impressão é que não tenho nenhuma força." Esses são os pontos na ação do ciclista em que o tornozelo normalmente se dobraria e os músculos da parte inferior da perna trabalhariam mais. O fato adquire importância especial no início de um evento. Em treinamento, a estratégia de Jody para isso consiste em "enganar o corpo para ele aprender a fazer o movimento rápido", e depois conseguir repetir a manobra à medida que vai progredindo para exercícios mais difíceis, o que ele faz com a troca repetida da transmissão de sua bicicleta de pista por transmissões de relação mais alta.

O evento principal de Jody é o contrarrelógio de 1 quilômetro, prova na qual ele conquistou o ouro nos Jogos Paraolímpicos de Pequim, com o tempo de 1 minuto, 5 segundos e 47 centésimos. É uma distância difícil por motivos fisiológicos, sendo longa o suficiente para o corpo começar a sofrer, e o lactato, um produto da degradação da glicose, que fornece energia, começar a se acumular dolorosamente nos músculos. Como muito sangue é levado para as pernas durante a prova, Jody descobre que precisa se deitar logo depois, para recuperar o equilíbrio. "Não dá para imaginar prosseguir muito mais sem desmaiar", diz ele, com veemência. Esse comentário faz com que eu pense em Emma Redding e sua investigação do limite da exaustão, com base na dança.

A percepção que Jody tem do próprio corpo é alterada quando ele está numa bicicleta. Normalmente, o envelope do corpo é definido por sua biologia natural: ele termina onde o corpo acaba, nos limites literais de seu físico. Sua perna esquerda acaba nos dedos, mas a direita termina logo abaixo do joelho. No entanto, quando está usando o membro artificial, que pesa muito menos do que a parte inferior de uma perna de carne e osso pesaria, ele afirma sentir esse peso de modo desproporcional, por ser um acessório inerte, que faz com que sua perna inteira lhe dê a impressão de ser um pouco como um pêndulo. A velocidades baixas, Jody pode sentir a diferença nas pernas. Quando está pedalando em alta velocidade, porém, o envelope de seu corpo se expande e inclui a prótese de fibra de carbono e até mesmo a bicicleta, que pesa pouco menos de sete quilos. "Nunca tenho a impressão de que há alguma coisa na ponta do coto", diz-me ele. "E como a perna é do mesmo material da bicicleta, tenho essa sensação de que a perna e a bicicleta são uma coisa só. Dá para sentir mais quando se está acelerando; e a sensação de toda a força que está sendo aplicada à minha prótese de perna segue seu caminho de forma harmoniosa até a roda traseira. É uma sensação espantosa."

Para mim, tinha sido conveniente usar minha própria bicicleta para ir do centro de Manchester ao velódromo. Quando começo o

EXPANDINDO O TERRITÓRIO

percurso de volta, o sol está forte. Meu corpo, que não está em perfeita forma, e minha bicicleta de baixa tecnologia não resultam numa harmonia entre homem e máquina. Minha velocidade é uma pequena fração da que Jody alcança. A experiência para mim está mais relacionada a estar ao ar livre, movimentando-me com liberdade pela paisagem urbana, uma extensão de capacidade mais parecida com a de voar do que qualquer coisa que a maioria de nós consegue realizar sem uso de forças artificiais.

Na era prometida da autotransformação — biológica, tecnológica, psicológica, química —, como nos sentimos realmente diante da extensão das capacidades de nosso próprio corpo? A extensão deveria ser nitidamente artificial, ou deveria, em termos ideais, ser indistinguível do corpo que a abriga, como um único organismo inteiro? Antes que adotemos uma posição favorável a um lado ou a outro, talvez valha a pena lembrar que a distinção já está longe de ser nítida. Como salienta com severidade um especialista em bioética, mesmo as pessoas propensas a levantar objeções — afirmando que, com esse tipo de intervenção, deixaríamos de ser nosso eu natural — costumam ser "gente que usa óculos, depende de insulina, tem prótese de quadril".

Uma das imagens mais predominantes que temos de entidades que podem ao mesmo tempo voar e viver para sempre são os anjos. No bairro de East Anglia, onde moro, eles estão espetados às dúzias no telhado das grandes igrejas, como borboletas em gavetas de colecionadores. Representam um estado do ser que é inacessível para seres humanos encarnados, embora seja obviamente um estado que gostaríamos de ocupar e vivenciar por nós mesmos. A forma pela qual as asas estão presas ao corpo parece refletir essa ambiguidade. Em termos estritamente anatômicos, dificilmente seria viável. As asas em geral brotam das omoplatas — talvez a parte saliente desse osso tenha sugerido a falta de um apêndice aviário aos primeiros artistas que desenvolveram essas imagens —, mas nunca há o menor sinal da musculatura volumosa que seria necessária para impulsioná-las. Elas representam a *ideia* do voo, mas nenhuma perspectiva realista dele.

Prudentes, os artistas plásticos raramente optam por representar anjos em pleno voo. Na realidade, a Bíblia fornece apenas um relance desses (quando Daniel vê "o homem Gabriel [...] sendo forçado a voar veloz"), e em geral é ambivalente quanto à necessidade de anjos terem asas. Quando pinturas e esculturas mostram asas, fica claro que elas foram apanhadas como empréstimo de aves e ampliadas proporcionalmente. Como extensões do homem, porém, elas se saem mal em todos os testes práticos porque os artistas nunca aumentam os ossos e a musculatura de um modo que faça sentido sob o aspecto fisiológico. Em vez disso, elas deveriam de fato ser vistas como símbolos do poder divino. Como observou o escritor e apologista cristão C. S. Lewis: "Os demônios são pintados com asas de morcego e os anjos bons com asas de pássaros, não porque alguém afirme que a deterioração moral provavelmente transformaria penas em membranas, mas porque em sua maioria os homens gostam mais de pássaros que de morcegos. Eles são providos de asas tão somente para sugerir a velocidade da energia intelectual sem obstáculos. E apresentam a forma humana porque o homem é a única criatura racional que conhecemos."

Enquanto os anjos possuem forma humana e poderes sobre--humanos, os robôs são dispositivos tecnológicos com poderes humanos. Afinal de contas, eles são projetados, na maioria das vezes, para realizar tarefas que nós preferiríamos não realizar. Mas a execução de tarefas humanas não exige necessariamente uma forma humana. Logo, é estranho descobrir que, na florescente comunidade de pesquisa em robótica, ainda há uma propensão inexplicável não só por modelar esses dispositivos com muita exatidão no que os seres humanos conseguem fazer e em seu jeito de fazê-lo, mas também por dar-lhes uma aparência humana. Leio, por exemplo, sobre projetos de criação de robôs que serão capazes de empurrar cadeiras de rodas. Isso me parece um equívoco: sem dúvida a solução é uma cadeira de rodas "inteligente", em vez de uma cadeira de rodas

EXPANDINDO O TERRITÓRIO

convencional com uma segunda máquina humanoide para empurrá--la. Eu poderia acrescentar que em *R. U. R.*, de Karel Čapek, os robôs assumem a forma humana, mas somente porque seu criador "não tinha um pingo de humor". Em nosso estilo literal, somos levados a imaginar tanto anjos como robôs à nossa semelhança, porque a forma humana proporciona o veículo mais irresistível para descrever as aspirações humanas.

Neste momento, os robôs nos divertem porque parecem pouquíssimo naturais ao imitar nossas ações. No futuro, se os sonhadores da tecnologia tiverem sucesso, eles parecerão tão humanos que já não serão motivo de riso. O Vale da Estranheza é o lugar onde os seres humanos começam a se sentir verdadeiramente preocupados com a capacidade de um objeto parecer humano quando não é. Esse "vale" é, de fato, uma depressão num gráfico de linhas que reproduz o entusiasmo humano pelos robôs em função de sua semelhança crescente com o ser humano. A linha começa alta, enquanto está perfeitamente claro que os robôs são apenas máquinas. Mas pouco antes de eles se tornarem tão realistas que nós já não conseguimos dizer se são humanos ou não, ocorre uma queda — um estágio em que eles simplesmente parecem muito assustadores. Outras criações estranhas já habitam o Vale da Estranheza — *Dead Dad* de Ron Mueck, por exemplo, com sua "pele" pálida e pelos no corpo, ou as bonecas ultrarrealistas, conhecidas como "reborns" [renascidas], que algumas mulheres carregam como substitutas de um bebê que cresceu ou de um que nunca chegou. Estamos nos aproximando rápido do ponto em que teremos de decidir se vamos atravessar o Vale da Estranheza e cada vez mais compartilhar nossa vida com criações desse tipo ou se vamos dar meia-volta.

A série Geminoid de robôs criados por Hiroshi Ishiguro da Universidade de Osaka talvez seja o auge da semelhança humana na robótica. A versão mais recente de Ishiguro tem como modelo um colega dinamarquês, Henrik Scharfe, e vem completa com pele, cabelo, olhos que piscam e uma barba grisalha por fazer, para disfarçar suas entranhas metálicas. A própria pesquisa de Scharfe investiga como é possível construir confiança em encontros com seu *alter ego* mecânico. Inovações desse tipo podem representar um afastamento em relação a nossas expectativas de histórias em quadrinhos quanto à aparência que um robô deveria ter, mas é importante lembrar que os robôs não foram originalmente visualizados como brilhantes criados de metal, com membros quadrados, olhos vermelhos e rodas no lugar dos pés. Tampouco o monstro de Frankenstein jamais teve um parafuso a lhe atravessar o pescoço. A primeira versão ilustrada de *Frankenstein*, uma edição publicada em 1831, treze anos depois da original, mostra a criatura atordoada e abobalhada, mas com a musculatura humana perfeita. A sugestão é de vida biológica, não de alguma grosseira montagem mecânica.

Em geral, a tecnologia tem o hábito de realizar nossos sonhos de um jeito diferente daquele que tínhamos imaginado. Desejamos voar? Não temos asas de anjos. Em vez disso, nos registramos no Google Earth. Até mesmo um coração artificial é mais parecido com um motor de pistões do que com um coração de verdade. Fiquei espantado durante uma de minhas aulas de desenho anatômico quando avistei um pedaço de tubo plástico alojado no emaranhado de vasos sanguíneos na cavidade do coração de um dos corpos. A linha reta e a cor homogênea desse implante cirúrgico entravam num contraste violento com as texturas e cores variadas dos tecidos ao redor.

Anjos e robôs ajudam-nos a refletir sobre onde ficam realmente as fronteiras entre o humano e o não humano (ou extra-humano). E então, qual vai acabar sendo? Acréscimos tecnológicos sem disfarces, como a perna de Jody? Tecnologia com apresentação biológica, como robôs com barba por fazer? Ou biologia pura e simples? Nossas escolhas dependerão daquilo com que nos sentimos à vontade, ou talvez daquilo que nos deixe menos perturbados. É notável que potenciais receptores de órgãos prefiram atualmente a ideia de dispositivos mecânicos, enquanto os cirurgiões preferem o xenotransplante — o transplante de órgãos ou tecidos de espécies não humanas. Eles

EXPANDINDO O TERRITÓRIO

gostam do xenotransplante porque lhes permite continuar a trabalhar no meio familiar de tecidos biológicos. Se os restantes de nós não estão propensos a acompanhá-los, pode ser que a classe médica só possa atribuir a culpa a si mesma, como veremos daqui a pouco.

As espécies híbridas que começaram a aparecer em manuscritos ornamentados, em bestiários e como gárgulas durante o período medieval — que incluíam características humanas, em especial mãos e braços, bem como rostos e olhos humanos, junto com atributos desejáveis de animais, como asas e caudas — não eram simplesmente reproduções fantasiosas de espécies exóticas baseadas em relatos pouco confiáveis, nem a entusiasmada celebração da biodiversidade que, em nossos dias, poderíamos considerar que fossem. Pelo contrário, esses híbridos entre o homem e os animais procuravam compreender mudanças no homem. A fantástica transformação física era a forma do mundo pré-moderno de investigar reais transformações psicológicas e se reconciliar com elas. É crucial para nossa compreensão dessas imagens saber que, embora a aparência externa de um personagem possa mudar, sua identidade é preservada. É a mesma pessoa, só que com um aspecto diferente. A nova aparência revela o novo estado psicológico. É o mesmo que ocorre nas *Metamorfoses* de Ovídio. Quando Júpiter seduz Io, e Juno castiga Io pelo adultério, transformando-a numa novilha branca, Io ainda é bela a seu próprio modo, mas agora revelada em sua forma animal. Ela ainda é Io e reconhece o pai, mas infelizmente não consegue lhe dizer quem ela é, a não ser pela pata fendida, que deixa na terra as letras IO. Na *Odisseia*, de Homero, os homens de Odisseu gastam um ano de sua viagem de volta a Ítaca banqueteando-se na casa de Circe, que os transforma em porcos. Na aparência e no comportamento, eles são porcos, mas seus sentidos e suas lembranças são os que tinham como homens.

Aplicam-se normas rigorosas aos contos de metamorfose. Sem elas, não seria claro exatamente que grau de transformação deveria ser considerado notável e digno de uma história. Essas normas também fornecem uma estrutura para a filosofia moral. Se um lobisomem é, como vimos, um homem (com olhos humanos) no corpo de um lobo, ele tem os direitos e deveres de um homem. Matar um lobisomem deve, portanto, ser considerado um homicídio? Será que um lobisomem que devora um ser humano é um canibal? Reimaginar um dramático confronto humano em termos semelhantes pode ajudar a resolver um dilema sobre como lidar com justiça (para a época) com a pessoa psicologicamente perturbada que cometeu um crime terrível, por exemplo.

Se a perturbação psicológica é uma situação difícil em que o corpo e a mente podem já não estar alinhados, o xenotransplante é outra situação semelhante. Em 1984, Baby Fae, com 12 dias de idade, recebeu o coração de um babuíno numa cirurgia no Centro Médico da Universidade de Loma Linda, na Califórnia. O procedimento foi rapidamente criticado como "incorreto" e "antinatural", embora abrisse caminho para transplantes de órgãos humanos bem-sucedidos em crianças. A norma ovidiana no caso era a de que um babuíno é parecido com uma criança humana o suficiente para a operação de transplante valer a pena em termos biológicos; e ao mesmo tempo não tão semelhante que seu sacrifício com esse objetivo pudesse ser considerado um homicídio.

Não ajuda a nos tranquilizar, porém, que o animal de preferência para muitos procedimentos cirúrgicos seja cada vez mais o porco, uma criatura que, como Homero nos lembra, vem com o pano de fundo de toda uma conhecida história cultural. O animal faz com que nos lembremos de nós mesmos em nossos piores momentos, com sua gula, sua promiscuidade e sua aparência nua, carnuda. Cientistas preferem porcos a outras espécies porque no tamanho, bem como sob outros importantes aspectos imunológicos, eles são próximos dos seres humanos; porque se reproduzem com rapidez e porque, sendo criados principalmente por sua carne, estão sujeitos a regulamentações menos estritas do que outros candidatos, como chimpanzés e macacos, além de levantar menos escrúpulos de ordem ética. Em suma, o tabu contra o

EXPANDINDO O TERRITÓRIO

porco é mais fraco do que o tabu contra o chimpanzé. Essa preferência parece "totalmente estranha, de um ponto de vista leigo", na opinião do antropólogo médico Lesley Sharp, porque nós também associamos os porcos à imundície e à contaminação. Se a carne de porco ainda está sujeita a proibições dietéticas em muitas religiões, como podemos pensar em inserir tecidos de porcos no corpo em caráter permanente? A própria adequação do porco em termos biológicos — sua relativa proximidade com o ser humano, sob certos aspectos — também é um problema em termos culturais.

Para convencer os parentes de um doador humano a dar o consentimento para um transplante, a mensagem promocional costuma ser que "o ente querido que se perdeu poderá 'continuar a viver' em outros". Logo, não deveria causar surpresa alguma o fato de as pessoas começarem a se perguntar exatamente quanto de um "doador" animal também poderia "continuar a viver" dentro do receptor. Levantamentos de pesquisas produzem resultados interessantes. Um participante observou que seria "um pouco estranho" ter o coração de um babuíno. "Será que eu ia começar a arreganhar os dentes e mostrar meu traseiro?" Também não surpreende descobrir que pacientes que se dispõem prontamente a falar sobre sua cirurgia de substituição de uma válvula cardíaca muitas vezes deixem de mencionar o porco que foi a fonte da válvula de substituição.

Se nosso lendário entusiasmo pela permutação com outras espécies parece ter nos abandonado, justamente quando se torna uma possibilidade médica, talvez seja porque a ciência não tenha conseguido se promover de forma correta. Já vimos muitas provas da disposição de pioneiros da medicina para usar todos os tipos de cobaias animais e humanas em experimentos de transplantes ao longo dos tempos. Mas talvez o mais mal-afamado inovador moderno nesse campo tenha sido o pioneiro do tratamento com "glândulas de macacos", Serge Voronoff, uma figura cujos feitos bizarros inspiraram algumas excelentes obras satíricas de ficção, uma canção de Irving Berlin e um coquetel aparentemente letal de absinto e gim.

Voronoff nasceu em 1866, na Rússia, e se dedicou a suas investigações durante uma longa carreira como cirurgião na França. No entanto, sua inspiração vinha do Egito. Durante uma prolongada estada naquele país, quando estava com 30 e poucos anos, ele "fez uma grande quantidade de observações pessoais de homens castrados". Na opinião dele, esses eunucos davam a impressão de ter envelhecido prematuramente e em geral pareciam morrer bem jovens. Ele concluiu que se tratava de "mais do que mera coincidência" que homens que não tinham sofrido mutilação semelhante continuassem sexualmente ativos mesmo na velhice.

Voronoff calculou que, se conseguisse enxertar tecido de órgãos sexuais de rapazes em velhos, isso poderia prolongar a vida destes últimos. Não dava para cogitar obter testículos humanos — isso seria "uma mutilação", salientou ele com talvez um toque de desapontamento —, mas, como o gado costuma ser castrado, sempre havia "material". Ele fez suas primeiras experiências com bodes e touros, cortando seus testículos em fatias de meio centímetro de espessura, para então inseri-las no escroto de animais receptores. Foram usadas fatias para aumentar a superfície de contato entre o tecido do doador e do receptor, sendo assim promovida a vascularização, a formação de vasos sanguíneos necessária para o enxerto "pegar". Os animais geralmente sobreviviam. As memórias de Voronoff, de 1926, mostram com orgulho fotografias de um touro chamado Jacky e da prole que ele foi responsável por produzir depois do transplante.

Contudo, antes que se pudesse observar qualquer prolongamento da vida desse animal, Voronoff já havia passado para pacientes humanos. Em suas memórias, ele lamenta o fato de a lei não permitir que voluntários doassem apenas um testículo — sendo que o restante na realidade viria a cumprir a maior parte da função dos dois, da mesma forma que o rim remanescente num doador; e até mesmo como metade do cérebro pode fazer, se a outra metade for lesionada. Em vez disso, enquanto um ou outro acidente infeliz poderia produzir uma colheita inesperada, Voronoff fica consternado ao descobrir que precisará "recorrer a símios". Em dezembro de 1913, Voronoff tinha enxertado com sucesso uma glândula tireoide retirada de um chimpanzé numa criança que sofria de hipotireoidismo. Seis meses depois, ele pôde em triunfo apresentar a criança à Academia Francesa de Medicina. "Graças ao enxerto, todos os sintomas [...] tinham desaparecido, e a criança, que anteriormente era tão retardada a ponto de estar quase reduzida ao nível do animal, tinha recuperado a inteligência e o crescimento normal", escreveu Voronoff mais tarde. "Prova disso é o fato de que, quatro anos depois, aos 18 anos de idade, o jovem Jean, que eu tinha conhecido em 1913 como um pobre imbecilzinho, não tendo mais que um cérebro rudimentar e o corpo de uma criança de oito anos, foi considerado apto para o serviço militar e cumpriu seu dever nas trincheiras com extrema bravura." Encorajado por esse sucesso, Voronoff, durante a década seguinte, realizou centenas de enxertos de glândulas sexuais de símios em pacientes humanos, e em pelo menos uma ocasião usou testículos humanos. Ele também experimentou fazer enxertos de ovários em mulheres, inserindo os ovários de fêmeas de símios, de preferência nos lábios externos da vulva, no esforço de restaurar a função hormonal, se não a plena capacidade de ovulação.

Por seu próprio relato, o método foi um sucesso. Em 1923, por exemplo, um senhor inglês de 83 anos beneficiou-se da cirurgia de Voronoff, "embora ele tenha cometido a imprudência de deixar minha clínica em Auteuil meia hora depois da operação, para poder voltar para casa de automóvel". Na ocasião em que Voronoff estava relatando esses sucessos, o homem estava com 85 anos e, a julgar pelas fotografias de antes e depois, em melhor forma do que nunca. Outro paciente inglês aparece desanimado e entediado numa fotografia tirada quando estava com 74 anos; aos 77, ele aparece correndo de polainas na direção da máquina fotográfica.

A hora de Voronoff passou, porém, e sua morte uns trinta anos depois dessas experiências quase não foi notada. Ele sobrevive em criações ficcionais, como a do ambicioso dr. Obispo no romance de

Aldous Huxley *Também o cisne morre*, que tem esperanças de explorar a longevidade da carpa para prolongar a vida de seu empregador californiano, semelhante a Hearst; e o professor moscovita Preobrajenski em *Um coração de cachorro*, de Mikhail Bulgakov, que implanta testículos humanos e uma pituitária num vira-lata. O cachorro rapidamente adquire as piores características tanto de cães quanto de homens, numa sátira ao comportamento que o Partido Comunista esperava do novo cidadão "soviético".

A missão desesperada de Serge Voronoff faz com que nos lembremos de que talvez a mais importante extensão humana de todas seja uma vida prolongada. Quem não gostaria de mais alguns anos — ou décadas — de vida saudável?

Por trás dessa ideia há duas forças poderosas, uma de atração, a outra de repulsa. A primeira é a perspectiva sedutora da continuidade do aumento em longevidade de que a humanidade desfruta desde o advento da ciência moderna. No decurso da história humana, a idade à qual podemos calcular morrer triplicou. Em 1750, um sueco (os suecos são os que mantêm os melhores registros históricos da mortalidade) podia esperar viver até os 38 anos. Desde 1950, os americanos acrescentaram uma média de nove anos à vida. Na Grã-Bretanha, a expectativa de vida aumentou em quase dois anos inteiros durante apenas oito anos da década passada. Na maior parte do mundo desenvolvido, a expectativa de vida agora está em torno de 80 anos. Essa taxa de aumento é relativamente constante, e há controvérsias sobre quando — ou se — ela vai atingir seu limite.

O segundo fator é naturalmente o espectro da morte. Como o cirurgião e escritor americano Sherwin Nuland observa, hoje em dia ninguém tem permissão para morrer simplesmente de velhice. Departamentos governamentais de saúde em nível nacional e a Organização Mundial da Saúde mantêm estatísticas que exigem uma causa da morte a ser dada em todos os casos. "Todos devem morrer de alguma forma identificada." É evidente que esses dados são úteis

EXPANDINDO O TERRITÓRIO

para os planejadores de atendimento de saúde e para os atuários, que precisam saber os riscos de mortalidade de perturbações médicas e acidentes. Mas *todas as* mortes? O que de fato subjaz a esse impulso por atribuir uma causa? Saber a causa da morte *compensa* o quê? O que isso revela sobre nossa forma de lidar com a morte? Sem dúvida, seu efeito é o de nos fazer pensar na morte como um acidente, como algo que pode ser previsto — talvez até mesmo evitado — se ao menos tivermos cuidado suficiente. Morrer aos 85 anos, digamos, poderia parecer exigir pouca explicação. Mas morrer aos 85 anos em consequência de complicações decorrentes de uma queda — que por acaso foi exatamente como Serge Voronoff chegou ao fim — faz surgir uma quantidade de perguntas. Como ele caiu? Essa queda poderia ter sido evitada? Quais foram as complicações? Teria sido possível esquivar-se delas? E se ele não tivesse caído? Por mais quanto tempo teria vivido?

Os visionários de hoje não se satisfazem em estender a vida um pouquinho. Eles querem estendê-la muito. E acreditam que estão prestes a ter as ferramentas científicas para tanto. Sua abordagem já não é a de espremer mais um ano aqui e um ano ali, com base no que conseguem extrair, em termos intelectuais ou cirúrgicos, de animais ou seres humanos excepcionalmente longevos. Seu raciocínio é totalmente mais ousado e, pode-se dizer, hostil à tradicional filosofia da biologia. Em suma, eles consideram a morte uma falha técnica. Seu projeto é identificar as causas dessa falha e depois descobrir meios para eliminar essas causas, uma a uma. Por isso, ganharam o rótulo de trans-humanistas ou, mais especificamente, imortalistas.

O pensador mais pitoresco e controvertido dessa nova leva é Aubrey de Grey, que é o cofundador da SENS Foundation. SENS é o acrônimo de Strategies for Engineered Negligible Senescence [Estratégias para uma Senescência Negligível Engenhada]. De Grey havia trabalhado no departamento de genética da Universidade de Cambridge, algo que emprestou a seu projeto um ar de credibilidade ao qual ele não faz jus totalmente. Na verdade, ele é um cientista da computação, e foi nessa função que trabalhou no departamento, apenas se interessando pela genética quando se casou com uma geneticista de lá.

Nós nos encontramos num pub à beira-rio bem longe do centro acadêmico de Cambridge. Fora a caneca de cerveja na mão, Aubrey tem toda a aparência de um guru, até mesmo a barba que desce até a altura do umbigo e que ele afaga pensativo, enquanto se lança num número bem ensaiado de sua ascensão à fama. Seus primeiros trabalhos teóricos, publicados em periódicos especializados em gerontologia, dedicavam-se ao estudo da teoria do envelhecimento por radicais livres, que sustenta que o envelhecimento pode ser atribuído a um dano progressivo às células do corpo infligido por oxidantes e outros radicais livres (moléculas com elétrons desemparelhados). De Grey propôs um mecanismo intrincado pelo qual o DNA mitocondrial mutante — o DNA localizado no interior do que é efetivamente a sala de máquinas de cada célula — prejudica a capacidade da célula de lidar com o ataque de radicais livres. Ele expandiu sua tese, transformando-a num livro, e com base nela obteve um doutorado em 2000. Na ocasião, porém, ele reconheceu que o DNA mitocondrial era apenas um fator provável envolvido no envelhecimento, não sua causa única. As especulações de Grey tornaram-se mais polêmicas e de maior alcance. Ele começou a publicar trabalhos com títulos instigantes como "An Engineer's Approach to the Development of Real Anti-Aging Medicine" [Abordagem de um engenheiro ao desenvolvimento de uma verdadeira medicina contra o envelhecimento] e "Is Human Aging Still Mysterious Enough to Be Left Only to Scientists?" [O envelhecimento humano ainda é misterioso o bastante para ser deixado somente nas mãos dos cientistas?]. Ele se atreveu a tratar não só da interrupção do envelhecimento, mas de fato de sua reversão, e de fazer isso "em questão de décadas". Essa promessa audaciosa lançou-o no circuito internacional de conferências, onde ele prosperou. Sua afirmação subsequente de que logo poderíamos esperar viver até os mil anos foi amplamente repetida na mídia. Rapidamente ele a distorceu para sugerir,

EXPANDINDO O TERRITÓRIO

de modo empolgante, que a primeira pessoa destinada a viver até os mil anos talvez já estivesse viva.

Mesmo assim, Aubrey me informa que "previsões sobre a longevidade são o que há de menos controverso no que eu digo". O que realmente o deixou em apuros foi o fato de ele identificar, um a um, os grandes avanços que precisam ser feitos para que possamos viver mais algumas décadas. Depois disso, afirma ele alegremente, prolongar ainda mais a vida torna-se muito mais fácil. Na lista há sete causas para a morte, relacionadas, em particular, com a substituição, ou não, de células pelo corpo, bem como sua contaminação ou lesão por fatores externos, sendo que cada um desses e todos em conjunto deverão ser enfrentados com sucesso, se quisermos que a vida humana seja prolongada em termos significativos. A lista de pedidos do projeto de De Grey parece prática, e isso preocupou pesquisadores ortodoxos de biologia, que começaram a dar a impressão de estar fazendo muito pouco para melhorar nossas perspectivas de vida. "Eu ponho as pessoas numa posição muito conflitante. Elas não conseguem ver um furo em minha argumentação. E têm um medo terrível de que eu esteja certo", diz Aubrey.

As estruturas que De Grey reuniu em torno de si sugerem ainda mais uma seriedade de propósito. Ele ajudou a estabelecer a SENS Foundation — sediada na otimista Califórnia, não em Cambridge — para pagar por pesquisas que investiguem a prevenção do envelhecimento por meio de doações de caridade e instituiu o Methuselah Mouse Prize, um prêmio para cientistas que conseguirem estender a longevidade de camundongos de laboratório. Os doadores vão desde engenheiros a leitores de ficção científica, incluindo fanáticos pela boa forma física além dos que fazem doações em homenagem a entes queridos falecidos.

A pesquisa científica tradicional pode ter sido relapsa. Mas descubro que Aubrey sente o mesmo desdém pela cultura popular. A ficção científica que se dedica à ideia de ampliar a vida humana desperta uma ira surpreendente. "Está claro que suas especulações são

326 ANATOMIAS

exclusivamente para o entretenimento", diz ele. Isso manda a mensagem implícita de que a morte é aceitável. "Considero essa atitude absolutamente trágica e estarrecedora. Agora que a biotecnologia nos levou a um ponto em que temos uma possibilidade séria de atingir o alvo, toda essa questão da negação importa ainda mais. A origem da negação é o puro terror. É universal em termos culturais. Só os que trabalham com biogerontologia não compartilham disso. Esses têm outros motivos para não gostar de mim", acrescenta Aubrey, em tom de provocação.

De Grey viu o pior lado do *establishment* científico em 2005, quando a *Technology Review*, uma revista respeitada do Massachusetts Institute of Technology, encomendou um perfil de De Grey a Sherwin Nuland, que, como já vimos, apoia os que De Grey chama com desdém de "defensores do envelhecimento". Em oposição ao idealismo visionário de De Grey, o tom de Nuland foi circunspecto, professoral e fatalista; ele se contentava em ver o nível de expectativa de vida humana atingir um "máximo biologicamente provável" de 120 anos. O artigo teve por prefácio um editorial desavisado, que se resumiu a um ataque ofensivo à pessoa de De Grey. Ocorre que esse tipo de ataque apenas promove a imagem pessoal de De Grey, de um dissidente combatido, mas cheio de razão. "Estou agora pelo menos no estágio três e meio* de Gandhi", diz ele.

A ligação entre De Grey e Voronoff e qualquer outro cientista que procure prolongar a vida é o fato de que, no nível das células, de fato existe a imortalidade. Nem todas as células morrem. Em particular, as células germinativas exibem o que se conhece por "imortalidade biológica". Por que motivo isso acontece, enquanto outras células perecem, continua a ser o foco de muita pesquisa. Consciente disso, o biólogo do desenvolvimento Lewis Wolpert — homem que não se

---

*Alusão a uma citação de Gandhi, segundo a qual cada movimento teria quatro estágios: "Primeiro, eles te ignoram, depois riem de ti, depois te atacam e no fim vences." (*N. da T.*)

EXPANDINDO O TERRITÓRIO

furta a controvérsias na defesa do racionalismo científico — revela uma tolerância surpreendente em sua opinião sobre os imortalistas. Ele não acredita que eles venham a ter sucesso; mas, diferentemente dos editores da *Technology Review*, que usaram o termo na primeira capa da publicação, não os descarta como "birutas". As células germinativas — o óvulo e o espermatozoide — não envelhecem; e são apenas as células criadas dali em diante no embrião em desenvolvimento que são mortais. "Potencialmente, portanto", admitiu Wolpert na rádio BBC em 2011, "todas as causas de morte são não naturais".

Fico com a impressão de que nada irrita Aubrey de Grey mais do que esta réplica recorrente: bom, mas o que vamos fazer com todo esse tempo a mais? "Os eruditos chegam a ser simplesmente constrangedores nesse ponto", diz ele. Mas não se trata de uma questão banal. A extensão humana não faz sentido se não for dirigida para um objetivo. Nós usamos nossas extensões tecnológicas para andar mais rápido, pular mais alto, ver o mundo de uma forma diferente. Então, por que prolongar a vida? O que ela nos daria que nós já não temos? Insisto na pergunta. E para você, em termos pessoais? Aubrey faz um esforço para pensar com criatividade no que poderia fazer. "É uma loucura total tomar decisões desse jeito", explode ele. "Mais tempo para fazer o quê? Não faço a menor ideia. E é esse o sentido da coisa. Até agora, minha vida foi relativamente imprevisível, e isso é ótimo. Trata-se de tempo *a mais*. Mas o tempo a mais é uma vantagem colateral. O principal tem a ver com a *saúde*. Meus motivos são humanitários.

"Se você ainda estiver com 30 anos sob o aspecto biológico aos 85 anos de idade, o golfe já deve estar ficando desinteressante", continua ele, com um sorriso. "Então, tem-se a oportunidade de experimentar outras coisas. Carreiras profissionais em série e relacionamentos em série são bem mais comuns agora; de modo que isso apenas estenderia um padrão." E então ele tenta explicitar tudo com uma piada: "Tantas mulheres, tanto tempo à disposição." Está claro que esta é uma frase de efeito de seu agrado, pois mais tarde descubro que ele a vem usando há anos. No entanto, ela expõe o ponto principal que ele está deixando de fora. Nós vivemos para sempre por meio de nossos filhos.

Elas podem não chegar a conclusões que agradem a De Grey, mas, para mim, muitas de nossas histórias examinam a extensão da longevidade com uma sutileza considerável. Personagens extremamente idosos sempre fizeram parte de um repertório convencional. Na Bíblia, Matusalém viveu 969 anos. Creio que esse é um exagero compreensível. Em tempos remotos, quando as pessoas em sua maioria morriam antes dos 30 anos, uma boa quantidade mesmo assim sobrevivia até o dobro ou o triplo dessa idade. Não é assim nos dias de hoje, quando a maioria de nós morre por volta da mesma idade, e não existe entre nós nenhuma representação equivalente de pessoas com 150 ou 200 anos. Na verdade, essa diferença de estatística poderia ser interpretada como uma pista de que há menos espaço para estender a vida humana do que De Grey imagina.

No Gênesis, a idade de Matusalém é mencionada mais ou menos como algo de conhecimento público. Em histórias mais recentes, porém, personagens idosíssimos são utilizados para dramatizar os dilemas morais do envelhecimento e da mortalidade. Eles preveem algumas das questões sociais e econômicas com que se depara a moderna gerontologia. Por exemplo, os Struldbrugs nas *Viagens de Gulliver* envelhecem mas não morrem. Por esse motivo, precisam ser declarados legalmente mortos para serem impedidos de açambarcar riquezas que poderiam ser desfrutadas por gerações mais jovens.

Contudo, a história que capta com mais exatidão o cenário visualizado por De Grey e seus confrades, de uma perspectiva de vida muito estendida — mas talvez não infinita —, e da extensão da flor da idade, em vez da extensão da velhice, é *O segredo de Makropulos*, uma peça de Karel Čapek, de 1922, posteriormente adaptada para a ópera por Leoš Janáček. O segredo do título é uma fórmula desenvolvida em 1601 por um certo Hieronymus Makropulos para seu patrono, o imperador Rodolfo II, que pode prolongar a vida em trezentos anos.

Com receio de ser envenenado, Rodolfo exige que Makropulos faça primeiro um teste dando a poção a sua filha de 16 anos, Elina. A ação da peça começa, porém, em 1922 em Praga, onde um complexo processo jurídico vem se arrastando há quase um século. A glamourosa cantora Emilia Marty é uma testemunha-chave e demonstra ter uma estranha familiaridade com aspectos antigos do caso, em especial com uma série de mulheres, todas com as iniciais E. M. Enfim, Emilia conta sua história: ela é Elina, nascida em 1585, que veio vivendo através dos séculos desde então, periodicamente mudando de nome para evitar suspeitas acerca de sua idade, e deixando para trás um rastro de admiradores abandonados. Agora, como a cínica Emilia Marty, cansada da vida, mas temerosa da morte, ela é a única que sabe onde a fórmula está escondida; e ela mesma está precisando de uma dose complementar se quiser sobreviver um pouco mais. No final, porém, ela decide abdicar da oportunidade de renovar sua vida e entrega a fórmula. Os protagonistas e advogados no caso todos a recusam; e ela acaba sendo passada para a jovem filha do assistente jurídico, que é uma aspirante a cantora, com a mesma idade que Elina tinha quando tomou a poção. Sem hesitar, a moça queima a fórmula, e Emilia/Elina finalmente morre à esplêndida idade de 337 anos.

Quando viu a peça, Janáček estava no frutífero outono de sua carreira, rejuvenescido pela paixão por uma mulher muito mais nova, Kamila Stösslová. Ele imediatamente tratou de adaptar a inteligente comédia de ideias de Čapek para transformá-la numa comovente tragédia pessoal. "Somos felizes porque sabemos que nossa vida não é longa", comentou ele com Kamila. "[A]quela mulher, a beldade de 337 anos, já não tinha coração."

O tema de Čapek é retomado pelo filósofo Bernard Williams num ensaio "sobre o tédio da imortalidade". Williams não considera nem um pouco estranho que a existência de E. M. tenha perdido todo o significado. "Quanto mais se reflete, com qualquer grau de realismo, sobre as condições da vida interminável de E. M., menos parece ser uma mera contingência o fato de ela ter se esfriado como ocorreu", escreve ele. Para De Grey, esse tipo de conversa não passa de derrotismo — e é interessante salientar, por sinal, que o próprio Williams tem o cuidado de não se deixar levar a dizer qual seria uma idade apropriada para esse esfriamento começar. Chegar a dizer isso exporia a fraqueza de sua argumentação e o ponto forte da argumentação dos imortalistas.

É claro que o tédio é uma reação inadequada para as oportunidades que a vida oferece em qualquer idade. E. M. viveu como várias personas e se cansou de cada uma delas. Ela tentou os relacionamentos em série pelos quais De Grey anseia, e descobriu que até mesmo a eles faltava alguma coisa. Entretanto, se realmente tivermos uma lista de coisas que planejamos fazer em nosso próximo século — fazer amor com belas parceiras, escrever aquele romance, ganhar um ouro na Olimpíada, você pode fazer sua própria lista —, precisamos nos perguntar por que não estamos fazendo cada uma dessas coisas agora, enquanto positivamente temos a oportunidade. As respostas são diferentes em cada caso, e você pode se surpreender com algumas delas.

EPÍLOGO: A VOLTA AO LAR

Enquanto escrevi este livro, fui interrompido de vez em quando por notícias de exposições públicas com nomes como "Human+" e "Super-human", e até mesmo a publicação de um livro intitulado *Humanity 2.0*, de modo enigmático, embora audacioso, suponho eu. Aprendi que os termos "pós-humano" e "trans-humano" decerto não estão confinados ao gênero da ficção científica. Li que nossa própria carne está em jogo "em nossos tempos pós-humanos", e que as "fronteiras entre o humano e o não humano foram totalmente violadas". Outro livro tem o seguinte subtítulo (otimista? ameaçador?): *Quando os humanos transcendem a biologia*.

Mas a verdade é que li, também, sobre o "aperfeiçoamento" e a "otimização" do corpo humano biológico — embora muitas vezes com pouca noção da direção na qual se encontra o aprimoramento. Vi como a disciplina emergente da biologia sintética — o uso de um conjunto de tecnologias que permite que dispositivos biológicos funcionais sejam fabricados a partir de matérias-primas artificiais — está incentivando não apenas biólogos, mas também engenheiros e projetistas, a especular em termos cada vez mais práticos sobre o tipo de mudanças que poderíamos fazer. "A definição de 'humano' vai se ampliar", afirma um manifesto nem um pouco atípico. "Os filhos de nossos filhos não serão nada parecidos conosco. E isso será proposital."

O que considero espantoso na retórica de ambos os grupos — o dos que querem transcender ao corpo e o dos que querem transformá-lo — é sua adoção sem questionamento crítico da linguagem da cultura do consumo, com a implicação de que nosso próprio corpo é uma mercadoria a ser encomendada e escolhida, comprada e vendida, sendo até mesmo devolvida à loja se não gostarmos dela. Essa linguagem é caracterizada sobretudo pelo jargão de publicidade usado para vender tecnologia digital. O corpo-como-máquina cartesiano foi reinterpretado à luz tanto da ciência médica moderna como do desenvolvimento da inteligência artificial para tornar-se o corpo-como-computador. Vemos erguer-se diante de nós um novo corpo que somos instados a descrever não em partes, mas, por assim dizer, em bits. A suposição implícita a esse reposicionamento é a de que nossa espécie está pronta para um *upgrade*, além de já merecê-lo.

Enquanto os imortalistas buscam meramente modos para viver mais tempo ou para sempre em nosso próprio corpo, os trans-humanistas desdenham por completo da existência corpórea e desejam escapar dela. Seu objetivo consiste em ser capaz de dar um *"upload"* na nossa mente, conectando-a a alguma imensa rede etérea, deixando totalmente de ser dependente da carne ou, por sinal, da biosfera necessária para sustentá-la. (Até onde me foi possível verificar, todos os proponentes dessas fantasias são homens. Por outro lado, grande parte da filosofia da corporalidade mais instigante vem de mulheres, que parecem mais satisfeitas, ou resignadas, com a perspectiva de continuar a viver a vida no corpo que nos foi dado.)

Nada disso é novidade. A ideia de que o corpo é a prisão da alma remonta à filosofia de Platão, muito anterior a Descartes. Portanto, o entusiasmo atual com a mente desincorporada não pode ser atribuído exclusivamente ao momento tecnológico em que nos encontramos. Ele é mais revelador de um intenso desconforto e insatisfação com o corpo. A ciência reflete esse desconforto com sua implacável concentração de foco nos menores componentes de nossa existência biológica. Artistas plásticos estão sintonizados com ele de um modo diferente, explorando nossas ansiedades corporais com um retorno à arte figurativa e projetos híbridos, para criar arte com tecidos biológicos e "criaturas semivivas". Ao mesmo tempo, qualquer exposição

EPÍLOGO: A VOLTA AO LAR

pública de corpos humanos reais, com qualquer objetivo, e em qualquer estado de preparação ou decomposição, gera controvérsia.

A inferência de que o corpo não passa de um inconveniente nos afasta mais do que nunca de alguma reconciliação significativa entre corpo e mente. Nós realmente aspiramos a escapar do corpo? Em caso positivo, para onde? Um lugar melhor, um lugar seguro, de ordem e regularidade, de desempenho confiável e previsível? Esse sonho não é nenhuma extensão da vida humana, mas, sim, uma negação de sua verdadeira natureza. Ele finge que nossa mente é uma máquina de nossa própria e brilhante criação: estamos tão enlevados com os computadores que inventamos que damos a impressão de querer ser mais parecidos com eles. De modo conveniente, ele esquece que nossa mente é biológica, também, e que ela reside em nosso corpo e dele depende.

Não há como escapar. Mas isso não significa que devamos encarar como uma prisão o que na realidade é nosso lar. E é um lugar e tanto.

REFERÊNCIAS E BIBLIOGRAFIA SELECIONADA

Referências gerais

Aldersey-Williams, Hugh, Ken Arnold, Mick Gordon, Nikolaos Kotsopoulos, James Peto e Chris Wilkinson (orgs.), *Identity and Identification* (Londres: Black Dog Publishing, 2009).

Andrews, Lori, e Dorothy Nelkin, *Body Bazaar: The Market for Human Tissue in the Biotechnology Age* (Nova York: Crown, 2001).

Aubrey, John, *Brief Lives* (org.), Oliver Lawson Dick (Harmondsworth: Penguin, 1972).

Barcan, Ruth, *Nudity: A Cultural Anatomy* (Oxford: Berg, 2004).

Blood, Sylvia K., *Body Work: The Social Construction of Women's Body Image* (Londres: Routledge, 2005).

Butler, Judith, *Bodies That Matter* (Londres: Routledge, 1993).

Bynum, Caroline W., *Metamorphosis and Identity* (Nova York: Zone, 2001).

Cartwright, Lisa, *Screening the Body: Tracing Medicine's Visual Culture* (Minneapolis: University of Minnesota Press, 1995).

Crooke, Helkiah, *Microcosmographia: A Description of the Body of Man Together with the Controversies and Figures Thereto Belonging* (Londres: W. Iaggard, 1618).

Cunningham, Andrew, *The Anatomical Renaissance* (Aldershot: Ashgate, 1997).

Detsi-Diamanti, Zoe, Katerina Kitsi-Mitakou e Effie Yiannpoulou, *The Future of Flesh: A Cultural Survey of the Body* (Nova York: Palgrave Macmillan, 2009).

Elias, Norbert, *The History of Manners* (Nova York: Pantheon, 1978).

Gage, John, *Colour and Culture* (Londres: Thames and Hudson, 1993).

Gallagher, Catherine, e Thomas Laqueur (orgs.), *The Making of the Modern Body: Sexuality and Society in the Nineteenth Century* (Berkeley: University of California Press, 1987).

Gilman, Sander L., *Making the Body Beautiful: A Cultural History of Aesthetic Surgery* (Princeton: Princeton University Press, 1999).

Gould, Stephen Jay, *Eight Little Piggies* (Londres: Penguin, 1994).

_____, *The Mismeasure of Man* (Londres: Penguin, 1997).

Gray, Henry, *Gray's Anatomy*, ed. de 1901, org. T. Pickering Pick (Filadélfia: Running Press, 1974).

Haraway, Donna, *Simians, Cyborgs and Women: The Reinvention of Nature* (Londres: Free Association Press, 1991).

Hillman, David, e Carla Mazzio (orgs.), *The Body in Parts: Fantasies of Corporeality in Early Modern Europe* (Nova York: Routledge, 1997).

Kemp, Martin, e Marina Wallace, *Spectacular Bodies: The Art and Science of the Human Body from Leonardo to Now* (Berkeley: University of California Press, 2000).

Kristeva, Julia, *The Powers of Horror: An Essay on Abjection*, trad. Leon Roudiez (Nova York: Columbia University Press, 1982).

Kuriyama, Shigehisa, *The Expressiveness of the Body and the Divergence of Greek and Chinese Medicine* (Nova York: Zone Books, 1999).

Kussi, Peter (org.), *Toward the Radical Center: A Karel Capek Reader* (North Haven, CT: Catbird Press, 1990).

Lock, Margaret, *Twice Dead: Organ Transplants and the Reinvention of Death* (Berkeley: University of California Press, 2002).

MacDonald, Helen, *Human Remains: Dissection and Its Histories* (New Haven, CT: Yale University Press, 2006).

Marieb, Elaine N., e Jon Mallatt, *Human Anatomy*, 3. ed. (San Francisco: Benjamin Cummings, 2001).

Martini, Frederic H., *Fundamentals of Anatomy and Physiology*, 6. ed. (San Francisco: Benjamin Cummings, 2004).

Montaigne, Michel de, *The Complete Essays*, trad. M. A. Screech (Londres: Allen Lane, 1991).

Moore, Lisa Jean, e Mary Kosut, *The Body Reader: Essential Social and Cultural Readings* (Nova York: New York University Press, 2010).

Nuland, Sherwin B., *How We Die* (Londres: Chatto and Windus, 1994).

_____, *How We Live: The Wisdom of the Body* (Londres: Chatto and Windus, 1997).

Onions, R. B., *The Origins of European Thought about the Body, the Mind, the Soul, the World, Time and Fate* (Cambridge: Cambridge University Press, 1951).

Orbach, Susie, *Bodies* (Londres: Profile, 2009).

Ovídio, *Metamorphoses*, trad. David Raeburn (Londres: Penguin, 2004).

Petherbridge, Deanna, e L. J. Jordanova, *The Quick and the Dead: Artists and Anatomy* (Londres: Hayward Gallery, 1997).

Porter, Roy, *Flesh in the Age of Reason* (Londres: Allen Lane, 2003).

REFERÊNCIAS E BIBLIOGRAFIA SELECIONADA   337

Rabelais, Francois, *Gargantua and Pantagruel*, trad. M. A. Screech (Londres: Penguin, 2006).

Richardson, Ruth, *Death, Dissection and the Destitute*, 2. ed. (Chicago: University of Chicago Press, 2000).

Rose, Nikolas, *Inventing Our Selves: Psychology, Power and Personhood* (Cambridge: Cambridge University Press, 1996).

Rousselet, Jean (org.), *Medicine in Art: A Cultural History* (Nova York: McGraw-Hill, 1967).

Saunders, Corinne, Ulrike Maude e Jane Macnaughton, orgs., *The Body and the Arts* (Basingstoke: Macmillan, 2009).

Sawday, *The Body Emblazoned: Dissection and the Human Body in Renaissance Culture* (Londres: Routledge, 1995).

Schama, Simon, *Rembrandt's Eyes* (Nova York: Alfred A. Knopf, 1999).

Schupbach, William, "The Paradox of Rembrandt's 'Anatomy of Dr. Tulp'", *Medical History*, Suplemento n. 2 (Londres: Wellcome Institute for the History of Medicine, 1982).

Sharp, Lesley A., *Strange Harvest: Organ Transplants, Denatured Bodies and the Transformed Self* (Berkeley: University of California Press, 2006).

____, *Bodies, Commodities, and Biotechnologies* (Nova York: Columbia University Press, 2007).

Shelley, Mary, *Frankenstein, or The Modern Prometheus* (Harmondsworth: Penguin, 1994).

Shorter, Edward, *A History of Women's Bodies* (Londres: Allen Lane, 1983).

Stafford, Barbara Maria, *Body Criticism: Imaging the Unseen in Enlightenment Art and Medicine* (Cambridge, MA: MIT Press, 1991).

Sterne, Laurence, *The Life and Opinions of Tristram Shandy, Gentleman* (Londres: Penguin, 1997).

Sweet, Matthew, *Inventing the Victorians* (Londres: Faber and Faber, 2001).

Turner, Bryan S., *The Body and Society: Explorations in Social Theory*, 2. ed. (Londres: Sage, 1996).

Vesalius, Andreas, *De Humani Corporis Fabrica* (San Francisco: Norman Publishing, 1998).

Walters, Margaret, *The Male Nude: A New Perspective* (Nova York: Paddington Press, 1978).

Warner, Marina, *Monuments and Maidens: The Allegory of the Female Form* (Londres: Weidenfeld and Nicolson, 1985).

Welton, Donn (org.), *Body and Flesh: A Philosophical Reader* (Malden, MA: Blackwell, 1998).

Referências por capítulo

Introdução

McCandless, David, *Information Is Beautiful* (Londres: Collins, 2010).

Prólogo: A lição de anatomia

Broos, B., N. E. Middelkoop, P. Noble e J. Wadum, *Rembrandt under the Scalpel* (Haia: Mauritshuis, 1998).

de Vries, A. B., M. Tóth-Ubbens e W. Froentjes, *Rembrandt in the Mauritshuis: An Interdisciplinary Study* (Alphen aan de Rijn: Sijthoff and Noordhoff, 1978).

Heckscher, W. S., *Rembrandt's Anatomy of Dr. Nicolaes Tulp: An Iconological Study* (Nova York: New York University Press, 1958).

Volkenandt, Claus, *Rembrandt: Anatomie eines Bildes* (Munique: Wilhelm Fink, 2004).

Mapeando o território

Burke, Edmund, *A Philosophical Enquiry into the Origin of Our Ideas of the Sublime and Beautiful* (Londres: Routledge, 2008).

Carroll, Lewis, *Alice in Wonderland* (Londres: Macmillan, 1996).

Cartwright, Lisa, "A Cultural Anatomy of the Visible Human Project", in Paula Treichler, Lisa Cartwright e Constance Penley, orgs., *The Visible Woman: Imaging Technologies, Gender, and Science* (Nova York: New York University Press, 1998), p. 21-43.

Epiteto, *The Discourses*, org. e trad. W. A. Oldfather (Londres: Heinemann, 1926-8).

Galton, Francis, "Pocket Registrator for Anthropological Purposes", *Nature*, vol. 22 (1880), 478.

_____, *The Narrative of an Explorer in Tropical South Africa* (Londres: Ward, Lock, 1889).

Haldane, J. B. S., "On Being the Right Size", *Harper's Magazine* (mar. 1926).

Jencks, Charles, *Le Corbusier and the Tragic View of Architecture* (Harmondsworth: Penguin, 1987).

Le Corbusier, *The Modulor* (Basileia: Birkhaüser, 2004).

Leonardo da Vinci, *The Notebooks*, org. Irma A. Richter (Oxford: Oxford University Press, 1980).

Spenser, Edmund, *The Faerie Queene* (Harmondsworth: Penguin, 1978).

REFERÊNCIAS E BIBLIOGRAFIA SELECIONADA 339

Swift, Jonathan, *Gulliver's Travels* (Londres: Penguin, 2001).

Vitrúvio, *Ten Books on Architecture*, trad. Ingrid D. Rowland (Cambridge: Cambridge University Press, 1999).

Waldby, Catherine, *The Visible Human Project* (Londres: Routledge, 2000).

Wittgenstein, Ludwig, *Philosophical Investigations* (Oxford: Blackwell, 1953/2001).

A carne

Hillman, David, *Shakespeare's Entrails: Belief, Scepticism and the Interior of the Body* (Basingstoke: Palgrave Macmillan, 2007).

Johnson, Paul, *Elizabeth I: A Study in Power and Intellect* (Londres: Weidenfeld and Nicolson, 1974).

Kail, Aubrey C., *The Medical Mind of Shakespeare* (Sydney: MacLennan and Petty, 1986).

Levi-Navarro, Elena, *The Culture of Obesity in Early and Late Modernity: Body Image in Shakespeare, Jonson, Middleton, and Skelton* (Nova York: Palgrave Macmillan, 2008).

Morris, Richard, Heinrich Hupe e Max Kaluza (orgs.), *Cursor Mundi: A Northumbrian Poem of the XIVth Century* (Londres: Oxford University Press, 1962).

Plínio, o Velho, *Natural History: A Selection*, org. e trad. John F. Healy (Londres: Penguin, 2004).

Swami, Viren, Maggie Gray e Adrian Furnham, "The Female Nude in Rubens: Disconfirmatory Evidence of the Waist-to-Hip Ratio Hypothesis of Female Attractiveness", *Imagination, Cognition and Personality*, vol. 26 (2006-7), 139-47.

Os ossos

Bogin, Barry, *The Growth of Humanity* (Nova York: Wiley, 2001).

Brecher, Ruth, e Edward M. Brecher, *The Rays: A History of Radiology in the United States and Canada* (Baltimore: Williams and Wilkins, 1969).

Gordon, J. E., *Structures, or Why Things Don't Fall Down* (Londres: Penguin, 1991).

Mann, Thomas, *The Magic Mountain*, trad. H. T. Lowe-Porter (Londres: Secker and Warburg, 1946).

McGrath, Roberta, *Seeing Her Sex: Medical Archives and the Female Body* (Manchester: Manchester University Press, 2002).

Paley, W., *Natural Theology, or Evidences of the Existence and Attributes of the Deity*, 12. ed. (Londres: J. Faulder, 1809).

Shipman, Pat, Alan Walker e David Bichell, *The Human Skeleton* (Cambridge, MA: Harvard University Press, 1985).

Stokes, Ian A. F., *Mechanical Factors and the Skeleton* (Londres: John Libbey, 1981).

Retalhando o território

Atlas, Michel C., "Ethics and Access to Teaching Materials in the Medical Library: The Case of the Pernkopf Atlas", *Bulletin of the Medical Libraries Association*, vol. 89, n. 1 (2001), 51-8.

Darwin, Charles, *The Origin of Species* (Londres: Penguin, 1985).

Dodd, Philip, *The Reverend Guppy's Aquarium* (Londres: Random House, 2007).

Hayes, Bill, *The Anatomist: A True Story of Gray's Anatomy* (Nova York: Ballantine, 2008).

Hunter, John, *The Natural History of the Human Teeth* (Londres: J. Johnson, 1778).

Hunter, William, *The Anatomy of the Human Gravid Uterus* (Birmingham: John Baskerville, 1774).

Knox, Robert, *A Manual of Artistic Anatomy* (Londres: H. Renshaw, 1852).

Lawrence, Susan C., e Kate Bendixen, "His and Hers: Male and Female Anatomy in Anatomy Texts for US Medical Students", *Social Science and Medicine*, vol. 35 (out. 1992), 925-33.

McCulloch, N. A., D. Russel e S. W. McDonald, "William Hunter's Gravid Uterus: The Specimens and Plates", *Clinical Anatomy*, vol. 15, n. 4 (2002), 253-62.

O'Connell, Helen E., Kalavampara V. Sanjeevan e John M. Huston, "Anatomy of the Clitoris", *Journal of Urology*, vol. 174 (2005), 1189-95.

O'Malley, C. D., *Andreas Vesalius of Brussels 1514-1564* (Berkeley: University of California Press, 1964).

Pernkopf, Eduard, *Atlas der topographischen und angewandten Anatomie des Menschen* (Munique: Urban und Schwarzenberg, 1963); traduzido como *Atlas of Topographical and Applied Human Anatomy*, org. Helmut Ferner, trad. Harry Monsen (Filadélfia: W. B. Saunders Company, 1963-64).

Rae, Isobel, *Knox the Anatomist* (Edimburgo: Oliver and Boyd, 1964).

Richardson, Ruth, *The Making of Mr Gray's Anatomy* (Oxford: Oxford University Press, 2008).

Shelton, Don, "The Emperor's New Clothes", *Journal of the Royal Society of Medicine*, vol. 105 (2010), 46-50.

REFERÊNCIAS E BIBLIOGRAFIA SELECIONADA 341

Sque, Magi, e Sheila Payne, *Organ and Tissue Donation: An Evidence Base for Practice* (Maidenhead: Open University Press, 2007).

A cabeça

Cooper, Wendy, *Hair: Sex, Society, Symbolism* (Londres: Aldus Books, 1971).

Courtenay-Smith, Natasha, "Why I'll Never Wear Hair Extensions Again, by Pop Star Jamelia", *Daily Mail* (18 de julho de 2008).

de Beauvoir, Simone, *Brigitte Bardot and the Lolita Syndrome* (Nova York: Arno Press, 1972).

Doddi, N. M., e R. Eccles, "The Role of Anthropometric Measurements in Nasal Surgery and Research: A Systematic Review", *Clinical Otolaryngology*, vol. 35 (2010), 277-83.

Gogol, Nikolai, *Plays and Petersburg Tales*, trad. Christopher English (Oxford: Oxford University Press, 1995).

Kershaw, Alister, *A History of the Guillotine* (Londres: J. Calder, 1958).

Meijer, Miriam Claude, *Race and Aesthetics in the Anthropology of Petrus Camper (1722-1789)* (Amsterdã: Rodopi, 1999).

Stora, Elie, *Un Médecin au XVIIe Siècle: François Bernier (1620-1688)* (Paris: Librairie Médicale Marcel Vigne, 1937).

O rosto

Bruce, Vicki, e Andy Young, *In the Eye of the Beholder: The Science of Face-Perception* (Oxford: Oxford University Press, 1998).

Bull, Ray, e Nichola Rumsey, *The Social Psychology of Facial Appearance* (Nova York: Springer Verlag, 1988).

Davis, Natalie Zemon, *The Return of Martin Guerre* (Cambridge, MA: Harvard University Press, 1983).

Galton, Francis, [fotografias compostas], Galton Papers 158/2 (UCL Special Collections).

Galton, Francis, "Generic Images", *Proceedings of the Royal Institution*, vol. 9 (1879), 161-70.

Galton, Francis, *Inquiries into Human Faculty and Its Development* (Londres: Macmillan, 1883).

Galton, Francis, *Memories of My Life* (Londres: Methuen, 1908).

Grann, David, "The Chameleon", *New Yorker* (11 de agosto de 2008).

Hume, David, *A Treatise of Human Nature*, org. L. A. Selby-Bigge e P. H. Nidditch (Oxford: Clarendon Press, 1978).

Langlois, Judith, e Lori Roggman, "Attractive Faces Are Only Average", *Psychological Science*, vol. 1 (1990), 115-21.

Lavater, Johann Caspar, *Essays on Physiognomy: For the Promotion* of *the Knowledge and the Love of Mankind*, trad. Thomas Holcroft (Londres: G. G. J. and J. Robinson, 1789).

Roe, John O., "A Classic Reprint: The Deformity Termed 'Pug-Nose' and Its Correction by a Simple Operation", *Aesthetic Plastic Surgery*, vol. 10 (1986), 89-91.

Royal College of Surgeons, *Facial Transplantation Working Party Report*, 2. ed. (Londres: Royal College of Surgeons, 2006).

O *cérebro*

Aldersey-Williams, Hugh, "Sharpest Look Yet inside the Body", *Popular Science* (junho 1988).

Anderson, Britt, e Thomas Harvey, "Alterations in Cortical Thickness and Neuronal Density in the Frontal Cortex of Albert Einstein", *Neuroscience Letters*, vol. 210 (1996), 161-4.

Combe, George, "On the Cerebral Development and Moral and Intellectual Character of Raphael Sanzio d'Urbino", *Phrenological Journal and Magazine of Moral Science*, vol. 19 (1846), 42-55.

Diamond, Marian C., Arnold B. Scheibel, Greer M. Murphy Jr e Thomas Harvey, "On the Brain of a Scientist: Albert Einstein", *Experimental Neurology*, vol. 88 (1985) 198-204.

Gall, Franz Joseph, *On the Functions of the Brain and of Each of Its Parts* (Boston: Marsh, Capen and Lyon, 1835).

Greene, Joshua D., Leigh E. Nystrom, Andrew D. Engell, John M. Darley e Jonathan D. Cohen, "The Neural Bases of Cognitive Conflict and Control in Moral Judgment", *Neuron*, vol. 44 (2004), 389-400.

Hare, Todd A., Colin F. Camerer e Antonio Rangel, "Self-Control in Decision-Making Involves Modulation of the vmPFC Valuation System", *Science*, vol. 324 (2009), 646-8.

Highfield, Roger, e Paul Carter, *The Private Lives of Albert Einstein* (Londres: Faber and Faber, 1993).

Kevles, Bettyann Holtzmann, *Naked to the Bone: Medical Imaging in the Twentieth Century* (New Brunswick, NJ: Rutgers University Press, 1997).

Limb, C. J., e A. R. Braun, "Neural Substrates of Spontaneous Musical Performance: An fMRI Study of Jazz Improvisation", *PLoS ONE*, vol. 3, n. 2 (2008), e1679.

"London Lyrics", *New Monthly Magazine and Literary Journal*, vol. 5 (1823), 428.

REFERÊNCIAS E BIBLIOGRAFIA SELECIONADA 343

Mitchell, Jason P., C. Neil Macrae e Mahzarin R. Banaji, "Dissociable Medial Prefrontal Contributions to Judgments of Similar and Dissimilar Others", *Neuron*, vol. 50 (2006), 655-63.

"On the Heads and Intellectual Qualities of Sir Isaac Newton and Lord Bacon", *Phrenological Journal and Magazine of Moral Science*, vol. 18 (1845), 153-6.

Penfield, Wilder, e Theodore Rasmussen, *The Cerebral Cortex of Man: A Clinical Study of Localization of Function* (Nova York: Macmillan, 1950).

Reeve, Henry, diário de viagens, 1805-06 (não publicado: Wellcome Library MS.5430).

Schott, G. D., "Penfield's Homunculus: A Note on Cerebral Cartography", *Journal of Neurology, Neurosurgery, and Psychiatry*, vol. 56 (1993), 329-33.

Simpson, James, "Observations on Some Recent Objections to Phrenology, Founded on a Part of the Cerebral Development of Voltaire", *Phrenological Journal and Miscellany*, vol. 3 (1825), 564-78.

Tomlinson, Stephen, *Head Masters: Phrenology, Secular Education, and Nineteenth-Century Social Thought* (Tuscaloosa, AL: University of Alabama Press, 2005).

Walton, Mark E., Joseph T. Devlin e Matthew F. S. Rushworth, "Interactions between Decision Making and Performance Monitoring within Prefrontal Cortex", *Nature Neuroscience*, vol. 7 (2004), 1259-65.

Wells, Samuel R., *The Illustrated Annual of Phrenology and Physiognomy* (Nova York: Fowler and Wells, 1869).

Witelson, Sandra F., Debra L. Kigar e Thomas Harvey, "The Exceptional Brain of Albert Einstein", *Lancet*, vol. 353 (1999), 2149-53.

O coração

Alberti, Fay Bound, *Matters of the Heart: History, Medicine and Emotion* (Oxford: Oxford University Press, 2010).

Armour, J. Andrew, "The Little Brain on the Heart", *Cleveland Clinical Journal of Medicine*, vol. 74 (2007), S48-S51.

Caplan, Arthur L., *If I Were a Rich Man Could I Buy a Pancreas?* (Bloomington: Indiana University Press, 1992).

Erickson, Robert A., *The Language of the Heart, 1600-1750* (Filadélfia: University of Pennsylvania Press, 1997).

Fox, Renée C., e Judith P. Swazey, *Spare Parts: Organ Replacement in American Society* (Nova York: Oxford University Press, 1992).

Kresh, J. Yasha, e J. Andrew Armour, "The Heart as a Self-Regulating System: Integration of Homeodynamic Mechanisms", *Technology and Health Care*, vol. 5 (1997), 159-69.

Nabokov, Vladimir, *Bend Sinister* (Londres: Weidenfeld and Nicolson, 1960).

Peto, James (org.), *The Heart* (New Haven, CT: Yale University Press, 2007).

Siegel, Jason T., e Eusebio M. Alvaro (orgs.), *Understanding Organ Donation* (Chichester: Wiley-Blackwell, 2010).

Thompson, D'Arcy, *On Growth and Form* (Cambridge: Cambridge University Press, 1992).

Titmuss, Richard M., *The Gift Relationship: From Human Blood to Social Policy* (Londres: George Allen and Unwin, 1970).

Vinken, Pierre, *The Shape of the Heart* (Amsterdã: Elsevier, 2000).

Young, Louisa, *The Book of the Heart* (Londres: HarperCollins, 2002).

O sangue

Arikha, Noga, *Passions and Tempers: A History of the Humours* (Nova York: Ecco, 2007).

Behrmann, Jason, e Vardit Ravitsky, "Do Canadian Researchers Have 'Blood on their Hands'?", *Canadian Medical Association Journal*, vol. 183 (2011), 1112.

Harvey, William, *Exercitatio Anatomica de Motu Cordis et Sanguinis in Animalibus* (Frankfurt: Sumptibus Guilielmi Fitzeri, 1628).

NHS Blood and Transplant, *Strategic Plan 2011-14* (Watford: NHSBT, 2011).

Piliavin, Jane Allyn, e Peter L. Callero, *Giving Blood: The Development of an Altruistic Identity* (Baltimore: Johns Hopkins University Press, 1991).

A orelha

Bronkhurst, Hans, *Vincent van Gogh* (Londres: Weidenfeld and Nicolson, 1990).

Carlyle, Thomas, *History of Friedrich II of Prussia, Called Frederick the Great* (Londres: Chapman and Hall, 1858-65).

Cohen, Ben, "A Tale of Two Ears", *Journal of the Royal Society of Medicine*, vol. 96, n. 6 (jun. 2003), 305-6.

Hughes, Robert, *Nothing If Not Critical* (Londres: Collins Harvill, 1990).

Kaufmann, Hans, e Rita Wildegans, *Van Goghs Ohr: Paul Gauguin und der Pakt des Schweigens* (Berlim: Osborg, 2008).

Pirsig, Wolfgang, "The Auricle in Visual Art", *Facial Plastic Surgery*, vol. 20, n. 4 (2004), 251-66.

REFERÊNCIAS E BIBLIOGRAFIA SELECIONADA 345

Pirsig, Wolfgang, e Jacques Willemots (orgs.), *Ear, Nose and Throat in Culture* (Oostende: G. Schmidt, 2001).

Walpole, Horace, *Anecdotes of Painting in England* (Londres: J. Dodsley, 1782).

Weber, Bruce, "J. Paul Getty III Dies; Had Ear Cut Off by Captors", *New York Times* (7 de fevereiro de 2011).

O olho

Armel, K. C., e V. S. Ramachandran, "Acquired Synesthesia in Retinitis Pigmentosa", *Neurocase*, vol. 5 (1999), 293-6.

Bach-y-Rita, Paul, Carter C. Collins, Frank A. Saunders, Benjamin White e Lawrence Scadden, "Vision Substitution by Tactile Image Projection", *Nature*, vol. 221 (1969), 963-4.

Botvinick, M., e J. Cohen, "Rubber Hands 'Feel' Touch that the Eye Sees", *Nature*, vol. 391 (1998),756.

Collignon, Olivier, "Functional Specialization for Auditory-Spatial Processing in the Occipital Cortex of Congenitally Blind Humans", *Proceedings of the National Academy of Sciences*, vol. 108 (2011), 4435-40.

Descartes, René, *La Dioptrique* (Leiden, 1637).

Eiberg, Hans, et al., "Blue Eye Color in Humans May Be Caused by a Perfectly Associated Founder Mutation in a Regulatory Element Located Within the *HERC2* Gene Inhibiting *OCA2* Expression", *Human Genetics*, vol. 123 (2008), 1777-87.

Galton, Francis, "Family Likeness in Eye-Colour", *Nature*, vol. 34 (1886), 137; *Proceedings of the Royal Society*, vol. 40 (1886), 402-16.

Gaukroger, Stephen, John Schuster e John Sutton, *Descartes' Natural Philosophy* (Londres: Routledge, 2000).

Gregory, R. L., e J. G. Wallace, "Recovery from Early Blindness: A Case Study", *Experimental Psychology Society Monograph*, n. 2 (1963).

Harrison, John E., *Synaesthesia: The Strangest Thing* (Nova York: Oxford University Press, 2001).

Ings, Simon, *The Eye: A Natural History* (Londres: Bloomsbury, 2007).

Nabokov, Vladimir, *Speak, Memory: An Autobiography Revisited* (Londres: Weidenfeld and Nicolson, 1967).

Ogden, Daryl, *The Language of the Eyes: Science, Sexuality and Female Vision in English Literature and Culture, 1690-1927* (Nova York: State University of New York Press, 2005).

Thompson, William I., *Coming into Being: Artifacts and Texts in the Evolution of Consciousness* (Nova York: St Martin's Press, 1996).

O estômago

Arens, William, *The Man-Eating Myth: Anthropology and Anthropophagy* (Nova York: Oxford University Press, 1979).

Brillat-Savarin, Jean Anthelme, *The Physiology of Taste*, trad. M. F. K. Fisher (Nova York: Alfred A. Knopf, 2009).

Buckland, William, "Agriculture", *Quarterly Review*, vol. 73 (1844), 477-509.

Burgess, G. H. O., *The Curious World of Frank Buckland* (Londres: John Baker, 1967).

Hare, A. J. C., *The Story of My Life*, vol. 5 (Londres: George Allen, 1900).

Owen, Richard, *The Life of Richard Owen* (Londres: John Murray, 1894-95).

Tiffin, Helen, "Pigs, People and Pigoons", in Laurence Simmons e Philip Armstrong, orgs., *Knowing Animals* (Leiden: Brill, 2007), p. 244-65.

A mão

Bulwer, John, *Chirologia and Chironomia* (London, 1644).

Carroll, Lewis, *Through the Looking-glass and What Alice Found There* (Londres: Macmillan, 1996).

Coren, Stanley, "Left-Handedness and Accident-Related Injury Risk", *American Journal of Public Health*, vol. 79, n. 8 (agosto 1989), 1040-41.

Hepper, Peter, "Handedness in the Human Foetus", *Neuropsychologia*, vol. 29, n. 11 (1991), 1107-11.

Hepper, Peter G., Deborah L. Wells e Catherine Lynch, "Prenatal Thumb Sucking Is Related to Postnatal Handedness", *Neuropsychologia*, vol. 43, n. 3 (2005), 313-15.

McManus, Chris, *Right Hand, Left Hand* (Londres: Weidenfeld and Nicolson, 2002).

Napier, John, *Hands* (Londres: George Allen and Unwin, 1980).

Rahman, A. A., et al., "Hand Pattern Indicates Prostate Cancer Risk", *British Journal of Cancer*, vol. 104 (2011), 175-7.

Smith, Richard Langham, nota do programa para o CD 452 448-2 (Londres: Decca, 1996).

Tallis, Raymond, *Michelangelo's Finger* (Londres: Atlantic Books, 2010).

_____, *The Hand: A Philosophical Enquiry into Human Being* (Edimburgo: Edinburgh University Press, 2003).

Trumble, Angus, *The Finger: A Handbook* (New Haven, CT: Yale University Press, 2010).

REFERÊNCIAS E BIBLIOGRAFIA SELECIONADA 347

Weyl, Hermann, *Symmetry* (Princeton, NJ: Princeton University Press, 1952).
Wilson, Glenn D., "Fingers to Feminism: The Rise of 2D:4D", *Quarterly Review*, vol. 4 (2010), 25-32.
Wolff, Charlotte, *The Human Hand* (Londres: Methuen, 1942).
Wolpert, Lewis, "Development of the Asymmetric Human", *Biological Review*, vol. 13, supl. 2 (2003), 97-103.

O sexo

Ashley, April, com Douglas Thompson, *The First Lady* (Londres: John Blake, 2006).
Barthes, Roland, *Mythologies*, trad. Annette Lavers (Nova York: Hill and Wang, 1972).
Clark, Kenneth, *The Nude: A Study of Ideal Art* (Londres: John Murray, 1956).
Cook, Edward Tyas, *The Life of John Ruskin* (Londres: G. Allen, 1911).
Davidson, Keay, *Carl Sagan: A Life* (Nova York: Wiley, 1999).
Harper, Catherine, *Intersex* (Oxford: Berg, 2007).
Howard, Seymour, "Fig Leaf, Pudica, Nudity, and Other Revealing Concealments", *American Imago*, vol. 43 (1986), 289-93.
Johnson, Olive Skene, *The Sexual Spectrum: Why We're All Different* (Vancouver: Raincoast Books, 2004).
Sagan, Carl, *The Cosmic Connection: An Extraterrestrial Perspective* (Garden City, NY: Anchor Press, 1973).
Stainton Rogers, Wendy, e Rex Stainton Rogers, *The Psychology of Gender and Sexuality* (Buckingham: Open University Press, 2001).

O pé

Defoe, Daniel, *Robinson Crusoe* (Londres: Penguin, 2001).
Hume, David, *Enquiries Concerning Human Understanding and Concerning the Principles of Morals*, orgs. L. A. Selby-Bigge e P. H. Nidditch (Oxford: Clarendon Press, 1975).
Mark, Darren F., Silvia Gonzales, David Huddart e Harald Böhnel, "Dating of the Valsequillo Volcanic Deposits: Resolution of an Ongoing Archaeological Controversy in Central Mexico", *Journal of Human Evolution*, vol. 58 (2010), 441-5.
McAllister, Peter, *Manthropology: The Science of the Inadequate Modern Male* (Nova York: St Martin's Press, 2010).

Webb, Steve, "Further Research of the Willandra Lakes Fossil Footprint Site, Southeastern Australia", *Journal of Human Evolution*, vol. 52 (2007), 711-15.

Webb, Steve, Matthew L. Cupper e Richard Robins, "Pleistocene Human Footprints from the Willandra Lakes, Southeastern Australia", *Journal of Human Evolution*, vol. 50 (2006), 405-13.

A pele

"A Lover of Physick and Surgery", *An Essay Concerning the Infinite Wisdom of God, Manifested in the Contrivance and Structure of the Skin* (Londres: Joseph Marshall, 1724).

Ableman, Paul, *Anatomy of Nakedness* (Londres: Orbis, 1982).

Beales, Peter, *Classic Roses* (Londres: Harvill, 2004).

Caplan, Jane (org.), *Written on the Body: The Tattoo in European and American History* (Londres: Reaktion, 2000).

Connor, Steven, *The Book of Skin* (Londres: Reaktion, 2004).

Darwin, Charles, *The Expression of the Emotions in Man and Animals* (Londres: John Murray, 1872).

Hoffman, Banesh, *Einstein: Creator and Rebel* (Nova York: Viking, 1972).

Lutyens, Mary, *Millais and the Ruskins* (Londres: John Murray, 1967).

Thompson, Peter, "Margaret Thatcher: A New Illusion", *Perception*, vol. 9 (1980), 483-4.

Thomson, Arthur, *Handbook of Anatomy for Art Students* (Londres: Macmillan, 1896).

Woolner, Amy, *Thomas Woolner, R. A., Sculptor and Poet: His Life in Letters* (Londres: Chapman and Hall, 1917).

Expandindo o território

De Grey, Aubrey D. N.J., et al., "Is Human Aging Still Mysterious Enough to Be Left Only to Scientists?", *BioEssays*, vol. 24 (2002), 667-76.

Deschamps, J.-Y., Françoise A. Roux, Pierre Saï e Edouard Gouin, "History of Xenotransplantation", *Xenotransplantation*, vol. 12, n. 2 (2005), 91-109.

Lewis, C. S., *The Screwtape Letters* (Londres: Collins, 1979).

McLuhan, Marshall, *Understanding Media* (Nova York: McGraw-Hill, 1964).

Newrick, P. G., E. Affie e R. J. M. Corrall, "Relationship Between Longevity and Lifeline: A Manual Study of 100 Patients", *Journal of the Royal Society of Medicine*, vol. 83 (ago. 1990), 499-501.

REFERÊNCIAS E BIBLIOGRAFIA SELECIONADA 349

Nuland, Sherwin B., "Do You Want to Live Forever?", *Technology Review*, vol. 108 (fev. 2005), 36-45.

Voronoff, Serge, *Quarante-trois greffes du singe à l'homme* (Paris: Doin, 1924).

____, *The Study of Old Age and My Method of Rejuvenation* (Londres: Gill Publishing, 1926).

Warner, Huber, et al., "Science Fact and the SENS Agenda", *EMBO Reports*, vol. 6 (2005), 1006-8.

Williams, Bernard, *Problems of the Self* (Cambridge: Cambridge University Press, 1973).

Wilmoth, J. R., "Demography of Longevity: Past, Present, and Future Trends", *Experimental Demography*, vol. 35 (2000), 1111-29.

Zemanová, Mirka, *Janáček* (Boston: Northeastern University Press, 2002).

Epílogo: A volta ao lar

Barringer, David, "Self Created", *RSA Journal* (inverno 2011), 50.

Fuller, Steve, *Humanity 2.0* (Basingstoke: Palgrave Macmillan, 2011).

ÍNDICE

A pessoa em questão, 227

ácidos graxosa 77

Adão (bíblico), 88-89, 130, 204, 257, 299

Adão (Projeto do Corpo Humano Visível), 64

adrenalina, 200

Adriaenszoon, Adriaen, 28-31, 243

Afrodite, 261, 266

Alberti, Fay Bound, 175, 184

Alberti, Leon Battista, 51

Alcott, Louisa May: *Mulherzinhas*, 136

alimentação, 229-240

alimentos, 229-240

alma, 24, 46, 47, 66, 104-105, 106-107, 151, 297, 332

  corpo como prisão para a, 332

  e cérebro/corpo pineal, 162-163, 218

  e olhos, 220 e cabeça, 122, 123, 124

amamentação em público, 300

aminoácidos, 255-256

Amis, Martin: *Campos de Londres*, 142-143

amish, 178

Amsterdã, 27, 28, 32

anatomia, anfiteatros de, 31-32

anatomia, desenho de, 27-42

Anaxágoras, 244

andar, 91, 276

Andersen, Hans Christian: "As roupas novas do Imperador", 299

anjos, 313-315, 316

anorexia, 238

antissemitismo, 130

Anything Left-Handed, 253

Apeles, 288

apendicite, 298

apontar, ato de, 244-245

Aquiles, 258

Aquiles, calcanhar de, 94

Aquiles, tendão de, 92

arabesco, 281

Arconville, Marie-Geneviève-Charlotte Thiroux d', 119

Arens, William, 234-235

Aristófanes: *As nuvens*, 246

Aristóteles, 16, 109, 172, 188, 244, 249

Armour, Andrew, 175-176

Armstrong, Neil, pegada na lua, 274

Ártemis, 307

artérias, 47, 105, 107, 109, 173, 216

Artes e Ofícios, movimento das, 178

Ashley, April, 262-263

assimetria, 141, 251, 254-256, 302

Atala, Anthony, 186

Aubrey, John, 109, 174

audição, 206-207, 219

  perda da, 298

Auschwitz, experimentos em, 114

Austen, Jane: *Orgulho e preconceito*, 222

autoflagelação, 303

Avicena, 109, 162

babuíno 318, 319

Bach-y-Rita, Paul, 225

balé, 280-283

Barberino, Francesco da: *I Documenti d'Amore*, 177

Barbie (boneca), 288-289
Barcan, Ruth: *Nudity*, 279, 300
Bardot, Brigitte, 135
Barnard, Christiaan, 183-184
Barnes, Julian: *O papagaio de Flaubert*, 222
Barthes, Roland, 261
Bartlem, Edwina, 213
Batty, Derek, 295
Baudelaire, Charles, 228
Beaurieux, Gabriel, 123-124
Beauvoir, Simone de, 135
beleza, 50-51, 76, 111
    do rosto, 139-143
    e o discernimento humano, 141
    e simetria, 51, 141, 143
    Galton e a, 137-140, 143
Bend Sinister, 180
Benson, Philip, 144
Bernier, François, 128-129
Bertillon, Alphonse, 58, 59-60, 220
Bertoletti, Patrick, 239
Beuys, Joseph, 78
bexiga, 14-16
Bíblia, 88, 172, 208, 229, 251-252, 284, 314, 326
    citações, 69-70, 171, 175, 252, 257, 284, 297, 314
    Levítico, 69, 190, 231, 297
Biheron, Marie Marguerite, 119
bile amarela, 199
bile negra, 199-200
bile, 199-200
biologia sintética, 331
biológica, imortalidade, 326
biotecnologia, 309
bissexuais, 268
boca, e o reconhecimento facial, 144, 295-296
Boerhaave, Museu, Leiden, 32
Bordo, Susan, 75
Bosch, Hieronymus, 202 *O jardim das delícias terrenas*, 204, 207
botox, tratamento com, 304
Botticelli, Sandro: *Vênus*, 135
Bourdin, Frédéric, 147-148
braille, 228
BrainPort, 225

Brama, 307
Braune, Christian, 91
Brillat-Savarin, Jean Anthelme
    Fisiologia do gosto, 235-239
British Psychological Society, 170
Buckland, William, 229-232
    Vindiciae Geologiae, 229
Buda, 274
budista, tradição, 46, 274, 307
Bulgakov, Mikhail: *Um coração de cachorro*, 322
Bull, Deborah, 279-282
Bulwer, John, 246-247 *Chirologiae Chironomia*, 246
Buñuel, Luis, 219
Burgoyne, Chris, 92, 93
Burke, Edmund, 57
Burke, William, 110-111, 112
Burton, Robert, 31
Burton, Tim: *Edward Mãos de Tesoura*, 308

cabeça de, 122-124
cabeça, 121-136
    frenologia, 159-162, 163
    cabeças encolhidas (*tsantsas*), 124
    ver também rosto; crânio/caveira
cabelo, 133-136, 254
    pelos púbicos, 133-134, 177, 257, 293-294
cadáveres 33-34, 91, 109, 110-111, 112, 115, 233
    consumo de carne humana, 230-231, 232-236
    sangue de, 198
Cães de aluguel (Tarantino), 206
Calvert, Gemma, 169
Camper, Petrus, 129-130
canibalismo, 230-231, 233-235
Canova, Antonio: *As três Graças*, 299
Cantlie, H. P., 163
Čapek, Karel 275, 278
    O segredo de Makropulos, 328
    "Pegadas", 275
Carlos II, 109
Carlyle, Thomas, 209
carne, 229-230

ÍNDICE

carne, 67-79 arte, cor da pele e a, 287-288

consumo de carne humana, 233-236

mortificação, 303

Carroll, Lewis (C. L. Dodgson)

Alice no País das Maravilhas, 55

Alice no País do Espelho, 255

Carter, Henry Vandyke, 115-117

Catarina, a Grande, 118

Catts, Oron, 214

células neurogliais, 156

células-tronco, 79

Cênis/Ceneu, 266

cérebro, 104-105, 118, 155-170

corpo pineal, 163, 218

córtex pré-frontal, 156

córtex visual, 163

cranioscopia, 158

de Einstein, 155-157

e alma, 162-163, 218

e atividade mental, 166-168

e bexiga, 14-16

e coração, 175-176

e criatividade, 167, 168-169

e o inter-relacionamento dos sentidos, 22-228

e visão, 223, 224, 225

frenologia, 159-161, 162

homúnculo cortical", 163

ingestão do, 234

lobo occipital, 163

lobos parietais, 157

neurônios-espelho, 283

opérculo parietal, 157

"órgãos" do cérebro segundo Gall, 159

pesquisas sobre o homossexualismo, 267-268

RM [ressonância magnética], 164-170

RMf [ressonância magnética funcional], 166-170

ventrículos do, 162

Cervantes, Miguel de, 133

Chicago Sun Times, 260

ciclismo, 301-314

circulação pulmonar, 47-48, 107, 109

Clark, Kenneth, 181

Clarke, Alex, 151

Cleópatra, 140

clitóris, 118-120

clorofórmio, 117

cóccix, 85

cóclea, 206

cofres mortuários, 110

Cohen, Ben, 204

coléricos, 199

Colette (Sidonie-Gabrielle Colette): *Sido*, 287

Colombo, Realdo, 107-109, 110

Colosso de Constantino, 285

Combe, George, 160

alimentação competitiva, 238-240

fotografia composta, 138, 140

Comilança, A (Ferreri), 238, 239

computador, imagens de, 140, 143, 146

consciência, 122, 123, 150, 291

contagem, sistemas de, 247

Cope, Edward Drinker, 62

coprólitos, 229

coração, 104, 107-108, 109, 118, 171-179, 254

artificial, 316

câmaras, 107, 172

e cérebro, 175-176

em arte e desenhos, 177

forma do, 177, 178

logo do ♥ de Glaser, 178-179

na literatura, 171-172, 177

Sagrado Coração, 177

transplantes, 183, 318-319

válvulas, 40-41, 109, 173-174, 319

Coren, Stanley, 254

corpo

como a forma humana *ver* forma humana órgãos e partes *ver* partes específicas como prisão para a alma, 332-333

corpo-como-computador, 331-333

corpo-como-máquina cartesiano, 109, 331

corpos de mortos *ver* cadáveres doadores *ver* doadores calor do, 288-290

extensão tecnológica das capacidades do, 307-333

formas dos órgãos, 175-183

ladrões de, 110
nu *ver* nudez
corpos de mortos *ver* cadáveres
córtex pré-frontal, 156
córtex visual, 163
Cossey, Barry, posteriormente, Carolyn, 263
costelas, 88-89, 93
crânio/caveira, 83, 88
de Rafael, 159-161
frenologia, 159-162, 163
cranioscopia, 158
criatividade, e o cérebro, 167, 168-169
cristandade, 189
cromossomos, 264-266
Cromwell, Oliver, 204
Crooke, Helkiah: *Microcosmographia*, 118, 171, 244
Cross-Modal Research Laboratory, Oxford, 223
Cruikshank, George, 161, 258
Cuisse de Nymphe/Cuisse de NympheEmue, 287-289
Cundy, Jody, 309
Cursor Mundi, 68
Cyrano de Bergerac, Savinien, 129

d'Arconville, Marie-Geneviève-Charlotte Thiroux, 119
dança, 279-282
danse macabre, 83
Darwin, Charles, 60, 137-138, 289-291
Davis, Natalie Zemon, 149
de Grey, Aubrey, 323-328, 330
dedos, 241-242, 247-248, 250-251
razão entre o dedo indicador e o anular, 250-251
sinais com, 244, 246-247
Defoe, Daniel: *Robinson Crusoé*, 273, 274, 276
Delacroix, Eugène: *A Liberdade guiando o povo*, 300
contagem denária, 247
dentários, tratamentos, 113
dentes, 113
Descartes, René, 47, 109, 163, 215-216, 217-219, 243

a alma, 218
corpo-como-máquina cartesiano, 109, 332
Dioptrique, 218
o olho, 215-217, 218
desenho de modelo-vivo, 294
Deus, 83, 128, 175, 189, 251, 274, 275-276
Diamond, Marian, 156
Dickens, Charles
Casa soturna, 248
Um conto de Natal, 142
dieta, 229-240
digestão, 232-233
digitusannularis, 248
digitusauricularis, 249
digitusimpudicus/medicus, 248
Dinoire, Isabelle, 151
Dionísio, 88
direita e esquerda, assimetria entre, 251-256
direita/esquerda, preferência entre, 251-255
DNA, 255, 324
doadores
animais "doadores", 318-319
de corpo/órgãos, 34, 152-153, 182, 184-186
de sangue, 192-197
de rosto, 152-153
"doadores" animais, 318-319
doenças priônicas, 233-234
Dolet, Étienne, 172
Don Juan, lenda de, 308
Donne, John, 24, 31, 49, 197, 262
dopamina, 200
Doríforo(Policleto), 50-51
Douglas, Mary 190
du Camp, Maxime, 49
Dürer, Albrecht, 202

Ear on Arm, 214
Ecker, Alexander, 250
Eco, Umberto, 274
Edison, Thomas, 82, 162, 165
Edwards, Rachel, 143
E-fit, sistema, 146

egípcios, hieróglifos, 177
Eiberg, Hans, 221
Einstein, Albert, 155-156, 289
elétrons, giro dos, 256
Elias, Norbert 71, 298
Eliot, George: *Daniel Deronda*, 142
Elizabeth I, 22, 71, 143
en pointe, posição, 281
embrionário, desenvolvimento, 254, 265
endocrinologia, 200
endorfinas, 200
enrubescimento, 289-292, 296
envelhecimento, teoria do, 324
Éon de Beaumont, Charles, Chevalier d'
    270
Epiteto, 46
erotismo, 81-82, 261-262, 279, 299-300
escolha, e o cérebro, 167
escolhas morais, e o cérebro, 167
espermatozoide, 265, 327
espírito, 104-105
esporte, 253, 279-280, 281-283
esqueleto, 32, 34, 35-36, 72, 81-97, 102-
    103, 119
esquerda/direita, assimetria entre, 251-
    256
*Essay Concerning the Infinite Wisdom of
    God, Manifested in the Contrivance
    and Structure of the Skin*, 300
estapédio, 87
estética, cirurgia, 77-78, 154, 213-214,
    303
estômago, 229-240, 254
estrogênio, 267
etnicidade, 301
eugenia, 138
eunucos, 320
Eustachi, Bartolomeo, 47
Eustáquio, trompa de, 47
Eva (bíblica), 88-89, 130, 204, 257, 299
Eva (Projeto do Corpo Humano Visível),
    64-65
Evo-fit, sistema, 146
expectativa de vida, 322-330
Extra Ear 1/4 Scale, 214

Faint, Mattie, 121
Falloppio, Gabriele, 47, 106, 119

Falópio, trompas de, 47
Fama, 307
Federação Internacional de Alimentação
    Competitiva, 239
fêmur, 86-87
Ferreri, Marco: *A comilança*, 238, 239-
    240
fígado, 70, 104, 109, 118, 172-173, 184-
    1895, 188, 254
figueira, folhas de, 257, 258-259, 261
Filarete (Antonio di Pietro Averlino), 48
Fischer, Otto, 91
fisiognomonia, 141-142
Flavel, John, 172 citação, 171
fleuma, 199
fleumáticos, 200
flexor digitorum profundis, 242
flexor digitorum superficialis, 242
fore, povo, Papua-Nova Guiné, 233
forma humana, na arte e em desenhos,
    27-42, 76, 101, 257-262, 292, 295-
    296, 298-300
    beleza da, ver beleza
    desenvolvimento embrionário, 254-
        255, 265
    expressões idiomáticas baseadas em
        partes do corpo, 130-134
    forma feminina, 76, 88, 119, 258-259,
        261-262, 294-295
    forma masculina, 33, 88, 258-259
    metáforas geográficas, 23-24, 45-49
    modelos de cera, 75, 119
    na escultura, 51
    na literatura, 49-50
    nua *ver* nudez como imagem da alma
        humana, 66
    pose pudica, 258-259, 261, 292-293
    Projeto do Corpo Humano Visível 62-
        66
    proporções ideais da, 24, 50-58, 76,
        87, 119-120
    sexual *ver* sexo corpo visto pela enge-
        nharia estrutural, 280-281
formas de órgãos, 175-183
fósseis, 229
    pegadas, 276-277

fotografia analítica, 139
fotografia, 138-140*manipulada por computador, 140, 145
francesa, assembleia, 252
Frankenstein, síndrome de, 189
frenologia, 159-162, 163
frequência do som, reconhecimento de, 206-207

Gachet, Paul, 211
Gaia, teoria de, 46
Galeno de Pérgamo, 75, 104-105, 118, 162, 172-174, 198
Galileu Galilei, 216
Gall, Franz Joseph, 158-160
"órgãos" cerebrais, 159
Galton, Francis, 59-61, 137-140, 143-144, 221
gastronomia, 229-240
Gates, Stefan, 78
Gauguin, Paul, 210-211
gays, 192, 268
Geminoid, série de robôs, 315
General Electric, 165
gênero e autodefinição cultural, 267-269
a forma feminina, 76, 88, 119, 258-259, 261-262, 294-295
a forma masculina, 33, 88, 258-259
e a linguagem, 269
e vestimentas, 269
imposturas, 269-270
readequação, 261-264, 270-271
sexo ver sexo
Gênero, Lei do Reconhecimento do, 264
genitais, 22, 117-118, 119-220, 254, 257-262, 265, 268, 319-322
gestos, 245-247
Getty III, J. Paul, 210
Gilbert e Sullivan: Princesa Ida, 291
Giotto, 117
Gladstone, William, 293
Glaser, Milton, 178-179
Godiva, Lady, 292, 300
Gógol, Nikolai
Almas mortas, 127
O nariz, 21, 126-127, 128-129
Gombrich, Ernst, 260

Gordon, J. E.: Structures, 243
gordura, 36, 74-79, 294
Gräfenberg, Ernst, 120
Gray, Anatomiade, 87, 114-115, 116-118, 120, 171
Gray, Effie, 293
Gray, Henry, 114-118
Great Maiden's Blush, 287
Greene, Joshua, 167-168
Gregory, Richard, 224
Griffith-Cima, Linda, 213
Grimaldi, Joseph, 121
Grimm, Irmãos: "O príncipe sapo", 308
Grossmann, Marcel, 289
Guanyin, 307
Guerra da Orelha de Jenkins, 208-209
Guerre, Martin, 149 – 150
Guilder, Rose, 60
Guilherme, o Conquistador, 75
gurgitadores, 239

Haldane, J. B. S., 86, 95, 155
Hallam, Clint, 153
Hancock, Tony, 195
Hapshepsut, 75
Haraway, Donna, 303-304
Hardy, Thomas
Tess D'Urbervilles, 222
The Woodlanders, 136
Hare, Augustus, 230-231
Hare, William, 110-112
Harvey, Marcus, 22
Harvey, Thomas, 155-156, 157
Harvey, William, 48, 108-110, 174-175, 187-188 De Motu Cordis, 108, 171, 187
Hearst, William Randolph, 82
Helmholtz, ressonadores de, 89
Henrique VIII, 75, 109, 245
Hepper, Peter, 251
hereditariedade
e a cor dos olhos, 221-222
e o sangue, 191
hermafroditas, 266
Hermafrodito, 266
Herschel, William, 59-60
hidroxiapatita, 85

hieróglifos, 177
Hindley, Myra, 22
hindu, tradição, 46, 55, 274, 307
Hipócrates, 162-163
hipocrático, juramento, 183, 298
Hockney, David, 227
Hogarth, William, 57
holótipos, 61-62
Homero: *Odisseia*, 317
Homo clausus, 71, 76, 77, 298, 304
homossexuais, 12, 268
hormônios, 265, 266-267
    tratamento hormonal, 263, 267-268
Hugo, Victor: *Os miseráveis*, 136
Hume, David, 150, 274-275
humor aquoso, 220
humor vítreo, 220
humores, quatro, 104, 130, 188, 199-200, 288
Hunter, John, 112-114, 119
Hunter, William, 112-114
Huxley, Aldous: *Também o cisne morre*, 322

Ibn Sina (Avicena) 109, 162
identidade pessoal *ver* identidade
identidade pessoal, 25, 148-150
identidade, 24-25, 147-151, 220
    sexual, 262-271
Identikit, 145
Ífis, 266
ilhas, 23-24
iliopsoas, 311
ilusão Thatcher, 295
imortalidade, 41-42, 62, 329-330
    biológica, 326-327
    imortalistas, 323, 326-327, 332-333
"impressão" de tecido humano, 184
impressões digitais, 59-60
In Preparation, 282
incus, 87
indicador, 244, 248, 249-251
Inouye, Tatsuji, 163
intestino, 38
Io, 317
Ireland, Colin, 146
írisi 220

Ishiguro, Hiroshi, 315

Jackson, Chevalier, 232
Jacobs, Lou, 121
Jamelia, 135-136
Jamieson, George, posteriormente April Ashley, 262-264
Janáček, Leos, 328, 329
Jenkins, Robert, 208-209, 213
Jernigan, Joseph Paul, 63
Jesus Cristo
    curando a orelha de Malco, 208
    na cruz, 299
    pegadas de, 274
    rosto de, 142
Joana, Papisa, 269
Joias Biológicas, Projeto para, 97
"Jolly Roger", 83
Joy of Cooking, The, 231
judaísmo, 189
Kafka, Franz, 190
Kandinsky, Wassily, 227
Kaufmann, Hans, 211
Keats, John, 189
    "La Belle Dame Sans Merci", 135
Kemp, Martin, 117
Kerridge, Tobie, 97
Kevorkian, Jack, "Dr. Morte", 1998
Kimomeni, montanha, 45
Kline, Michelle, 184
Kneller, Godfrey, 157
Knox, Robert, 110-112
Koning, Petrus, 75
Krantz, Judith: *Princesa Margarida*, 222
kuru, 233-235

Lakshmi, 307
Langlois, Judith, 140-141
Languille, Henri, cabeça de, 123-124
laringe, 89
Last, *Anatomy* de, 120
Latrão, Concílio de, Quarto, 189
Lavater, Johann Kaspar, 141-142
Le Corbusier (Charles-Édouard Jeanneret), 53-55
Leibniz, Gottfried Wilhelm, 46
Leiden, Universidade de, anfiteatro de anatomia, 31-32

Lely, Peter, 203-204
Leonardo da Vinci, 24, 40, 53, 145, 172, 202, 260
lepra, 297-298
Lewis, C. S., 314
Limb, Charles, 168
Lineu, Carlos, 62
linha da vida, 249-250
linha primitiva, 255
lipoaspiração, 78-79
literatura, ideal corporal na, 48
lobisomens, 317-318
Locke, John, 150
logo do amor, 178-179
longevidade, 321-330
Lorelei, 135
Luís XIV, 129, 280
Luís XV, 270
Lutero, Martinho, 134

malleus, 87
manículas, 245
Mann, Thomas: A montanha mágica, 81
mão de borracha, ilusão da, 224
mão esquerda/direita, preferência de uso da, 251-255
Maomé, 274
mãos, 241-256
  apontar com a, 244-245
  e sistemas de contagem, 247
  gestos com a, 243-248
  leitura da palma, 250
  preferência, 251-255
  ver também dedos; polegares
marcação da pele, 301
Marey, Étienne-Jules, 91
Maria Madalena, 135
Marinetti, F. T., 227
Marsh, Othniel Charles, 62
Mársias, 297
Matusalém, 328
Mauritshuis, Haia, 27
McAllister, Peter: Manthropology, 277
McCullers, Carson, 172*citação, 171
McLuhan, Marshall, 308-309
McManus, Chris, 256
medula, 83

melancólicos, 200
melanina, 220, 221
melatonina, 200
Melisanda, 135
Melville, Herman: Mares do sul, 234
membros fantasmas, 228
Mengele, Josef, 114
menstrual, sangue, 189-190
mental, atividade, 167-168
Messaien, Olivier, 227
metáforas geográficas do corpo humano, 22-25, 45-49
Methuselah Mouse Prize, 325
Michelangelo: Davi, 25-259
microcosmo, do corpo humano, 46-47
microcosmografias, 47
Military Medicine, 198
Milton, John, 135
Mimizuka, monumento, Kyoto 212
Min, 307
Mitchell, Jason, 168
mitocondrial, DNA, 324
modo de andar, 91
Modulor, Le (Le Corbusier), 53-54
moléculas quirais, 255-256
Monro, Alexander, 119
Montaigne, Michel de, 69, 233, 249
Morandi, Anna, 118
morte, 322-323, 325
  e expectativa de vida, 321-329
Mueck, Ron, 288-289
  Dead Dad, 288, 315
Mulligan, Carey, 130
músculos, 77, 92, 93, 107, 241-242, 243, 248, 280-281, 282-283, 299, 311-312
  muscular, fadiga, 282
  muscular, tecido, 38, 93, 97, 234
  na arte e em desenhos, 29-30, 34, 50, 101-102, 103, 241, 314-315
Muybridge, Eadweard, 91

Nabokov, Vladimir, 227
nariz, 124-131, 140-142 "O nariz" de Gógol, 22, 126, 128
National Library of Medicine, 63-64
Nature, 59

nervos, 47, 94, 206, 216
nervoso, sistema, 170
Neuberger, James, 185-186
neurônios-espelho, 283
Neurosense, 169
Newton, Isaac, 157-158, 160
Nicômaco, de Esmirna, 75
No Lie MRI, 170
Nogier, Paul, 207
nova era, pensamento da, 46
nu *ver* nudez
nudez, 51, 76, 257-262, 279, 292-296, 299-300
    e desenho de modelo-vivo, 294
    e "o nu artístico", 292
    e recato exagerado, 259, 278, 287
    striptease, 261, 293
    tipos de, 292
Nuland, Sherwin, 322, 326
numéricos, sistemas, 236

O'Connell, Helen, 120
O'Connor, Sinéad, 134
O'Hara, Maureen, 292
obesidade, 75
occipital, lobo, 163
olfato, sentido do, 219, 223, 225-226, 235-236
olhos, 143-144, 215-228
    cor dos, 220-223
    Descartes, 215-228
    e a alma, 220
    e a identidade, 220
    e a visão, 216-219, 222-226
    e o reconhecimento facial, 144, 296
    e refração óptica, 216
    íris, 220
    pupilas, 216
Oportunidade, 135
orelhas, 145, 201-214, 298
    cóclea, 206
    decepadas, 208-211, 212
    e a capacidade de distinguir tons, 206-207
    enxertos de, 213, 214
    Guerra da Orelha de Jenkins, 208-209
    iconicidade das, 213

na arte, 201-206, 208, 211-212, 214
    ponto de Darwin, 213
órgãos, transplantes de, 182-186, 316, 318
órgãos, doadores de, 182, 185 *ver também* doadores
óssea, medula 83
ossos, 81-97
    células ósseas, 96
    da orelha, 206
    mecânica dos, 90-94
ovários, 38, 106, 181, 265, 321
Ovídio: *Metamorfoses*, 266, 297, 307-308
ovos, 264-265, 326-327
Owen, Richard, 115, 230

paladar, sentido do, 219, 223, 224, 225-226, 233, 235-236
paleolítico, homem, 252
Paley, William, 84-85, 93
Palhaços, Registro de, em ovos, Holy Trinity, Dalston, 121
Palladio, Andrea, 51
palma da mão, leitura da, 250
parietais, lobos, 157
parietal, opérculo, 157
Pascal, Blaise, 172, 174
    citação, 171
Pasteur, Louis, 255
Paterson, Mary, 111
pegadas, 274-278
pele, 71, 124-125, 153-154, 214, 287-304
    doenças da, 297
    e raça, 301
    marcação da, 301
    nua *ver* nudez enrubescimento da, 290-291, 296
    tatuagem da, 301-304
    tom da, 287-289
pelos púbicos, 139, 177, 257-258, 293
Penfield, Wilder, 163-164
    homúnculo cortical, 163-164
pênis, 120, 257-258, 259, 269
    nariz, como símbolo para o, 128
pentatlo, 279

Pepys, Samuel, 194
pernas, 92, 96, 280-281, 282
  e o movimento do ciclista, 311-312
  próteses de, 310-311
Pernkopf, Eduard, 114
Perrett, David, 144
pés, 273-285
  amarração dos, 278
  e o balé, 279-284
  e os esportes, 279
  pegadas, 273-278
  tabus referentes aos, 278
Peste Negra, 83
Philadelphia Inquirer, 260
Phillips, Carina, 47
Photofit, 145
*Phrenological Journal and Magazine of
  Moral Science*, 160
piezeletricidade, 96
pineal, corpo, 163, 218
Pintubi, povo, Austrália central, 277
Pioneer, placa da, 259-261
Pirsig, Wolfgang, 202, 208
pisiforme, osso, 87
Platão, 50
platônica, metafísica, 46, 332-333
Plínio, o Velho, 77
polegares, 54, 132, 247, 249, 250-251
  chupar o polegar no útero, 251
polícia metropolitana, 301
Policleto, 50-51
ponto G, 120
Pope, Alexander: "O roubo da madeixa", 135
porcos, 317-319
pornografia, 292, 293-295
pose pudica, 259, 261, 293
Poussin, Nicolas: *Et in Arcadia Ego*, 83
preconceito, e o cérebro, 167, 168
prensa hidráulica, 174
prestidigitação, 249
Príapo, 258, 307
prótese, 309-313
Proust, Marcel, 226
pulmões, 36, 107, 173, 254
pupilas do olho, 216-217
Putin, Vladimir, 300

Quant, Mary, 177
Quetelet, Adolphe, 57-58

R. U. R., 275, 315
Rabelais, François, 133, 171-172, 237
  Gargântua e Pantagruel, 22, 128, 171,
    247
raça, 301
Rachmaninov, Sergei, 253
Rafael, crânio de, 160
raios X, 81-82, 85, 162
Ramachandran, Vilayanur, 228
Ramsés II, 284
Rapunzel, 134
Ravel, Maurice: *Concerto de piano para
  a mão esquerda*, 253
recato exagerado, 258-262, 278, 287
Redding, Emma, 282
Reeve, Henry, 159
reflexão, óptica, 216
refração, 216
Rembrandt, 24, 202, 204, 211 *A lição de
  anatomia do dr.Tulp*, 27-31, 33-34,
  40, 241-242, 243
ressonância magnética funcional, imagens de (RMf), 166-170
ressonância magnética, geração de imagens por (RM), 164-170
resurreicionistas, 110
rete mirabile, 104-105
Richardson, Ruth 108, 115
Rimbaud, Arthur, 228
rinoplastia, 125
rins, 179-186
  transplantes de, 182-183
RM (geração de imagens por ressonância magnética), 164-170
RMf (imagens de ressonância magnética
  funcional), 166-170
robôs, 314-316, 317
Roe, John Orlando, 130
Roggman, Lori, 140-141
romanos, algarismos, 247
Röntgen, Anna, 81
Röntgen, Wilhelm, 81
rosto, 137-154
  doadores de, 152-153

reconhecimento facial, 143-151, 296
transplantes de, 151-154
Royal College of Surgeons, 47, 96, 113, 152
Rubens, Peter Paul, 76
Ruskin, John, 230, 293
Russalca, 135
Rysbrack, Jan, 157-158

sacro, 85
Sagan, Carl, 259, 260, 261
Sagrado Coração, 178
Saint-Saëns, Camille: *Danse Macabre*, 83
Saint-Simon, Henri de, 49
saltos, 279-280, 282, 326-327
Salzman, Linda, 259-260
sangue, 187-200
  bancos de, 193, 196
  carne e, 68-70, 73
  circulação do, 48, 107-108, 109, 172-173, 187-189
  dinheiro em troca de, 197
  doação de sangue, 192-199
  doadores de, 192-198
  e coração, 173-174
  e hereditariedade, 191
  e infecção, 192
  e o enrubescimento, 289, 296
  e raça, 191-192
  e ritos cristãos, 189-190
  menstrual, 189-191
  na literatura, 101
  no judaísmo, 1188
  sangria, 188, 198-199
  tabus, 70, 78-79, 188-189, 191
  transfusões, 194, 197-199
  triagem, 192, 194
  vasos sanguíneos *ver* artérias; veias
Sansão, 134-135
Sarum Primer, 175
Schama, Simon, 242
Scharfe, Henrik, 315
Schupbach, William, 241
Scientific American, 260
Sellars, Nina, 78
SENS (Strategies for Engineered Negligible Senescence), 323, 325

sentidos
  audição, 206-207, 219
  inter-relacionamento dos, 222-228
  olfato, 219, 223, 226, 236
  paladar, 219, 223, 224, 226, 236
  sinestesia, 226-228
  tato, 219, 223, 225
  vista, 216-219, 222-226
sexo, 258-271
  bissexuais, 268
  cromossomos, 264-266
  desenvolvimento embrionário, 254
  e autodefinição cultural, 268
  e nudez, 257-262
  espectro sexual, 267
  homossexuais, 192, 268
  hormônios sexuais *ver* hormônios intersexualidade, 265-266
  identidade sexual, 262-271
  operações de troca de sexo/readequação de gênero 262-265, 270-271
  ponto G, 120
  ver também gênero
  ver também nudez órgãos, 21-22, 118, 119-120, 254, 257-262, 265, 267-269, 319-322
  visão psicológica do, 266
Sforza, Francesco, 48
Shakespeare, William, 68, 69, 70, 71-47, 133
  As alegres comadres de Windsor, 70, 74
  Hamlet, 70, 72
  Henrique IV, primeira parte, 73
  Macbeth, 70, 73
  Noite de Reis, 191
  O mercador de Veneza, 67, 70
  Rei Lear, 31, 70
  Ricardo II, 193 *Romeu e Julieta*, 191
Sharp, Lesley, 184
Shelley, Mary: *Frankenstein*, 107, 308, 316
Shelley, Percy Bysshe: "Ozymandias", 284
Shelton, Don, 112, 114
Shepherd, John, 196
Shorter, Edward: *A History of Women's Bodies*, 191

Shrek, filmes de, 308
shuar, povo do Alto Amazonas, 124
Sibelius, Jean, 227
Simblet, Sarah, 34-37, 40
simetria, 38
  e assimetria, 141, 251, 254-255, 302
  e beleza, 51, 141, 144
sinestesia, 226-228
Smith, Horace, 284
Snell, Hannah, 270
Somente para seus olhos, 265
Sondheim, Stephen: *Sweeney Todd*, 308
Spears, Britney, 134
Spence, Charles, 223, 226, 227
Spenser, Edmund: *The Faerie Queene*, 48
Spinoza, Baruch, 46
Spurzheim, Johann Kaspar, 159-161
Stark, William, 160
Stelarc, 78, 214
Sterne, Laurence: *Tristram Shandy*, 128, 130
Stösslová, Kamila, 329
Strategies for Engineered Negligible Senescence (SENS), 323, 325
striptease, 261-262, 293
Sweet, Matthew: *Inventing the Victorians*, 293
Swift, Jonathan: *As viagens de Gulliver*, 55-56, 328
Sylvia, Claire, 184

tabus sangue, 69-70, 78-79, 188-189, 191 pé, 278
Tallis, Raymond, 245, 249
Tarantino, Quentin: *Cães de aluguel*, 206
tato, 219, 224-225, 227-228
tatuagem, 301-304
Technology Review, 326-327
tecido enxertado, 213, 214
  "impressão" de, 185-186
  muscular, 38, 93, 97, 234
  xenotransplante, 303-304, 317, 318-322
tédio, 329-330
tendão de Aquiles, 92*na arte e em desenhos, 29-30, 243
tendões, 36, 242-243

testículos, 118, 254
testosterona, 251, 265, 267
Thomas, Sonya, 239
Thompson, D'Arcy: *On Growth and Form*, 180
Thompson, Peter, 295
Thomson, Arthur: *Handbook of Anatomy for Art Students*, 294
Thoreau, Henry David, 172
  citação, 171
Tiffin, Helen, 233
TissueCulture&Art, 214
tom, e a orelha, 206-207
Totentanz, 83
transexuais, 261-264
trans-humanismo, 323, 331-332
transplantes de rosto, 152-154
  de coração, 183, 318-319
  de órgãos, 182-186, 317, 318-322
  de rim, 182-183
  testículos, 319-322
  xenotransplante, 303-304, 317, 318-322
transplantes, 319-322
transubstanciação, 189
Trento, Concílio de, 257
tricofobia, 135
tsantsas, 124
Tulp, Nicolaes, 27-28, 32-34, 37
  quadro de, pintado por Rembrandt, 27, 241-242, 243
Turner, Bryan, 46

ulna, 93
unhas, 300
unidades de medidas, 54
ureteres, 14-15
útero 38, 105-106, 112, 119, 189-190, 265

V, sinal do, 247
Vacanti, Charles, 213
Vale da Estranheza, 315
van Dyck, Antoon, posteriormente Sir Anthony, 208
van Eyck, Jan: *A virgem com o cônego Van der Paele*, 202, 212

ÍNDICE

van Gogh, Vincent Willem, 211, 212
   Autorretrato com orelha enfaixada, 211
Vasari, Giorgio, 48
veias, 47-48, 104, 107, 109, 173-174, 188-189, 216, 248-249
ventosas, 188
Vermeer, Johannes: *Moça com brinco de pérola*, 27-28, 201
verrugas, 203-204
Vesálio, André, 40, 101-106, 119
   De HumaniCorporis Fabrica, 29, 71, 101-105, 106-107*retrato, 101
vestimentas, 269
Viagem fantástica, 23
visão, 216-220, 222-226
visão, 217-219, 222-226
VisibleHuman Project, 63-66
Vitória, Rainha, 117
Vitrúvio, 51-53, 55
vivissecção, 107, 109
Vixnu, 274
Voltaire, cabeça de, 161-162
Voronoff, Serge, 319-322, 323
vulva, 22
vulva, 263, 269
   omissão artística da, 259, 261

Wagner, Richard, 226, 227
Walbiri, povo, da Austrália central, 190
Waldby, Catherine, 65
Walpole, Horace, 4º Conde de Orford, 204, 270

Warner, Marina, 498, 268
Washington, George, 199
Washington, Martha, 199
Webb, Steve, 277
Wellington, Monumento a, Londres, 258-259
Wells, Samuel, 130
Wesel, Andries van *ver* Vesálio, André
Westmacott, Richard, 258-259
White, Crawford, 217
Wildegans, Rita, 211
Willemot, Jacques, 202
Williams, Bernard, 329-330
Wilson, Glenn, 250
Wilson, James, 111
Witelson, Sandra, 157
Wittgenstein, Ludwig, 66, 253
Wolff, Charlotte, 252
Wolpert, Lewis, 256, 326-327
Wood, Gary, 164, 165
Woolner, Thomas, 290

X, Duncan, 302
xenotransplante, 304, 316, 317-318

Young, Louisa: *The Book of the Heart*, 172, 176

Zamość, 48
Zeus, 89
Zuk, Patricia, 79
Zurr, Ionat, 214

Este livro foi composto com a tipologia Sabon LT Std,
em corpo 11/16, impresso em no Sistema Digital Instant
Duplex da Divisão Gráfica da Distribuidora Record.